社区医师超声检查指南

主　　编　张缙熙　杨素国

参加编写人员（按姓氏笔画排序）

冉　旭　仲光熙　刘　赫　吕　珂　朱沈玲
齐振红　张　波　张　青　张　璟　张缙熙
李　娜　李建初　杨　萌　杨素国　苏　娜
欧阳云淑　苗　莉　姜　颖　夏　宇　徐钟慧
袁　岩　傅先水　蒋　洁　谭　莉

中国协和医科大学出版社

图书在版编目（CIP）数据

社区医师超声检查指南 / 张缙熙，杨素国主编. —北京：中国协和医科大学出版社，2009.6

ISBN 978-7-81136-216-9

Ⅰ. 社… Ⅱ. ①张…②杨… Ⅲ. 超声波诊断-指南 Ⅳ. R445.1-62

中国版本图书馆 CIP 数据核字（2009）第 096865 号

社区医师超声检查指南

主　　编： 张缙熙　杨素国
责任编辑： 何海青

出版发行： 中国协和医科大学出版社
（北京东单三条九号　邮编 100730　电话 65260378）
网　　址： www. pumcp. com
经　　销： 新华书店总店北京发行所
印　　刷： 北京丽源印刷厂

开　　本： 787×1092 毫米　1/16 开
印　　张： 13.75
字　　数： 320 千字
版　　次： 2009 年 6 月第 1 版　2009 年 6 月第 1 次印刷
印　　数： 1—5000
定　　价： 25.00 元

ISBN 978-7-81136-216-9/R·216

前　言

自1958年上海市开始应用A型超声波对肝脏囊肿、宫内早孕进行诊断以来，至今已经50年。自20世纪80年代开始，B型超声（二维超声）已经广泛应用，对实质脏器囊性及实性占位病变，做到了无创、迅速、无痛及准确的诊断。目前，二维超声已经可以对心脏、腹部、妇产、浅表器官进行检查。20世纪90年代，彩色多普勒超声问世并发展迅速，检查范围也扩大到头颅、四肢及血管。过去超声仪器的价位较高，很难普及。近年来，国产二维及彩色多普勒超声仪器已经大批量生产，性能良好、价位合理，在基层开展了普及，给广大社区患者带来福音。

自21世纪以来，国家的医疗改革表明，医药卫生向基层社区及中西部倾斜。作者相信：在不久的将来，全国基层社区必将全部配上彩色多普勒超声仪器，为广大患者服务。为此，作者应基层医师的要求，编写了一本《社区医师超声检查指南》。它不仅及时满足社区医师学习及工作的需要，更是向中华人民共和国建国60周年献礼。

作者在编写本书的过程中，全面收集了基层社区医师及患者在超声检查中经常发生的问题，并以一问一答的形式进行解答。例如“什么是超声波?”“超声波能诊断哪些病?”“超声波对人体有无危害?”等等，凡是读者想知道的，书中均可查到。

作者组织了临床超声第一线的专家们，进行深入调研、采访，收集社区各方面的意见，首先提出问题，编写提纲，然后再一一进行解答。为了能让本书达到全面、科学、易懂的目的，作者进行了细致的加工，让社区医师阅读本书后，对超声诊断有一个全面的了解，从书中找到问题的答案。

本书内容全面，分两大部分：一、超声检查的有关物理知识，包括“什么是超声波?”“什么是A型、B型超声波?”、“超声特性、超声仪器、超声新技术等；二、超声波能诊断的疾病介绍。将疾病按照以下分类：头颈部、胸部、心脏大血管、腹部、泌尿、妇产、浅表器官、腹部四肢血管、骨关节、浅表淋巴结等分别阐述。本书内容广泛全面，通俗易懂，完全适合社区医师超声检查的需要。

本书开始编写是2008年，正值我国超声医学创建50周年；本书的出版是2009年，正当中华人民共和国建国60周年。在这双喜临门之际，主编及全体编者们夜以继日，不辞辛劳，加班加点，终于使本书与广大读者见面了。在编写的过程中，得到北京协和医院超声科的大力支持，提供了大量资料及信息，同时更得到中国协和医科大学出版社的帮助及指导，使本书更加系统及完善。在此一并表示衷心的感谢！由于时间短、工作量大，错误及疏漏在所难免，欢迎广大读者提出宝贵的意见，以便今后再版时改正。

张缙熙　杨素国

2009年6月

目 录

第一章 总论 …………………………………………………………… （ 1 ）
一、超声波简史 ………………………………………………………… （ 1 ）
二、超声波的物理特性 ………………………………………………… （ 2 ）
第二章 超声仪器 ………………………………………………………… （ 5 ）
一、超声探头 …………………………………………………………… （ 6 ）
二、超声仪器的使用 …………………………………………………… （ 7 ）
第三章 超声新技术 ……………………………………………………… （ 10 ）
一、超声造影 …………………………………………………………… （ 10 ）
二、三维超声 …………………………………………………………… （ 15 ）
三、弹性成像 …………………………………………………………… （ 17 ）
第四章 头颈部 …………………………………………………………… （ 19 ）
一、颅脑 ………………………………………………………………… （ 19 ）
二、眼部 ………………………………………………………………… （ 22 ）
三、涎腺 ………………………………………………………………… （ 28 ）
四、甲状腺 ……………………………………………………………… （ 32 ）
五、甲状旁腺 …………………………………………………………… （ 41 ）
六、颈部血管 …………………………………………………………… （ 44 ）
第五章 胸部 ……………………………………………………………… （ 50 ）
一、胸腔及肺部 ………………………………………………………… （ 50 ）
二、乳腺 ………………………………………………………………… （ 52 ）
第六章 心脏及大血管 …………………………………………………… （ 59 ）
一、心脏超声基础 ……………………………………………………… （ 59 ）
二、心脏瓣膜病 ………………………………………………………… （ 61 ）
三、先天性心脏病 ……………………………………………………… （ 69 ）
四、心脏位置异常 ……………………………………………………… （ 85 ）
五、感染性心内膜炎 …………………………………………………… （ 85 ）
六、心肌疾病 …………………………………………………………… （ 86 ）
七、冠状动脉硬化性心脏病 …………………………………………… （ 91 ）
八、心包疾病 …………………………………………………………… （ 95 ）
九、高血压病 …………………………………………………………… （ 98 ）

十、心脏肿瘤 …………………………………………………………………… (100)
十一、主动脉夹层及主动脉瘤 …………………………………………………… (103)
十二、心脏功能 …………………………………………………………………… (105)
十三、心脏超声新技术 …………………………………………………………… (109)
第七章 腹部 …………………………………………………………………… (112)
一、肝脏 …………………………………………………………………………… (112)
二、胆道系统 ……………………………………………………………………… (119)
三、胰腺 …………………………………………………………………………… (124)
四、脾 ……………………………………………………………………………… (133)
五、胃肠道 ………………………………………………………………………… (138)
第八章 肾上腺 ………………………………………………………………… (142)
第九章 泌尿及男性生殖系统 ………………………………………………… (144)
第十章 妇科 …………………………………………………………………… (157)
第十一章 产科 ………………………………………………………………… (168)
一、正常妊娠 ……………………………………………………………………… (168)
二、异常妊娠及产科疾病 ………………………………………………………… (171)
第十二章 儿科 ………………………………………………………………… (180)
第十三章 腹部及四肢血管 …………………………………………………… (188)
第十四章 浅表淋巴结 ………………………………………………………… (199)
第十五章 骨关节、肌肉、皮肤 ……………………………………………… (202)
一、正常肌腱及肌腱损伤 ………………………………………………………… (202)
二、肌肉损伤 ……………………………………………………………………… (203)
三、周围神经 ……………………………………………………………………… (204)
四、滑囊病变 ……………………………………………………………………… (205)
五、韧带 …………………………………………………………………………… (206)
六、常见的软组织病变 …………………………………………………………… (207)
第十六章 介入超声 …………………………………………………………… (209)

第一章　总　论

一、超声波简史

1．超声波最早的应用

1914～1918 年第一次世界大战期间，德国的潜艇在海底活动非常猖獗，法国的船只经常被潜艇击沉。法国科学家 Langevin 开始研究并发明“声纳”，探测水下潜艇的深度及位置，然后应用深水炸弹，将德国潜艇炸沉，这是最早将超声波用于军事。当时超声波属于绝对保密的，直到第二次世界大战后，才逐渐应用于医学。

2．超声波何时应用于医学诊断

国外于 1942 年奥地利人 Dussik，开始应用 A 型超声（穿透法）诊断颅脑疾病。1950 年美国人 Wild 应用 A 型超声，诊断颅内肿瘤。1958 年 Okasala 将 A 型超声应用于眼部，诊断视网膜脱离；同年有人将 A 超应用于胎儿心脏。1964 年 Donald 应用 A 型超声对胎儿颅脑结构，进行了观察。从 1952 年开始，Howry 应用二维超声显像对肝脏、子宫进行观察，但是，由于仪器的显示不够清晰，进展十分缓慢。直到 1974 年，灰阶、实时超声的出现，给二维超声的发展，奠定了基础。此后，M 型超声、多普勒超声、彩色多普勒超声、三维超声、超声造影、弹性成像等等，发展很快，将在各个章节中加以介绍。

3．超声波还能应用于医学其他领域吗

超声波除了应用于超声诊断外，超声治疗也是重要的领域。

（1）小功率的超声波产生按摩及温热效应，治疗软组织劳损，扭挫伤等，疗效很好。

（2）大功率的超声具有高热、高强度的破坏性，对肿瘤的治疗，疗效很好。

（3）应用超声对手术中的止血，疗效很好。

（4）在口腔科，超声可以应用于洁牙，去除牙结石。

（5）在药物方面，超声可以对药物进行搅拌起到乳化作用。

4．超声波诊断今后发展的方向

超声波诊断主要发展方向是：

（1）超声波仪器的清晰度及分辨力的提高。

（2）三维超声的应用，让人们有直观的感觉。

(3) 超声造影有增强的效应，对肿瘤诊断，有很大的作用。

(4) 超声诊断必须统一、规范化的操作，超声医师才有统一的语言，相互之间才能交流，共同提高及发展。

(5) 超声医师的培养，必须统一及规范化，还应取得培训上岗合格证书。

（张缙熙　杨素国）

二、超声波的物理特性

5. 什么叫超声波（简称超声）

在说话或唱歌的时候，我们能听到的声音叫声波，它的频率通常在5 000～10 000Hz。超过20 000Hz以上的声波，人耳就不能听见，称为超声波（简称超声）。

6. 超声波的基本概念是什么

超声波虽然频率超过20 000Hz，但它仍然属于机械振动波，亦称纵波。超声波虽然在固体介质中的传播形式，有纵波、横波及表面波3种，但超声诊断应用的超声波，主要在液体及气体介质中传播，故仍以纵波的形式出现。

7. 什么是超声波的声速、频率及波长，又称超声波的3种基本物理量

超声波的3种基本物理量是：声速（c）、频率（f）及波长（λ），它们三者的关系是：

$$\lambda = C/f$$

超声在人体介质中传播时，一般声速是1500m/s。由于人体中的介质不同，声阻抗不同，声速亦有差异。如肺内气体声速＝340m/s，软组织声速＝1500m/s，骨骼声速＝3380m/s。

8. 什么是声场？什么是超声场

声波在介质中传播时，介质中充满声波能量的区域，称为声场。如果超声在弹性介质中传播时，介质中充满超声能量的区域，称为超声场。靠近探头的区域，称为近场，超声束集中，诊断效果好；远离探头的区域称为远场，声速扩散，诊断效果差。

9. 什么是声场聚焦，它的方向性如何

超声探头发射的超声波，在近场范围内，声束呈现狭窄的圆柱形，聚焦性好。超过一定的距离范围，超声束开始扩散，超声能量逐渐减弱，这就是我们称之为远场。但是如果要使超声束在远场不扩散，在超声探头内，加上一个聚焦装置，使超声能量在一定的范围内聚焦，称之为声场聚焦，它可以在较远的声场内不扩散，它的方向性好，诊断效果也会更好。

10. 什么是超声衰减特性，它有什么作用

超声在人体组织中传播时，按照各种组织密度的不同，产生声阻抗特性，造成衰减亦不相同。它们的衰减的大小排列次序是：肺 > 骨 > 肌肉 > 肝肾 > 脂肪 > 血液 > 尿液。以上供超声医师检查时参考。

11. 什么是超声伪像，它有什么作用

超声伪像是超声检查时，超声信号存在虚假增多或减少，这就容易造成超声诊断的误诊及漏诊。如混响（reverberation）也称多次反射，在膀胱前壁出现的回声。又如超声检查子宫内的金属节育器，发现其后方有一强回声条，称为“彗星尾”征，也是一种混响伪像。

12. 什么是超声穿透力，它有什么作用

超声在人体传播时，超声能量将不断衰减，当衰减到一定程度时，探头将不能接收到超声的能量。当超声在人体内，探头能接收超声能量实际传播的距离，称为超声的穿透力。穿透力决定超声探头的频率，频率越低，穿透力越好，穿透越深。

13. 什么是超声分辨力，它有什么作用

当两个物体逐渐靠近，达到一定的距离时，超声就不能分辨为两个物体，而只能看成是一个，这种分辨最小距离的能力，称为分辨力，用 mm 来代表。在超声测量横向物体的最小距离，称为横向分辨力，在超声测量纵向物体的最小距离，称纵向分辨力。选择超声仪器的好坏，分辨力是一项重要的指标。

14. 什么是超声多普勒效应

多普勒效应是 1842 年奥地利人 CJ Doppler 发现的。人站在月台上，当火车进站时，同时鸣笛，声音的频率增高，当火车出站时，同时鸣笛，声音的频率减低，这种频率的变化，称之为多普勒效应。超声则应用这种原理，测量血流方向及频谱的变化。

15. 什么是彩色多普勒血流成像技术（CDFI）？它分哪几种

在脉冲多普勒的基础上，采用运动目标显示器技术（MTI）、自相关函数、数字扫描转换、彩色编码等技术，最后达到彩色血流成像，这就是彩色多普勒血流成像技术，简称（CDFI）。

16. 彩色多普勒血流成像技术（CDFI）在临床上有什么作用

它的作用是：①可以显示二维超声不能显示小于 3mm 的小血管；②区分胆管或血管；③鉴别动脉或静脉；④显示血流的起源及方向；⑤反映血流的性质及特点；⑥测量血流速度

的快慢；⑦提示频谱多普勒的取样位置等。

17. 超声诊断疾病是应用超声什么物理特性进行的

超声在组织传播时，由于组织的密度不同（即声阻抗不同），在不同的界面上产生反射，反射回来的超声，被探头接收，在超声仪器中构成图像来进行诊断。因此，“反射”是超声诊断的主要物理原理。其次，背向散射接收的回声，也可帮助分析脏器的结构。

18. 超声诊断的应用范围及规范

超声诊断的应用范围很广，目前应用的范围有：颅脑、眼部、颈项、涎腺、甲状腺、甲状旁腺、胸腔（肺）、乳腺、心脏大血管、腹部（肝、胆、胰、脾、胃肠）、肾上腺、肾脏、输尿管、膀胱、前列腺、睾丸、淋巴结、妇科、产科、儿科、周围血管、骨关节、肌肉、皮肤及介入等，诊断应用范围十分广泛。但是，要做到应用正确规范化，仍然是超声工作者长期努力的方向。

19. 超声诊断的安全性

超声诊断是应用脉冲反射原理，以毫安（mA）计算，能量很低，对人体没有损害，可以放心的使用。但是，对于早期妊娠（妊娠小于3个月的胚胎），虽然在超声诊断应用的剂量范围，并未发现胚胎异常，但仍应少用或慎用，超声检查时，应尽量将超声检查的时间，限制在3~5分钟为佳。

20. 超声诊断的优点及不足

超声诊断的优点是：①超声诊断具有无创伤、无损害，是一种安全的检查方法；②超声检查迅速、高效，检查完即可获得诊断结果；③超声检查与CT及MRI比较，价格相对低廉；④超声检查无痛苦，无不适，特别适合儿童、老年人检查；⑤超声仪器移动方便，可以在床旁、手术室、ICU等特殊地点使用。

超声的不足是：①超声的图像与CT比较，尚不够清晰；②超声检查手法要求较高，目前尚不够统一及规范，诊断水平差异较大；③超声是断面图像，由于断面角度不同，结果差异很大，超声医师与临床医师不易交流，有待今后协商解决；④目前超声医师的学历及技术参差不齐，诊断水平差异较大，仍有待提高。

（张缙熙　杨素国）

第二章 超声仪器

1. 超声诊断仪的装置及基本构成

超声诊断仪的基本结构由超声探头、显示器、记录器和基本电路构成，基本电路包括发射电路、接受电路、扫描电路。

2. 什么是A型超声（A超）

A超指的是将接收到的回声信号以振幅（amplitude）形式显示的一种早期超声显像方法，振幅与组织界面的反射系数（reflection coefficient）成比例。振幅第一个英文字母是"A"，故称为A超，又称一维显示。

3. 什么是M型超声（M超）

M超可以显示运动模式（motion mode）的踪迹。Y轴为体内深度，而X轴为速度恒定的扫描。回声强度被转换为灰阶强度，运动幅度越大灰阶信号越高。此模式主要显示组织回声界面的位置在不同时间的变化情况，主要应用在心脏超声领域应用。

4. 什么是B型超声（B超）

类似于A超的原理，B型超声将不同深度的界面反射信息显示为灰阶（亮度）模式（brightness mode），根据对应点的位置进行显示，故B型超声以灰阶断面形式显示超声图像。灰阶的第一个英文字母为"B"，故称B型超声。又称灰阶超声或二维超声。

5. 超声仪器的生物学效应有哪几种

①热效应：组织黏滞吸收使部分超声能量转换为热能可导致局部温度升高。医疗诊断用超声能量低，难以造成明显的升温；②空化效应：在高功率超声照射下，局部组织压力升高降低交替产生气体微泡。主要见于治疗用超声。

6. 什么是彩色多普勒血流显像技术（CDFI）

彩色多普勒血流显像技术的本质是脉冲多普勒信号通过彩色编码显示液态物质的流动，如血液流动。彩色编码后可以通过不同颜色显示血流的方向，同时，彩色信号的明暗可以反映血液流动的快慢。彩色多普勒血流显像受超声入射角度影响较大，超声入射与血流方向成90°时，血流不能显示。如检测流速过高超过Nyquist极限，可以出现彩色信号混叠，如狭窄处可见彩色混叠的射流信号。

7. 什么是双稳态（Duplex）

在实时灰阶超声诊断仪上，增加彩色血流编码显示功能，称双稳态（duplex）。

8. 如何进行超声仪器的日常保养

仪器工作环境应符合规定，做到防尘、防潮、防高温、减少震动。使用后用软布沾温水拧干后清洁仪器机身、操作面板及显示器。探头避免磕碰，探头导线避免打结、受压，残留耦合剂用无腐蚀性的清洁剂帮助擦除，仪器不使用状态下应冻结图像。

一、超声探头

9. 什么是压电效应，什么是逆压电效应

压电材料两端加一压力时，则在材料的两个电极面产生电荷，将机械能转化为电能，称压电效应。反之，在压电材料两端加一交变电场，则压电材料出现与交变电场同样频率的机械振动，将电能转化为机械能，称逆压电效应。

10. 探头如何构成

探头主体结构为换能器晶片，此外还有吸声层、匹配层、声透镜、保护层等；加上插件、电缆及外壳后，构成完整超声探头。

11. 超声探头的种类

探头种类按形态分：有电子凸阵探头、电子线阵探头、电子扇形探头、环阵扇形探头等。按应用分：有腹部探头、心脏探头、腔内探头等。按频率分：低频探头、高频探头、超高频探头等。

12. 不同探头的应用范围

电子凸阵探头主要用于腹部及妇科超声检查；电子线阵探头主要用于外周血管、甲状腺等浅表器官超声检查；电子扇形探头主要用于心脏检查；环阵扇形探头主要用于腹部检查。

13. 超声的分辨力的决定因素有哪些

分辨力有3类：轴向分辨力（axial resolution）、侧向分辨力（lateral resolution）、切面厚度分辨力（slice thickness resolution）。轴向分辨力主要由探头的发射频率决定，探头发射频率越高，轴向分辨力越高；侧向分辨力决定于声束形成，于发生源的数目和大小有关，并且受电子或机械聚焦影响，侧向分辨力通常不及轴向分辨力；切面厚度分辨力指的是与轴向及

侧向垂直方向上的分辨力，切片厚度分辨力取决于探头的声透镜（acustic lens）。分辨力决定超声仪器的性能及档次。

二、超声仪器的使用

14．如何调节灰阶超声

启动仪器，调节显示器，通过调节显示器对比度及亮度将图像细节显示清晰、锐利；选择合适的探头，使用适当的探头发射频率；选择最佳前处理预置条件；调节时间增益补偿、总增益、选择适当的聚焦数目，将焦点调整到感兴趣区附近。

15．如何调节彩色多普勒技术的方法

将彩色取样框置于感兴趣区，根据感兴趣区大小调整取样框尺寸，通常不应过大；根据成像需要调整彩色标尺血流方向；将彩色标尺显示值调至实际流速附近；使用滤波调节器滤掉无意义噪声，但注意防止滤波过高导致低速有诊断意义的血流信号丢失掉；调节彩色增益使彩色信号充盈良好而无外溢；当彩色血流显示困难时可考虑降低探头发射频率，降低彩色标尺，增大增益；通过色彩偏转降低血流与声速夹角，便于血流信号显示。频谱调节时注意取样容积宽度及位置；通过校正线使得校正角度小于60°，必要时可以通过调整探头成像角度来达到此要求；调整速度标尺、基线及增益调节，将频谱清晰完整显示。

16．术中超声常规

术前需要将探头消毒，必要时使用无菌套包裹探头。术者应更衣、刷手并严格遵守无菌操作原则。操作时术者可将术中超声探头放置于脏器表面进行平缓的多切面扫查，也可通过使用生理盐水作耦合剂，改善成像效果。

17．常见的超声伪像有哪几种

常见的超声伪像有旁瓣伪像、切片厚度伪像、镜面伪像、多次反射伪像、后方回声增强伪像、棱镜伪像、声速失真伪像等。伪像可以导致误诊、漏诊，但正确了解伪像原理可以利用伪像进行疾病的诊断与鉴别诊断。

18．什么是旁瓣伪像

由旁瓣的反射造成。在结石和肠气等强回声两侧呈现“狗耳”样或称“披纱”样图像，称旁瓣伪像。

19．什么是切片厚度伪像

切片厚度伪像又称部分容积效应。当声速宽度大于扫查的断面厚度时，不同组织的回声

出现在同一幅图像中时称切片厚度伪像，如：胆囊内可以见到周边肝实质的回声。

20. 什么是镜面伪像

当图像离曲面界面距离较近并且曲面是强反射组织界面时，界面另一侧出现的不真实的图像称为镜面伪像，不真实的图像通常因声速通路原因位于反射界面远端，如：膈肌远处出现的肝脏病变回声。

21. 什么是多次反射伪像（混响伪像）

多次反射伪像又称混响伪像，是超声波垂直投射到光滑界面后，声波在探头与界面间来回多次反射，表现为多条等距离回声，回声逐渐减低。如：声波垂直腹壁投射，在腹壁产生混响反射，肝、肾等表浅结构出现假性回声，含气器官声衰减明显，多次反射后伴声影。

22. 什么是后方回声增强

通常情况下超声波通过人体实质性结构时回声会减弱，但当声波穿过液态或半液态结构时声波减弱不明显，于是在液态结构远端的回声看上去要高于同等实性结构后方的回声。

23. 什么是侧边声影和“回声失落”

声速通过囊肿边缘时，由于折射产生边缘声影或侧边“回声失落”。超声引导下穿刺时，穿刺针显示不清，为声速斜向入射管壁，导致“回声失落”。

24. 什么是声影

超声扫查过程中，当声波遇到强反射界面或声衰减程度很高的物质，声速完全被遮挡，后方出现无回声区域即“声影”。声影可以协助对物体的识别，如：边界清晰的声影对辨认结石或钙化很有帮助。

25. 什么是棱镜伪像

出现在腹部正中线横断面扫查时。如：早孕时横断面超声扫查，单胎有时显示为双胎，当探头转换方向于矢状面扫查时，“双胎”伪像消失。

26. 什么是声速失真

超声诊断仪的测量标尺，通常按人体软组织平均密度设定。如果对声速低的组织进行测量，测得值会大于实际值；对声速高的组织进行测量，测得值会小于实际值。

27. 什么是多次内部反射或振铃伪像

声束在组织器官“异物”内如胆固醇结晶或避孕环内来回多次反射产生的“彗星尾”

征，称多次内部反射。如声束在气体微泡包裹的液体中来回不断反射，可产生图像干扰，称“振铃”伪像。

28. 超声仪器如何清点备件及安装仪器

安装仪器通常由厂家工作人员根据配置清单清点配件并根据说明书逐步安装调试。安装场地应选择无高频电场、无磁场环境进行，电源应接地，使用环境应温度、湿度适中，通风良好，无阳光直射仪器，室内应无煤气、天然气及乙醚等气体。

29. 新仪器开始应用前，为什么要阅读说明书并进行培训

超声仪器常用功能虽然大致相同，但不同品牌或型号的超声仪器各功能键的位置及表示方法不尽相同。而且新的仪器不断问世，因此，使用前应阅读说明书，了解仪器情况后再进行使用。新产品培训是了解新仪器最便捷的方法。但第一次 使用新仪器，仍应阅读说明书。

（夏　宇）

第三章 超声新技术

一、超声造影

1. 什么是超声造影

超声造影是利用超声造影剂与机体组织间较大的声阻抗差异，可产生强烈的反射（散射）回声，使相关超声图像的反差加大，从而提高超声诊断的分辨力、敏感性和特异性。它已成为超声诊断的一个十分重要的发展方向。有人把它看做是继二维超声、多普勒和彩色血流成像之后的第三次革命。

2. 超声造影有多长的历史

最早是 Gramiak 和 Shah 在 1968 年报道向心腔内注射经快速振动后的靛青蓝绿，可在 M 型超声图观察到心腔内一过性的回声增强，后被证实次增强回声与震荡后产生的微泡放射有关，由此开始了早期的超声造影研究。随后的造影剂由于直径大，稳定性差，只能用于右心室造影和心脏分流性疾病及心瓣膜反流的检测。直到 1984 年 Fenstein 等报道了超声波声振人白蛋白溶液，可以得到存留时间长的多的小微泡。从此超声造影从右心造影进入了左心造影时代。20 世纪 90 年代以后，超声造影研究主要集中在研发具有高稳定性、低溶解性和强反射性的造影剂，以及提高造影效果的超声成像技术。

3. 超声造影的分类

目前用于诊断的超声造影分为两类：一类是血管内造影，即经过周围静脉或心导管注射微泡造影剂，用以提高病变组织的显现力和组织边界的显示，了解相关组织结构的血流灌注情况，如：肝脾肾等脏器肿瘤、心内解剖结构的显示等；另一类是非血管造影，即把液体造影剂通过口服、灌肠或其他途径进入人体的管道、体腔，从而进行对比造影诊断，如胃肠造影、宫腔造影、尿道造影等。临床上所说的超声造影是指血管内造影，依据其应用脏器的不同，又分为心脏超声造影和非心脏超声造影。

4. 什么样的超声造影剂适用于临床

理想的超声造影剂应具备：①对人体无毒，最小的副作用；②注入人体后容易被排出或分解产物对人体无毒害作用，不在人体内潴积；③不干扰人体的血流动力学；④在体内血管中的高稳定性和好的组织特异分布性，能在血循环中持续较长的时间；⑤易生产并易保存；

⑥从末梢静脉注入行左心或外周血管造影的造影剂，微泡直径必须小于血液的红细胞直径（<10μm）；⑦对入射超声有最大的共振反应。

5. 超声造影剂按照构成成分的不同，可分几类

依据造影剂内不同的充填物分为3类：第一类是游离气泡型或空气填充有壳包裹型造影剂，以 Albunex 和 levovist 为代表；第二类是含氟化碳或六氟化硫等高分子低溶性气体有各种材料壳膜包裹的造影剂，如 Optison，Definity 和 Sonovue 等；第三类是以脂质体为壳膜携带某些药物或抗体、基因的具有靶向治疗或诊断的造影剂，如纳米造影剂。

6. 依据造影途径的不同，超声造影剂又分为哪几类

①右心造影剂：从末梢静脉注入，造影剂微泡直径大（>10μm），只能在右心系统内显影；②左心造影剂：从末梢静脉注入，造影剂微泡直径小（<8μm），可从右心经肺循环回左心腔，从主动脉到外周血管；③心肌造影剂：从末梢静脉注入，造影剂微泡直径更小（<5~6μm），可进入冠状动脉在心肌的小分支达到心肌造影。

7. 超声造影剂注入人体的方法有几种

超声造影剂注入人体是通过末梢静脉，如：肘部或手背的静脉，注入的方法有两种：①弹丸式注射法，即一次性把造影剂全部推入末梢静脉，造影剂注入后，尾随注入生理盐水，使得所有的造影剂都得以进入。主要用于显示病灶的血管强化方式；②连续式注射法，即静脉点滴注入法，使用浓度较低的造影剂，在血液循环中能够维持较长时间。主要用于组织灌注成像。

8. 目前临床上应用的超声造影技术有哪些

（1）二次谐波成像（second harmonic imaging，SHI）
（2）间歇式谐波成像（intermittent harmonic imaging，IHI）
（3）能量脉冲反向成像（power pulse inversion imaging，PPI）
（4）反向脉冲谐波成像（pulse inversion harmonic imaging；PHI）
（5）实时谐波成像（real - time harmonic imaging）
（6）受激声波发射成像（stimulated acoustic emission imaging，SAEI）
（7）次谐波成像（subharmonic imaging）
（8）微血管成像（microvascular imaging）

9. 二次谐波成像的原理

造影剂微泡在一定的发射超声声压（50~200kPa）下，发生非对称性压缩和膨胀的振动，呈现非线性散射。当微泡的振动频率与发射超声频率一致时，称为谐振（共振）。谐振状态下，微泡产生了丰富的谐振波。第一次的谐振反射波为基波，还可以产生二次、三次、

四次——谐振，谐振反射回声强度逐次减低，探头只能接受二次谐振的反射回声就是二次谐波成像。二次谐波的回声强度略低于一次谐波回声，但基本上不包括解剖结构的回声，突出了造影剂的回声，而且反射回声频率比发射超声频率高一倍，因此噪音信号少，信/噪比高，分辨率也高。

10. 什么是间歇式谐波成像

在连续声波作用下，微泡不断破裂消失，瞬间单位面积的微泡达不到高浓度。为了弥补这一缺陷，间歇式谐波成像技术，通过心电触发或用其他方法使探头间歇发射高机械指数声波，以减少连续性微泡破坏，使高浓度的微泡在瞬间破裂，从而获得高强度的谐波信号，明显提高造影声像图的质量，甚至达到组织灌注显像效果。其缺点是非实时成像。

11. 什么是反向脉冲谐波成像

反向脉冲谐波成像技术是同时发射 2 组相位相反的超声，这两组相位相反的超声在一次谐波（基波）反射时相加，因相位相反而抵消不被接收，但二次谐波的反射回声因相加时相位相同，而增强。

12. 什么是能量脉冲反向成像

能量脉冲反向成像的原理是采用更多序列的反向脉冲来减少组织运动伪像及增强造影剂微泡的谐波信号。如连续发射 3 个振幅相同的脉冲，3 个脉冲方向正负交替，即正向、负向和正向，3 个脉冲在时间上又约 10μs 的延迟；对于基波信号而言，第一个正向波和第三个正向波相加后除以 2，得到的脉冲在振幅和位置与第二个波相同，方向相反，信号被抵消，从而消除了组织基波回声及运动伪像；对于谐波信号，无方向性，信号叠加，得以增强。

13. 什么是受激声波发射成像

在入射声压大于 1MPa 时，微泡破裂，气体溢出呈现高强度背向散射信号，以多普勒技术接收这些信号，这就是受激声波发射成像。这些高强度的信号与超声发射频率失去了相关性，因此也称为失相关成像。这个技术用于心肌造影和转移性肝癌的造影中，可明显增强造影效果，减少造影剂用量。

14. 什么是次谐波成像

研究发现，造影剂在声场中共振，除产生倍频于基频的多次谐波外，还会产生频率为基频一半的共振频率，这就是次谐波。提取并利用这些次谐波信号进行成像，即为次谐波成像。在微泡的散射谱中次谐波成分要大于二次谐波，而组织产生的次谐波甚弱，因此次谐波成像可以明显提高造影剂与组织的对比分辨力。此外由于次谐波频率低，衰减小，因此次谐波成像又可以提高深部血管检测力。

15. 什么是微血管成像

微血管成像技术是应用特殊的图像处理软件追踪捕捉通过微小血管的微泡，抑制所有组织背景信号。目前研究表明微血管成像可以提高微泡在低流量细小血管中的显现能力，有利于肿瘤内部新生血管的检测。

16. 什么是实时谐波成像

实时谐波成像也称低机械指数成像（low mechanical index imaging），是在低功率，或低机械指数状态下连续发射声波并接受谐波信号进行成像的技术。利用此技术可获得实时造影剪辑，并可通过相应软件进行组织血液灌注的定量分析。

17. 超声造影有哪些注意事项

①进行超声造影检查的患者只需遵照常规超声检查医嘱，无需皮试特殊准备；②按照操作说明配置相应的造影剂，一定要了解其使用适应证和禁忌证，以及配置后的保存时间和方法；③检查医生要在选择好欲观察的切面，并切换到造影条件，调节仪器设置，尤其注意机械指数及聚焦的位置，随后通知负责注射的护士抽取造影剂；④经外周静脉注射一般选前臂静脉，注射针型一般用 20 ~ 22G 的塑料套管针。

18. 左心系统超声造影的临床意义

左心系统造影的微气泡直径小于红细胞（ $<10\mu m$），可从末梢静脉注入，通过毛细血管网，在心脏、体循环系统以回声信号显示。左心超声造影可以观察左向右分流，观察左侧房室瓣口、主动脉口的反流；可以精确评估左心室收缩功能；识别异常的室壁运动节段；识别左心室血栓；识别左心结构。

19. 右心室系统超声造影的临床意义

右心室系统超声造影剂的微气泡直径大于红细胞（ $>10\mu m$），从末梢静脉注入后，经腔静脉→右心房→右心室→肺动脉，不能够通过毛细血管网，只能使右心及肺动脉显影。临床上主要用以识别右心的解剖结构；诊断心房水平、心室水平、肺动脉与主动脉间、右心与主动脉间的右向左分流；诊断右心房室瓣口、肺动脉瓣口的反流；使心腔心内膜边界清晰，提高右心功能测量的准确性

20. 心肌超声造影的临床意义

心肌超声造影是注射含有微泡（直径 $<5\mu m$）的造影剂，使其灌注到心脏冠状动脉微循环的一种心肌显影增强的成像技术。临床用途如下：①在急性心肌梗死中的应用：确定危险心肌；监测再灌注；评估存活心肌；评价侧支循环；②在慢性冠心病中的应用：评估冠状动脉狭窄；识别存活心肌；评价冠状动脉血流储备；③在冠状动脉旁路血管移植术中的应

用：用于术前决策及术后疗效的判断；④ 对肥厚型梗阻性心肌病治疗的定位指导及疗效评价；⑤评价冠状动脉内皮细胞功能；⑥局部药物和基因的传递，还在进一步的研究中；⑦标靶特定组织，如造影剂微泡用于血栓的定位。

21. 超声造影在肝脏疾病中的作用

超声造影在肝脏疾病中的作用主要表现在提高了肝脏病灶的检测，有助于肝脏病灶的定性诊断，以及有利于术后评价等方面。肝脏造影增强分为 3 个时相，造影剂注射后 10～40s 为肝动脉相，40～80s 为门脉相，80～240s 为实质相（延迟期）。通过观察病灶增强和动态增强的方式可做出鉴别诊断。如肝局灶性结节样增生的由中央向周边“车轮状”增强；原发性肝癌的“快进快出”模式，转移性肝癌的动脉相周边慢速增强呈“花边”状；肝血管瘤的动脉相周边向内部逐渐增强模式。

22. 超声造影在其他组织器官中的作用

（1）血管：检测血管有无阻塞狭窄，动脉壁有无异常，观察各个脏器血管分布情况。

（2）肾脏：有利于肾脏肿瘤的检测与鉴别，以及肾动脉有无狭窄。

（3）前列腺：有利于前列腺癌的检测、鉴别及分期。

（4）浅表器官：有助乳腺及甲状腺肿物的良恶性鉴别。

（5）盆腔：盆腔肿物良恶性鉴别；了解肿瘤的浸润范围，有助评估肿瘤分期；鉴别肿物的囊实性成分；术后评估：如评估子宫动脉栓塞的范围等。

23. 超声造影的局限性

超声造影作为一种新技术，还存在一定的局限性。①造影剂在体循环中持续的时间太短，造成某些血管内径很细，且血流缓慢的组织器官的造影增强持续时间短，无法检测相应的病灶；②超声造影对于肿瘤的定性诊断还存在很大的交叉；③造影结果不能量化比较分析；④造影剂的价格相对昂贵，使得超声造影的性价比下降。

24. 超声造影与增强 CT 相比有何优势

与增强 CT 比较，超声造影的优势在于，可以实时观察靶病灶的血流灌注情况，可多切面多角度扫查，操作简单方便，无放射性，相对廉价，便于术中监测及术后随诊。

25. 靶向超声造影的原理

靶向超声造影分为非特性靶向超声造影和特异性靶向超声造影。前者是利用微泡具有非特异性结合到血循环中的作用，例如结合到肝窦、脾窦、血管内皮系统等。特异性靶向性超声造影，是把特异性配体结合到微泡上，使微泡结合到某一特定组织上，局部造影信号增强，从而提高诊断的准确性。

26. 超声造影应用于疾病治疗的原理

超声波具有空化效应，即在一定强度的超声波作用下，造影微泡可瞬间被击破，引起一系列的生物学效应。其中最主要的就是“声孔效应”，它是指微泡瞬间被击破所形成的微流、冲击波及射流，可将周围组织细胞壁和质膜击穿，产生可逆性或不可逆性小孔。因此通过空化效应，微泡破裂，其内或其表面所携带的基因或药物被释放到局部血管与组织中，并通过“声孔效应”所致的小孔，进入细胞内，从而达到治疗的作用。若同时结合靶向造影技术，就可以达到靶向治疗的效果。

27. 超声造影技术的治疗应用前景

（1）超声微泡造影剂携带基因治疗

（2）超声微泡造影剂携带药物治疗

（3）溶栓治疗

（4）抗肿瘤治疗

二、三 维 超 声

28. 三维超声成像技术的种类

三维超声成像技术可分为三维重建技术和实时三维技术。三维重建是静态成像，也可以三维重建成像后，以高帧频回放，显示为动态三维图像。实时三维成像是直接的动态三维成像，是近几年的新技术。四维超声成像是把时间也作为一维技术，即帧频的高低加上三度空间成像。

29. 三维数据的采集方法

三维数据的采集方法分为两类：一类为自由臂（free - hand）式，采用常规超声探头，医生手持探头在感兴趣区移动，获得一系列按顺序排列的二维图像，然后通过复杂的图像处理重建三维结构。这种方法对操作者的要求较高。另一类为非自由臂式，采用容积探头，这种探头通过机械或电子学的方法获取三维图像信息，这种方法便于操作。

30. 三维超声重建成像的显示方法

（1）表面成像：主要是显示感兴趣结构的立体形态、表面特征及空间位置关系的显示方式。

（2）透明成像：主要是显示实质性脏器内部结构的三维成像，如内部血流分布情况等。

31. 实时三维超声成像的技术特点

实时三维超声成像，目前主要用于心脏检查，利用矩阵排列的换能器，由3000多个振元组成，采用时空成像关联技术进行成像。其扫查及显示方式有：窄角瓜瓣样实时三维扫描，呈60°×30°近似三角形的立体图像；宽角金字塔样显示：呈60°的金字塔形，视野较宽，但需要4个心动周期的4个实时三维图像构成；彩色多普勒金字塔样显示，呈30°×30°的方锥形图像。

32. 实时三维超声成像在心血管系统中的应用

①实时三维超声成像可更加清晰的显示心脏的结构，在瓣膜病和先天性心脏病的诊断上有着重要的作用；②可以准确的测量心室容积及心功能；③实时三维彩色多普勒显像能对反流和分流进行比较精确的定量；④可以测量心肌梗死后坏死心肌的重量；⑤可确定心腔内肿物；⑥可用于心脏手术的监护。

33. 三维超声在其他系统的应用

胎儿先天异常，尤其是颌面部、肢体等的畸形；实质性脏器的介入性诊断与治疗，可以对穿刺、介入治疗准确定位；脏器占位性病变的诊断；外周血管，如颈动脉斑块形成、动脉瘤、血管狭窄或闭塞的诊断。

34. 三维超声与二维超声的比较

二维图像是三维图像的基础。三维重建的图像质量取决于二维成像质量。因此在采集三维图像之前，就应先优化二维图像。同时要求患者屏住呼吸和避免身体的移动，有助于三维图像的采集。

相对于二维图像，三维图像提供了更多平面的信息，而且在立体空间上进行了显示，更加直观、更全面、更形象地显示了人体的脏器结构。

35. 三维超声检查的伪像

任何在二维成像中可以出现的伪像，都可在三维重建成像中显示。除此之外，三维成像还有其特有的伪像，如：运动，重建和编辑伪像。患者或胎儿的运动都将导致无意义的容积资料。在这种情况下，就应停止获取图像；而当胎儿或患者停止运动时，在重新开始扫查。

三、弹性成像

36. 什么是超声弹性成像

利用超声对组织进行激励，提取与组织弹性有关的参数，并通过图像反映出来的成像方法，称为超声弹性成像。

37. 弹性成像的原理

不同组织由于成分不同而弹性不同，相当于我们所说的质地软硬。在同一外力作用下，质地不同的组织表现出来的“压缩程度”也不同。通常质软的组织，压缩大，位移也大，即弹性大。基于这种差异，超声探头沿着压缩方向发射超声波，对压缩前后超声回波信号间的延时进行相关分析，就可以计算出组织内各点的位移，从而推算出组织的弹性系数，并加以灰阶或伪彩色编码，这样就完成了超声弹性成像。

38. 弹性成像的弹性分级标准

弹性分级标准尚未完全统一，目前多数采用是日立公司推荐的硬度分级标准。即以彩色编码红色至蓝色的变化来表示病变组织从“软”到“硬”的变化，并以 1～5 分来评分。病变区与周围组织完全为绿色覆盖为 1 分；病变区内蓝绿混杂，以绿色为主为 2 分；病变区以蓝色为主，周边见部分绿色为 3 分；病变区完全为蓝色覆盖为 4 分；病变区完全为蓝色覆盖，且病变周围的少部分组织也为蓝色为 5 分。

39. 弹性成像的临床价值

通过弹性成像的原理，我们知道弹性成像可以检测组织的质地差异。因此可用于血管内动脉粥样硬化斑块性质的判定。此外临床上通常认为质地软的病灶多为良性病灶，质地硬的病灶多为恶性病灶，所以超声弹性成像在临床上也可用于良恶性病灶的鉴别诊断。

40. 弹性成像的临床应用

目前临床上已开展的弹性成像有：乳腺弹性成像，甲状腺弹性成像，前列腺弹性成像，肝脏弹性成像，以及动脉粥样硬化斑块弹性成像。

41. 弹性成像技术的优点

弹性成像技术是以弹性这一物理特性作为成像原理的，而与常规超声以声阻抗差别为基础的成像原理不同。它能够弥补常规超声的不足，提供必要的弹性信息，可确实有效的减少超声在良恶性鉴别时假阴性的发生。它也是一种无放射性的，易于操作的检查方法。

42. 弹性成像检查的局限性

弹性成像技术作为一种新技术，其有一定的局限性，表现在以下几方面：①人为的干扰因素对弹性成像的影响：弹性成像时手施压的力度和探头方向的不同，会导致结果有较大的差异；②深部病灶的检查难度大；③弹性成像的分级有待标准化。

（张 青）

第四章　头　颈　部

一、颅　　脑

1. 颅脑的解剖结构是什么，它与超声检查有何关系

颅脑的结构非常复杂，有大脑、丘脑及小脑等，还有血管与神经。

与超声检查有关的疾病是①颅内有无占位性病变；②颅内有无积水；③颅内血管有无狭窄、血栓及畸形等。

2. 脑动脉的分布状况，它发源于哪些血管

脑动脉的来源有①颈内动脉（ICA），供血给大脑半球前2/3；②椎动脉（VA）供血给大脑半球后1/3。以大脑半球的顶枕裂为分界线。

3. 颅底大脑动脉环是由哪些血管组成

颅底大脑动脉环又称 Willis 环，是由大脑前动脉（ACA）、大脑中动脉（MCA）、大脑后动脉（PCA）及其有关的交通支共同组成。

4. 经颅超声常常应用哪些声窗

①颞窗：在耳廓上方扫查；②枕窗：在枕骨粗隆下方扫查；③眼窗：在闭合的眼睑上扫查；④其他部位的声窗，如额窗、顶窗，根据需要来选择超声检查的声窗。

5. 经颅超声常用的超声频率是什么

经颅超声要求超声频率低、穿透深，故二维超声常用的频率是2.0～3.5MHz，彩色多普勒超声常用的频率是2.0MHz。

6. 经颅超声能检查哪些颅脑解剖结构

经颅超声可以检查脑中线、丘脑、小脑、侧脑室及第三脑室等，判断颅内有无占位病变、脑积水、脑室扩张、脑萎缩等。

7. 经颅超声能检查哪些脑血管

（1）动脉：大脑前动脉、大脑中动脉、大脑后动脉、后交通动脉；以及颈内动脉颅内

段、椎动脉颅内段、基底动脉等。

（2）静脉：基底静脉、大脑深中静脉、直窦、横窦等。

8．经颅超声的适应证是什么

经颅超声的适应证是：①脑血管病变；②脑积液性病变；③脑外伤并发症；④脑占位性病变等。

9．CDFI 在成人脑动脉血流成像时，受到哪些因素的影响

（1）受年龄的影响，年龄越大，脑动脉血流成像越困难。

（2）受性别的影响，脑动脉血流成像，女性较男性低。

（3）受技术的影响，技术越熟练，脑动脉血流成像成功率越高。

（4）受仪器的影响，仪器条件越好，脑动脉血流成像成功率越高。

（5）脑动脉的位置、大小、深度，与脑动脉血流成像成功率有关。

10．CDFI 在经颅超声的检查中，大脑动脉的最佳显示率是多少

当一次经颅超声的检查中，能比较完整的显示大脑前动脉、大脑中动脉及大脑后动脉三条动脉，其成功显示率为 90%，仅仅要求显示一条大脑动脉的显示率为 95%。

11．经颅超声能检查哪些大脑血管病变

①大脑动脉痉挛；②大脑动脉硬化狭窄；③大脑动脉瘤；④大脑动静脉畸形；⑤脑出血、血肿；⑥脑梗死等。

12．大脑动脉痉挛的频谱多普勒特点是什么

大脑动脉痉挛不是独立的疾病，而是蛛网膜下出血常见的并发症，蛛网膜下出血常见的原因是脑动脉瘤、脑血管畸形、高血压动脉硬化导致血管破裂，血液流入蛛网膜下腔引起的出血，头颅外伤也可引起蛛网膜下出血。出血时，血小板释放出 5－羟色胺以及血管外伤，可导致大脑动脉痉挛。用频谱多普勒检测大脑中动脉的血流速度，较正常明显增快，增快的数值与大脑动脉痉挛呈正比。应用频谱多普勒数值结合临床情况，可以对大脑动脉痉挛进行诊断。

13．大脑动脉粥样硬化时，频谱多普勒的特点是什么

大脑动脉粥样硬化的发生与多种因素有关，如动脉内膜损伤、高血压、高脂血症、糖尿病等因素，均可造成大脑动脉分叉处形成斑块，导致动脉硬化的形成。大脑动脉硬化时，其血流多普勒频谱有 3 种形态：①收缩期原最高第一峰（V1）反比第二峰（V2）低，第二峰（V2）圆钝；②收缩期最高波峰圆钝，幅度比第二峰（V2）低；③收缩期最高峰（V1）变圆钝，与第二峰（V2）融合。

14. 脑动脉瘤的 CDFI 特点是什么

脑动脉瘤的发生与高血压动脉硬化有关，当动脉硬化时，动脉壁中层及外层较薄弱，弹性纤维减少，当血流冲击时，即可形成脑动脉瘤。有脑动脉瘤时，动脉管壁呈局部膨大，呈圆形或椭圆形，膨大直径超过 8mm 时，CDFI 即可显示。同时发现膨大区的血流呈漩涡状，这种血流常常称为涡流。

15. 大脑动静脉畸形的二维及 CDFI 的特点是什么

大脑动静脉畸形，是一种先天性疾病。当胚胎发育时，动脉与静脉之间，没有毛细血管的连接，而使动静脉直接相通，形成动静脉畸形。动静脉畸形可分为曲张型、树枝型、瘤样型及混合型 4 种，以曲张型最为常见。

超声的特点是：①二维超声显示为无回声或低回声圆形或椭圆形包块；②CDFI 显示；呈红、蓝彩色血流信号的异常血管团；③CDFI 可显示 1 支或数支大脑动脉供血于异常血管团；④CDFI 可以显示静脉血流从异常团块中回流；⑤异常血管团块的动脉及供血动脉流速峰值明显增高，以上可供诊断时参考。

16. 颈内动脉海绵窦瘘的二维及 CDFI 特点是什么

颈内动脉海绵窦瘘是由于颈内动脉在海绵窦瘘段发生破裂，使颈内动脉血液流入海绵窦内，使海绵窦内压力增高。同时，分流后颈内动脉的压力减低。本病由外伤引起占 80%；自发破裂仅占 20%。

超声显示：①在海绵窦瘘区见一椭圆形、不规则低回声区；②眼上静脉扩张；③CDFI 显示海绵窦瘘区五彩缤纷的异常血流；④海绵窦瘘内显示紊乱湍流血流；⑤患侧颈内动脉血流速度增高，阻力指数降低；⑥患侧眼上静脉的频谱转变为低阻动脉频谱。

17. 二维超声及 CDFI 多普勒频谱发现颅内包块，如何确定是占位性病变

①颅内超声显示一圆形或椭圆形包块；②包块周围有一明确的界限；③各种切面都能确定包块的存在，增益加大或减小时，包块仍然存在；④应用 CDFI 时可以显示动脉或静脉血流，穿入或包绕包块。

18. 二维超声及 CDFI 多普勒频谱检查，在哪些部位可以诊断颅内占位病变

超声检查颅内是否有占位性病变，主要决定占位病变的解剖部位。超声最易发现的部位是：颞叶、丘脑及蝶鞍区；如果占位病变发生于顶叶、脑干以下的区域，二维超声及 CDFI 均不能显示，所以检查无效。

19. 经颅超声对新生儿的适应证是什么

脑积水，脑出血，脑肿瘤，先天性畸形（阿诺尔－希阿里畸形），丹迪－沃克综合征，

新生儿缺氧性脑病等。

20. 经颅超声的优点及不足是什么

优点：

（1）超声属于无创性检查方法，可以多次、重复地检查，具有安全性。

（2）操作简便，多切面、多部位检查。

（3）超声检查无痛苦，可迅速获得检查的结果。

不足：

（1）图像不如 CT、MRI 清晰。

（2）颅脑超声仅限检查小脑幕上的部位，小脑幕下超声则不能显示，故无法检查。

（3）手法技巧要求较高，因此，同一种疾病，可以出现不同的结果。

21. 患者男性，66 岁。患高血压 10 年，经常头痛、头晕，临床疑有颅脑动脉硬化。申请超声检查，超声应该检查什么

经颅超声应该检查颅内血管有无痉挛、硬化及狭窄。超声发现：大脑动脉硬化时，其血流多普勒频谱有 3 种形态：①收缩期原最高峰（V1）反比第二峰（V2）低，第二峰 V2 圆钝；②收缩期最高波峰圆钝，幅度比第二峰低；③收缩期最高峰变圆钝，与第二峰融合。可以说明有脑动脉硬化。如果有条件，应该检查两侧颈内动脉有无狭窄及斑块形成。

22. 3 岁女婴，出生后，头颅逐渐肿大，近一个月来，有头痛及意识障碍，超声应该检查什么

女婴，出生后，头颅逐渐肿大，超声检查发现颅内为大片无回声区，脑组织萎缩，应该考虑脑积水，再进一步检查积水的原因。

（杨素国　张缙熙）

二、眼　　部

23. 眼部超声检查的优点及缺点

优点：

（1）超声检查眼部时，探头安放在眼睑上，迅速、方便，无痛苦、无创伤。

（2）当眼内透光度差时，眼底镜不能看清眼内及眼底结构，而超声穿透力好，不受限制。

（3）超声能发现眼底后部及其周围的异常及病变。

（4）应用彩色多普勒超声（CDFI），可以检测眼部动脉及静脉的正常与异常。

（5）超声用于肿瘤切除后，随访疗效，并监测有无复发。

（6）超声生物显微镜（UBM）可以检查眼前细微结构，包括角膜、晶状体、前房及其

周围病变。

缺点：

（1）操作手法要求较高，不同的操作人，可以得出完全不同的结果。因此，要求操作者必须进行培训，要求统一规范化操作。

（2）超声诊断眼部疾病的范围有限，对眼内异物、视网膜脱离，眼内占位病变，疗效较好，功能性疾病疗效较差。

（3）超声仪器的价格较贵，使用者必须具备眼科临床及超声两门学科知识，才能较好的使用它。

24. 哪些眼部疾病适合进行超声检查

超声诊断眼部疾病，常用的有①晶状体疾病，包括晶状体异位、白内障；②玻璃体疾病，玻璃体出血、机化；③眼内异物，外伤造成玻璃体及球后异物；④眼内肿瘤，包括眼内及球后肿瘤；⑤眼内炎症，眼内急性及慢性炎症等。

25. 眼部解剖特点与超声检查的关系

①眼球壁：外层有，角膜及巩膜；②眼球内容物，晶状体及玻璃体；③眼球后，有神经、血管及脂肪组织等。

26. 眼部血管分支与彩超（CDFI）检查的关系

眼动脉是由颈内动脉发出第一分支，基本上与视神经伴行，它的分支有视网膜中央动脉、睫状后动脉及泪腺动脉，彩超可以测出动脉频谱，了解动脉血流状况。眼部静脉分眼上静脉及眼下静脉，它并不与眼动脉伴行，如果眼静脉扩张时，可以用彩超测出扩大的静脉频谱。

27. 眼部超声检查有哪些方法，社区医师常用的检查方法有哪些

眼科超声检查方法可以分为3种：①直径法，将探头直接放在眼睑上进行检查；②间接法，将一水囊放在眼睑上，探头放在水囊上，进行检查；③特殊检查法，如眼球转动时观察眼内异物移动。视网膜脱离时，观察脱离的视网膜的飘动等。以上检查均可在社区进行。

28. 眼球各部位的正常参考值

正常成人眼球二维超声参考值：

眼轴长：	20.97 ±0.29（23 ~24mm）
角膜厚度：	0.98 ±0.16（0.5 ~1.0mm）
前房深度：	2.38 ±0.48（2.0 ~3.0mm）
晶状体厚度：	4.00 ±0.22（3.5 ~5.0mm）
玻璃体长度：	16.5 ±0.26（16 ~17mm）

眼球壁厚度：　2.01 ±0.17（2.0 ~2.2mm）

（摘自：张缙熙主编，科学技术文献出版社 2008 年出版《新编超声诊断问答》216 页）

29. 彩超（CDFI）检查眼部动脉正常血流的参考值

正常参考值：

眼动脉峰值流速：　35.2 ±5.2cm/ s（30 ~45cm/ s）

睫状后动脉：　22.0 ±5.4cm/ s

视网膜中央动脉：　10.3 ±3.89cm/ s

视网膜中央静脉：　5.0 ±3.0cm/ s

眼动脉阻力指数：　< 0.7

（摘自：张缙熙主编，科学技术文献出版社 2008 年出版《新编超声诊断问答》217 页）

30. 眼部超声检查的应该注意事项有哪些

（1）做好解释工作，消除心里害怕及恐惧，让患者安静的平卧在床上接受检查。

（2）让患者闭上眼睛，固定眼球平视前方，眼睛不可转动，便于正确检查。

（3）尽量少放耦合剂，避免流入眼内，刺激眼睛，引起不适。

（4）探头重力放在检查者的手上，轻轻放在患者的眼睑上，避免重压引起患者眼睛的不适。

31. 眼部常见的肿瘤有哪些，超声都能诊断吗

由外向内有：①眼眶部 – 血管瘤、横纹肌肉瘤、绿色瘤、淋巴瘤；②泪腺 – 多形性腺瘤、囊性癌；③眼睑部 – 血管瘤、皮样囊肿、腺癌；④视神经 – 血管瘤、神经胶质瘤、神经脑膜瘤；⑤脉络膜 – 脉络膜黑色素瘤，脉络膜骨瘤；⑥视网膜 – 视网膜母细胞瘤、错构瘤等。

但以脉络膜黑色素瘤及视网膜母细胞瘤最为常见，恶性程度高，在超声检查时，应该密切关注，其次是脉络膜骨瘤，将在下面分别进行介绍。

32. 视网膜母细胞瘤超声图像显示特点及临床价值

超声显示：

（1）由视网膜向玻璃体突出巨大不规则强回声团块，回声明显不均。

（2）肿瘤组织大量坏死及钙化形成，后方伴声影，超声具有特征性。

（3）肿瘤前方可见视网膜脱离。

临床价值：常常是 5 岁以下婴幼儿的恶性肿瘤，有遗传因素，后期可全身转移，早期诊断及治疗，可以挽救患儿的生命。

33. 脉络膜黑色素瘤的超声图像显示特点及临床价值

超声显示：

（1）发生在脉络膜内，呈半月形的强回声包块，不规则，有钙化点，眼球壁增厚。

（2）肿瘤回声前部增强，后部衰减，最后形成暗区，超声称为“挖空征”或“空泡征”。

（3）视网膜脱离，常常为继发性的。

（4）CDFI：肿瘤内血流丰富，呈高速低阻血流信号。

临床价值：本病多发生在中老年，恶性程度较高，有一半发生在脉络膜后部，超声图像有其特征性，协助诊断价值很大。

34．脉络膜骨瘤的超声图像显示特点及临床价值

超声显示：肿瘤显示为极强回声性，常常呈扁平形或分叶形，当降低增益，周围组织回声消失时，则骨瘤仍可显示，为其特点。

临床价值：脉络膜骨瘤好发于青年女性，单眼发病多见。呈扁平状，病理为，分化成熟的骨小梁结构，本病应与脉络膜黑色素瘤及视网膜脱离相鉴别。

35．视网膜脱离的超声图像显示特点及临床价值

超声显示：

（1）在玻璃体内可出现一V字形强回声带，眼球转动时，可见其飘动。

（2）V字形的后方可见无回声区，为视网膜下积液。

（3）CDFI：可见网膜上显示红蓝镶嵌的彩色血流。

临床价值：视网膜脱离分为原发性与继发性两类，原发性多为中老年，或有高度近视患者；继发性多由肿瘤、炎症、出血等因素引起。因超声检查有特征性，故超声诊断的价值在基层仍然是很大的。

36．何谓“同心圆征”，它是什么病的超声表现

当视网膜下完全积液，视网膜完全脱离时，内层视网膜呈强回声带，中间完全积液为无回声，外层眼球壁，也是强回声带，这种类型特点，称为“同心圆征”。

37．引起玻璃体出血的原因有几种，超声图像特点是什么

当视网膜、脉络膜内出现炎症、外伤、肿瘤时；或全身性疾病如高血压、糖尿病、肾病引起的血管性疾病，均可引起玻璃体出血。

超声显示：玻璃体内可出现点状或斑块状强回声，根据出血时间的早晚及多少而不同。大量新鲜出血时，超声显示呈散在、点状，后方有彗星尾征，当眼球转动时，像天上星星在闪烁着。如时间较长则无此现象，形成一漏斗形强回声条。

38．眼囊虫病的超声图像特点是什么

本病是棘球蚴绦虫感染，进入视网膜血管，在玻璃体内形成囊肿，称玻璃体囊肿；

如棘球蚴绦虫感染，从睫状动脉进入脉络膜，在视网膜下停留形成囊肿，称为视网膜囊肿。超声显示：在玻璃体内或视网膜下显示圆形或椭圆形无回声区，内见强回声头节，则可诊断囊虫病。

39．晶状体脱位的病因及超声图像特点是什么

正常晶状体是由悬韧带及棘状突固定。外伤或手术均可使晶状体离开正常的位置，则称为晶状体脱位。超声显示：在正常晶状体处未见晶状体，而在玻璃体内见到一椭圆形晶状体强回声，即可诊断。但需除外眼球内肿瘤。

40．白内障的超声表现是什么

白内障的超声表现有 3 种形式：①晶状体周边呈强回声带称为晶状体皮质混浊；②晶状体中心为强回声，周边为低回声称为核心混浊；③晶状体全部呈强回声，称为完全混浊，即成熟性白内障。

41．眼球突出的特点是什么？超声检查如何进行鉴别

眼球突出是指一侧眼球向外突出，而使两侧眼球不在一个平面上。当然，也可以两侧眼球同时突出。超声检查时，可以分为 3 种类型：①两侧眼球同时突出，如两侧眼球轴同时加大、加长，为高度近视，如眼球后脂肪增加，考虑为眼 Graves 病；②非占位性眼球突出，如眼球后血肿、炎性假瘤、球后筋膜囊炎等，③占位性病变，如玻璃体、视网膜、眼球后肿瘤等。以上 3 种类型，超声显示的部位不同，均有不同的回声特点，可以鉴别。

42．炎性假瘤（pseudotumor）的超声图像特点是什么

炎性假瘤是描述一组病变，可能与免疫机制有关。它可以累及眼眶内全部结构，如泪腺、脂肪、肌肉等。以泪腺型炎性假瘤较为多见。超声显示：泪腺区低回声肿块，CDFI 显示血流丰富。眼部其他部位的炎性假瘤，均可显示上述特点。

43．泪腺肿瘤的分类及超声图像特点

泪腺肿瘤分为良性及恶性两类，常见的有：①混合瘤，占 50% 以上，其中 80% 为良性，男性多于女性；②腺样囊性瘤，约占 30%，多见于恶性肿瘤，女性多于男性；③泪腺癌，有未分化癌及乳头状癌，仅占少数。

超声显示：泪腺区显示一低回声肿块，良性的呈圆形或椭圆形，有包膜，边界光滑、整齐，回声均匀；恶性的肿瘤边界不整，回声不均，有浸润现象，CDFI：血流信号丰富。

44．眼眶内海绵状血管瘤的临床及超声图像特点

眼眶内海绵状血管瘤主要发生在眼框内，是一种良性的肿瘤。好发于 40 岁中年女性。临床表现是，眼球向外突出，视力逐渐减退。超声显示：肿瘤呈圆形或椭圆形，边界光滑，

清楚，一般不与周围组织粘连。多为低回声或无回声，纤维组织多时，中间有强回声条，有特征性的改变。

45．眼部异物的种类及超声图像特点

一般眼内异物，分金属与非金属两大类。金属异物又分磁性异物及非磁性异物。非金属异物又分玻璃、木屑、塑料等。对于超声而言，无论是金属异物还是非金属异物，超声均可显示。超声检查时：发现眼内出现一强回声条，后方可以衰减，因此超声可以做出定位及定性的诊断。对于非金属，X线及CT均不能显示时，超声可以正确的发现异物，而做出正确的诊断。

46．超声诊断眼内异物的优点及不足

超声诊断眼内异物的优点是，不论是金属与非金属异物，只要在超声显示的范围内，均可显示，而做出正确的定位诊断。超声诊断无创伤、无痛苦、迅速、价廉，适合广大患者的应用。超声诊断眼内异物的不足是，异物太小，超声分辨力达不到时，可以造成假阴性，而造成漏诊。

47．搏动性眼球突出是什么病，超声有何特点

搏动性眼球突出是指眶内海绵窦瘘与颈内海绵窦段的小分支发生交通，出现动脉静脉化、眼内静脉曲张而出现搏动性眼球突出的一种表现。本病称为眶内海绵窦瘘，可以分为原发性与继发性两大类。

超声显示：眼上静脉明显曲张，CDFI：呈五彩镶嵌的血流信号，频谱多普勒显示静脉呈动脉化频谱，结合临床表现，即可诊断。

48．体位性眼球突出是什么病，超声有何特点

体位性眼球突出，是指头低位或屏气时，发现眼球突出称之。当患者平卧时，无眼球突出，头低位或屏气时，才发现眼球突出。它是一种先天性血管畸形引起的眶内静脉曲张。超声显示：正常位置时，二维及CDFI显示为正常静脉血流，当头低位或屏气时，发现静脉曲张的血流。临床及超声特点，可以诊断本病。

49．什么是超声生物显微镜（UBM），它的适应证是什么

超声生物显微镜（UBM）是指采用50MHz以上的超声探头，对最浅表组织及器官，进行检查及诊断的一种仪器。一般在三甲医院或眼科专科医院内应用，最常用的是眼睛浅表的组织结构。它的适应证是：①角膜疾病；②巩膜、睫状体疾病；③晶状体疾病；④眼前节及前房角疾病等。

50. 糖尿病性视网膜病变的临床及超声表现是什么

糖尿病性视网膜病变是糖尿病严重的并发症之一，主要表现为视网膜动脉硬化，管腔狭窄，小动脉闭锁等现象。临床上患者有视力减退，最终可导致失明。

超声表现：视网膜血流减少，流速下降，呈低速高阻频谱。显示为小动脉硬化的表现。

51. 少年男性，一次燃放鞭炮时，不幸炸伤右眼，有红、肿、痛及视力明显减退，眼部超声应检查什么

超声检查：①检查眼睑，角膜、晶状体、前房等部位结构有无异常；②上述部位有无异物存留，如发现有异物存留时，应该标明部位、大小、形态及数目等。

52. 5岁幼儿发现左眼肿物，逐渐长大，视力明显减退。超声应该检查什么？超声检查有何价值

5岁以下的婴幼儿，左眼肿物，逐渐长大，视力明显减退。首先考虑的是视网膜母细胞瘤，常常有遗传因素，超声显示：①在玻璃体内，可见一肿物，将视网膜向玻璃体突起；②肿瘤回声明显不均匀，常常有大量坏死及钙化，钙化占80%～90%；③视网膜明显脱离，视网膜下有积液存留。超声发现上述现象，结合临床表现，可以明确诊断。

（张缙熙　杨素国）

三、涎　　腺

53. 涎腺的分类及解剖概要

涎腺又称为唾液腺，属于外分泌腺，主要功能为分泌唾液。腺体由腺上皮组织和结缔组织构成，腺组织分泌的唾液，经过各级导管汇入主导管，开口于口腔内黏膜。涎腺包括大唾液腺和小唾液腺，前者包括腮腺、颌下腺和舌下腺各一对，后者包括无数分布于舌、唇、颊、腭等处的小腺体。

超声检查主要针对大唾液腺，即腮腺、颌下腺和舌下腺。腮腺是最大的唾液腺，位于耳下，下颌后窝内，约为耳屏水平。其上方为颧弓，下方为下颌角，前方为咬肌，后方为胸锁乳突肌，形态略呈三角形。上下径5～6cm，左右径3～4cm，前后径2.5～3.5cm。腮腺内有颈外动脉及其终支颞浅动脉和上颌动脉、下颌后静脉及其属支穿行。腮腺的淋巴结包括表面的筋膜上淋巴结、腮腺内淋巴结以及深层腺内淋巴结。腮腺主导管长约5～6cm，直径约2mm。部分正常人存在副腮腺，多位于腮腺前缘与咬肌前缘之间。

颌下腺位于颌下三角内，多呈椭圆形，整个腺体为颈深筋膜浅层包绕。颌下腺长径约3～4cm，横径约2cm。颌下腺导管长约5cm。颌下腺内可见面动静脉穿行。颌下腺表面及深部均有淋巴结，收纳颌面部的淋巴回流。

舌下腺较小，位于口底黏膜下，舌系带两侧，有多条导管开口于口底黏膜上。

54. 超声检查涎腺的方法和检查内容

超声检查主要针对大唾液腺，腮腺和颌下腺位置浅表，超声容易显示，舌下腺是体积小，位置较深，正常情况下难以显示，只有腺体肿大或发生肿瘤时才能为超声发现。

通常使用高频线阵探头直接进行扫查，常用频率为7.5MHz以上，如病灶过大，需完整显示病灶轮廓时，可用低频探头检查。检查前无需特殊准备，患者取仰卧位，检查腮腺时头偏向对侧，检查颌下腺时需将头后仰。应进行纵、横、斜切面连续扫查，以确保观察到全部腺体组织。腮腺与颌下腺均为双侧对称的成对器官，超声检查时应同时观察双侧腺体，并加以对比，有助于得出正确的诊断。对于可疑恶性病变，应同时对颈部淋巴结进行检查。在获得理想的灰阶声像图后，进行彩色多普勒血流显像检查。

超声可观察腺体的大小、形态、回声强度、回声是否均匀、有无占位性病变。对于占位性病变，需观察其大小、边界、形态、内部回声性质、病变与周围组织的关系等。彩色多普勒检查主要观察腺体内部的血流的分布、病变区血流的特点，多部位获取多普勒频谱，对峰值流速、阻力指数等指标进行评价。

55. 涎腺的正常超声表现

正常腮腺浅层可见皮肤呈强回声带，其下为低回声的皮下组织，再深层是腮腺。腮腺声像图表现为：边缘光滑整齐，略呈三角形，内部呈中等或中强回声，回声强度与甲状腺相似，高于周围肌肉及脂肪组织回声。腮腺实质回声均匀，内部可见与长轴平行的短线样中强回声，多相互平行，为腺叶间的结缔组织。腮腺回声常有一定衰减，因此腮腺后缘常显示不清晰。导管不扩张时常难以显示。正常腮腺内部除穿行的大血管外，实质内常无血流信号显示或仅见少许点状血流信号。腺体表面或内部可见低回声的淋巴结，为扁圆形，其中心可见中强回声的淋巴门，彩色多普勒超声（CDFI）可显示血流从淋巴门进入。

正常颌下腺的超声表现为：腺体周边为低回声的皮下组织，颌下腺呈椭圆形，腺体边缘光滑，回声强度与腮腺相近或略低，回声均匀，主导管常难以显示。腺体内可见面动、静脉穿过，呈边缘清晰的管状无回声。腺体周边及内部可见淋巴结。

正常舌下腺回声与颌下腺相似，但体积过小，边界不甚清晰，超声显示常较为困难。

56. 涎腺病变主要有哪些

涎腺病变可分为弥漫性病变和占位性病变。

涎腺的弥漫性病变包括：① 腮腺炎症，如流行性腮腺炎、急性细菌性涎腺炎、慢性腮腺炎及慢性硬化性涎腺炎等；② 腮腺肥大；③良性淋巴上皮病；涎石症常与慢性涎腺炎或慢性硬化性涎腺炎关系密切。

涎腺的占位性病变包括：①良性占位性病变，如涎腺囊肿、涎腺混合瘤、腺淋巴瘤等；② 恶性占位性病变，如黏液表皮样癌、腺样囊性癌、腺癌、腺泡细胞癌及恶性淋巴瘤等。

57. 腮腺炎症的超声表现

流行性腮腺炎是由腮腺炎病毒引起的急性、全身性感染，多见于儿童及青少年，有流行病史，主要表现为腮腺肿大、疼痛，常为双侧受累。其超声表现为：双侧腮腺弥漫性肿大，腺体边缘模糊，实质回声减低、粗糙，可见低回声区，腺体内血流丰富，阻力较低，流速增高。

急性细菌性涎腺炎由细菌感染引起，主要累及腮腺和颌下腺，具有红肿痛等炎症表现，常见于老年人、体弱者，约一半病例与涎石症有关。其超声表现为：腮腺弥漫性肿大，回声减低，不均匀，发生脓肿时局部可见无回声区，形态不规则，内部可有组织碎屑的回声，有时可见气体强回声。

慢性腮腺炎常病因不明，可能由于急性化脓性腮腺炎治疗不彻底，病情迁延所致，也可能与唾液分泌减少和淤滞有关，临床表现为腮腺区轻度肿胀、疼痛、口干等。发生于儿童的慢性腮腺炎有自愈倾向。其超声表现为：①腺体型慢性腮腺炎常为双侧发病，腺体形态饱满，整个腺体均匀增大，腺体回声不均匀，可见多处回声减低，通常无导管扩张、涎石及肿大淋巴结；②导管型慢性腮腺炎单侧多见，主要见于颌下腺，常可见主导管及分支扩张，多伴有导管内结石。

58. 涎腺淋巴上皮病的超声表现

涎腺淋巴上皮病为干燥综合征（Sjögren syndrome）涎腺病变的反应，也有人称之为米古尼兹（Mikulicz）病。该病多见于中老年女性，常累及双侧腮腺或颌下腺以及泪腺，导致腺体无痛性肿大，出现口干、眼干等症状，涎腺的病理表现为腺体内淋巴细胞浸润涎腺小叶，小叶内导管增生扩张，晚期腺叶结构破坏，纤维化明显。其超声表现为：早期双侧腮腺或颌下腺腺体正常或肿大，腺体回声减低或不均匀，随病情发展腺体内可见多数小结节状低回声，直径为数毫米，低回声结节可不断增大，如合并局部导管扩张，可见囊肿样无回声区，多位于低回声结节内。晚期腺体明显萎缩，回声减低，与周围脂肪组织相似，腺体内部回声增粗，增生的纤维组织呈网状中等回声。部分病例病变仅累及局部腺体。腺体周边及内部常可见多个增大的淋巴结，淋巴结多呈炎性改变。彩色多普勒超声（CDFI）可见血流信号增多，且以低回声区血流最为丰富，常可见条状血流信号。频谱多普勒显示腺体内动脉分支阻力指数较正常减低，酸刺激实验后，峰值流速增高及阻力指数减低程度均不如正常人明显。

59. 涎石症的超声表现

涎腺结石多见于青壮年，男性多于女性。主要发生于颌下腺，其次为腮腺，舌下腺少见。结石的形成主要为钙质沉积所致，可同时混合有脱落上皮细胞、细菌等，由于颌下腺导管较长，走形不规则，分泌物较黏稠，流动性较差，发生感染的机会较多，因此 80% 以上的涎腺结石发生于颌下腺。大的结石可阻塞导管引起炎症，腺体肿大、疼痛、变硬等。其超声表现为：结石为强回声，3mm 以上结石后方可见声影，小结石无明显声影。伴有导管的梗阻时，于结石近端可见增宽的无回声的导管，明显增宽时可呈囊状，与涎腺囊肿相似。合并感染时，导管内可见不均匀絮状回声。

60．涎腺的主要良性占位性病变的超声诊断

涎腺囊肿是常见的囊性占位性病变。涎腺囊肿多由于炎症或损伤后导管阻塞导致近端导管扩张所致。超声表现为：圆形或椭圆形无回声区，边界光滑，后方回声增强；如合并感染，无回声区内可见不均匀絮状回声。如为涎石阻塞所致，囊肿一侧可见强回声的结石。

涎腺最常见的良性实质性肿瘤为混合瘤，又称为多形性腺瘤，占所有良性实质肿瘤的90%以上，主要发生于腮腺，多为单发。声像图表现为：肿瘤为类圆形或分页状低回声，边界多数清晰，内部回声较均匀；部分内部可见无回声区；如病变内部发现沙砾样强回声，应考虑肿瘤有恶变倾向。彩色多普勒超声（CDFI）典型表现为提篮状血流，分布规则，部分病变无明显血流信号显示。位置较深的肿瘤，血流常常显示欠佳。

腺淋巴瘤主要见于腮腺，为良性肿瘤，中老年男性多见。肿瘤内部囊性成分多，组织成分单一，瘤体较软，可活动。其声像图表现为：腮腺呈类圆形或分叶状低回声区，边界清晰，内部回声较均匀，后方回声增强。彩色多普勒超声（CDFI）显示病变区内部血流信号丰富，动脉分支为高速低阻频谱。

61．涎腺的恶性占位性病变的超声表现

涎腺的恶性占位性病变发病率很低，主要包括黏液表皮样癌、腺样囊性癌、腺癌等。各种恶性占位病变的病理呈多样性，超声表现虽有一定的共性，单依据超声表现，对各种恶性病变进行区分仍较为困难。但是良性和恶性占位性病变的超声表现有一定的区别，根据声像图特点，结合临床资料，对涎腺良、恶性病变的鉴别诊断准确率可达90%以上。

62．涎腺良、恶性病变的鉴别诊断

各种恶性病变早期临床表现不特异，肿瘤生长缓慢，可活动，后期则生长较快，浸润周围组织导致肿瘤活动性差，浸润面神经可导致面瘫或感觉异常、麻木、疼痛等，还可转移至颈淋巴结。声像图表现为实质性或混合性肿块，以低回声表现为主，形态不规则，与周围组织分界不清，肿瘤内部回声不均匀，后方常可见衰减。彩色多普勒超声（CDFI）检查时，除腺样囊性癌通常血流稀少外，其他恶性病变以血流增多见，如果肿瘤内部检测到峰值流速超过0.6m/s的高速血流，则高度提示恶性病变。发生颈部淋巴结转移时，病变淋巴结常为多发肿大，淋巴门消失，血流增多，不规则。

良性占位性病变多边界清晰，形态规则，与周围组织分界清，内部回声均匀，血流相对较少，分布规则，流速无明显升高。颈部无转移性淋巴结。

（徐钟慧）

四、甲状腺

63. 哪些甲状腺疾病适合超声检查

包括：甲状腺肿、甲状腺功能减退症、亚临床甲状腺功能低下、甲状腺炎（急性化脓性甲状腺炎、亚急性甲状腺炎、桥本甲状腺炎、慢性纤维性甲状腺炎）、甲状腺囊肿、甲状腺良性肿瘤（甲状腺腺瘤）、甲状腺恶性肿瘤（甲状腺乳头状癌、甲状腺滤泡癌、甲状腺髓样癌、甲状腺未分化癌）。

64. 甲状腺的解剖

甲状腺位于颈前，气管的前面和两侧，由两个侧叶和峡部构成呈“H”型，30% ~50%的人可见锥体叶从峡部向上伸出。侧叶位于喉与气管的两侧，下极位于第4~5气管软骨环之间，左右叶宽2~2.5cm，高4~5cm，厚1~1.5cm，峡部位于第2~4气管软骨环的前面，厚≤0.4cm。甲状腺有两层被膜，内层为纤维囊（即真被膜）包裹甲状腺表面，外层为甲状腺鞘（即假被膜）由气管前筋膜（pertracheal fascia）形成。

65. 甲状腺的毗邻关系

甲状腺的前方和侧方：①舌骨下肌群（胸骨舌骨肌、胸骨甲状肌）；②胸锁乳突肌，颈部最大的肌肉，位于舌骨下肌群的前方和侧方；③肩胛舌骨肌的前支。

甲状腺的后方和侧方：①颈动脉鞘，包括颈总动脉、颈内静脉和迷走神经；②前斜角肌。

甲状腺的中部和后方：①喉和气管；②食管：位于气管后方，偏左；③颈长肌，位置靠后，与椎体相邻；④喉返神经：位于颈长肌前方的气管-食管沟。

峡部前方为舌骨下肌群、颈前静脉、筋膜和皮肤。

66. 甲状腺的血液供应

动脉有：

（1）甲状腺上动脉（superior thyroid artery）起自颈外动脉的起始部，至甲状腺侧叶上方分为前后两支。

（2）甲状腺下动脉（inferior thyroid artery）起自锁骨下动脉甲状颈干，在侧叶下级分为上下两支，与甲状腺上动脉分支吻合。

（3）甲状腺最下动脉（thyroidea ima artery）起自主动脉弓或头臂干，参与甲状腺动脉之间的吻合。

甲状腺上、中静脉汇入同侧颈内静脉，甲状腺下静脉，流入头臂静脉。

67．甲状腺的淋巴循环

甲状腺的淋巴管行于叶间结缔组织内，与被膜下的淋巴管网相交通，汇入沿颈内静脉分布的淋巴结和气管前和气管周围淋巴结。最终注入胸导管和右淋巴导管。

68．超声检查甲状腺的体位、探头频率以及扫查时应注意什么

仰卧位，颈项部垫枕头后仰，充分暴露甲状腺。探头频率为7～10MHz，进行纵切、横切及斜切。检查时应注意操作手法轻柔，特别在两侧颈部扫查时避免重压，以免过多刺激颈动脉窦引起患者头晕、面色苍白和出汗等血压下降的情况。

69．正常甲状腺的超声表现

甲状腺横切是马蹄形或蝶形，被膜显示为高回声线，境界清楚，边缘规则。两叶基本对称，中间由峡部相连。纵切时甲状腺是锥形体，上极较小，下极较平直。甲状腺实质回声细腻、均匀、密集，回声水平较周围肌层高，略低于肝脏回声。

70．甲状腺成人正常超声测值

成人甲状腺正常值，国内报道较多，大小有较大差异。综合各家统计数据，提示实用测值如下：甲状腺前后径1～1.5cm（<2cm,），左右径2～2.5cm，上下径4～5cm，峡部厚≤0.4cm。

71．如甲状腺位于胸骨后方或锁骨后方，患者脖子短或肥胖，该如何扫查

换用较低频率的探头，如2.5～3.5MHz。如探头较为宽大，患者脖子短粗，则应更频率低而且体积小的探头，例如腔内探头。为了弥补其近场显示效果不佳的缺陷，可以采用增加耦合剂厚度。

72．超声检查甲状腺结节时，应包括哪些部分

（1）评价甲状腺结节及周围的超声特征。

（2）评价甲状腺邻近结构，包括颈动脉、颈内静脉、食管、舌骨下肌群和颈部淋巴结。

73．超声对判断甲状腺结节的性质有何优点

主要优点有：①非侵入性。对病人身体没有任何损害，尤其对于头颈部有放射史者尤为适用；②无X线辐射，无碘过敏之虞，无需检查前准备；③准确率高，容易鉴别囊实性；④检查时间短，可反复进行；⑤可检查出临床触诊和核素扫描遗漏的结节，提示孤立性结节或多发性结节（前者恶性可能性为15%～25%，后者恶性小于1%～6%）；⑥对甲状腺癌术后病人，可发现临床常不能扪及的复发性癌结节；⑦有助于微小癌（<10mm）、腺内转移

灶以及囊性癌的检出；⑧他处有原发性癌的转移灶时，可寻找甲状腺的隐匿灶，其直径甚小，甚至仅 2～3mm；⑨提供甲状腺和病灶的血流信息：有无、分布、动脉或静脉、流向、流速以及阻力指数、流量等动力学指标。

74. 甲状腺结节的超声特征

（1）单发或多发：通常认为甲状腺恶性结节为单发实性结节，多发结节常为良性。但是现在使用的高频超声仪能发现很多临床触诊不到的结节，良恶性结节常常同时存在，另外，10%～20%的乳头状癌为多中心发病。因此，超声显示多发结节不一定为良性。

（2）彗星尾征：甲状腺内点状强回声伴后方彗星尾，为胆固醇结晶或碎屑，多为甲状腺良性结节的特征。

（3）回声：低回声结节的恶性比例较高，高回声结节的恶性可能性小，中等回声结节恶性可能性介于两者之间。

（4）边界：晕为结节周围低回声带，是结节的包膜或受压的甲状腺实质或血管。如果具有完整规则的晕，则良性可能性为恶性的 12 倍，即使不完整的晕，良性可能性为恶性的 4 倍。15%～30%的恶性结节周边也具有晕。因此，晕不一定表示结节为良性。

（5）钙化：约 10%的甲状腺结节可以检出钙化，周边环状钙化和粗大钙化更多见于良性结节，沙砾体样微钙化更多见于恶性结节，特别是乳头状癌的原发灶和颈部淋巴结转移灶。髓样癌原发灶和颈部转移结节内部常出现小钙化灶。

（6）彩色多普勒血流显像：①结节内部完全没有血流信号或周边血流信号为良性特征；②内部多极、杂乱血流信号，周边有或没有血流信号，通常为恶性结节特征。

注意：对于甲状腺结节而言，没有一项超声特征为良性或恶性结节独有，综合分析有助于良恶性结节的鉴别。

75. 检查甲状腺周围结构如何分析

颈总动脉或颈内静脉内出现血栓，提示甲状腺结节可能为恶性。肿瘤性血栓常见于滤泡癌和未分化癌，乳头状癌少见。舌骨下肌群受侵犯，是甲状腺恶性结节的线索。表现为甲状腺和舌骨下肌群之间的筋膜消失，肌肉边界模糊。甲状腺外的侵犯，包括食管、气管和喉返神经，是恶性结节的线索。

76. 颈部淋巴结肿大如何分析

15%～30%的甲状腺腺癌表现为颈部肿大的，可触及淋巴结。甲状腺乳头状癌在发现时 30%～40%有颈部淋巴结转移。滤泡癌则表现为远处脏器的血行转移，包括肺、骨，但颈部淋巴结转移率较低，为 10%～15%。分化良好癌导致的颈部淋巴结转移多见于年龄 40 岁以下的病人，儿童出现颈部淋巴结转移的比例较高，为 60%～90%。转移淋巴结多位于气管前、气管周围或沿颈内静脉分布。

甲状腺乳头状癌所致的淋巴结转移，25%可见囊性坏死，50%可见点状钙化，80%回声高于肌肉回声。转移淋巴结的超声特征与甲状腺内的原发病灶类似。髓样癌的转移性淋巴结也有钙化，但是回声较周围肌层低。

甲状腺转移癌、甲状腺淋巴瘤和未分化癌的颈部淋巴结多出现颈部淋巴结转移。

77．甲状腺肿大常见于哪几种疾病，临床和病理有何区别

甲状腺肿大常见于单纯性甲状腺肿（simple goiter）和毒性甲状腺肿（toxic goiter）。

（1）单纯性甲状腺肿又称为非毒性甲状腺肿（nontoxic goiter），系由于甲状腺非炎性或肿瘤性原因阻碍了甲状腺素（TH）的合成，而导致的甲状腺代偿性肿大，病人既无甲亢又无甲减表现。包括弥漫性甲状腺肿和结节性甲状腺肿。可以分为地方性甲状腺肿、散发型甲状腺肿、以及高碘性甲状腺肿。长期甲状腺肿，最后终究会发展成结节性甲状腺肿。

（2）毒性甲状腺肿包括：弥漫性毒性甲状腺肿（Graves 病）、毒性甲状腺腺瘤与结节性甲状腺肿伴甲亢。

弥漫性毒性甲状腺肿最常见，占所有甲亢患者的85%。甲状腺呈对称性、弥漫性增大，甲状腺内血管增生，血运丰富，临床表现高代谢症状、甲状腺肿、突眼、颈前黏液性水肿等。甲状腺内的血流量增多，可听到血管杂音，可扪及震颤。

结节性甲状腺肿伴甲亢又称多发性毒性甲状腺肿（toxic multinodular goiter），为单纯性甲状腺肿患者（占5%~8%）久病后出现甲亢症状，其机制不明。症状轻重不一，甲状腺肿大，质硬，有多个结节，血管杂音少见。

78．弥漫性甲状腺肿的超声表现

弥漫性甲状腺肿的声像图特点：双侧甲状腺呈对称性均匀性增大，甲状腺肿大明显时可压迫气管及颈部血管，甲状腺内部回声偏低，有时可见其内有囊肿或胶样变的低和无回声区，伴轻度后壁回声增强，呈散在分布的多结节图像。处于囊肿或胶样变区域以外的甲状腺内部回声分布尚均匀。

79．结节性甲状腺肿的超声表现

结节性甲状腺肿的声像图特点：双侧甲状腺非对称性肿大，内部回声不均匀，有多个结节回声，边界欠清，结节内部回声欠均，结节内可有液化、囊变或钙化，表现为不规则的无回声和强回声伴声影。彩色多普勒可见结节周边及部分结节内部有血流信号，但不呈“火海征”。

80．弥漫性毒性甲状腺肿（Graves 病）的病理、临床及超声表现

Graves 病是最常见的原发性甲状腺功能亢进，指甲状腺肿大伴甲状腺激素分泌过多的状态。病理特点为甲状腺肿大，弥漫性，质地软，有弹性，腺内血管扩张，腺体内滤泡上皮细胞增生。临床表现为甲状腺肿大、心悸、易出汗，神经过敏和体重减轻，部分病人有突眼症状。超声表现为甲状腺呈弥漫性、对称性、均匀性增大（可增大2~3倍），边缘多规则，内部回声多呈密集、增强光点，分布不均匀，部分有低回声小结节状改变。腺体肿大明显

时，常有周围组织受压和血管移位表现。彩超示甲状腺内血流丰富，为红蓝相间的簇状或分支状图像、血流量大，呈典型的“火海征”，速度增快，超过70cm/s，甚至可达200cm/s。血流量为正常人的8～10倍。频谱多普勒显示为显著低阻力的动脉频谱和湍流频谱，甲状腺上、下动脉管径明显增宽。结合临床资料观察到特异性的频谱对诊断具有重要帮助。甲亢经过临床有效治疗后，甲状腺体积缩小，彩色多普勒显示血流信号减少，频谱显示甲状腺内动脉流速降低。

81. 毒性甲状腺腺瘤（Plummer 病）的超声表现

声像图特点为甲状腺非均匀性增大，实质内有中等回声结节，边界清楚，彩色多普勒频谱显示结节内血供较周围甲状腺组织明显丰富，血流频谱为高速低阻频谱。超声显像能帮助确定结节的具体位置，便于手术切除甲状腺内高功能腺瘤，治愈本病。

82. 结节性甲状腺肿伴甲亢的超声表现

声像图特点为甲状腺非均匀性增大，实质内有多数大小不等的结节，部分相互融合，彩色多普勒频谱显示结节内血供较周围甲状腺组织明显丰富，血流频谱为高速低阻频谱。

83. 甲状腺炎的分类

（1）急性甲状腺炎，包括细菌性（化脓性甲状腺炎）、病毒性（如猫抓热病毒，少见）。

（2）亚急性甲状腺炎，包括亚急性肉芽肿性甲状腺炎、亚急性淋巴细胞性甲状腺炎。

（3）慢性甲状腺炎，包括慢性淋巴细胞性甲状腺炎（桥本甲状腺炎）、慢性萎缩性甲状腺炎。

（4）其他甲状腺炎：放射性甲状腺炎、外伤、结核性、梅毒、真菌性、布氏杆菌和寄生虫感染、结节病及淀粉样变等。

84. 急性化脓性甲状腺炎的超声表现

声像图特点为：甲状腺肿大，内部回声低，压痛明显；如甲状腺内形成脓肿，则可见透声不佳的无回声区，常可见颈血管鞘旁淋巴结肿大且局部有压痛。彩色多普勒频谱可见血流较正常甲状腺丰富，血流阻力下降。

85. 亚急性（肉芽肿性）甲状腺炎的临床及超声表现

本病最早于1904由de Quervain描述，涉及名称有：肉芽肿性甲状腺炎、亚急性疼痛性甲状腺炎、de Quervain甲状腺炎等。多见于中年及年轻女性。女性与男性之比为3:1。病因不明，多数患者于上呼吸道感染后紧接着发病。发病时，患者血清某些病毒抗体效价升高。

声像图特点：甲状腺对称或不对称肿大，内部回声低，局部有压痛，低回声区与周围正常组织分界模糊，颈部血管旁淋巴结不肿大。彩色多普勒（CDFI）显示甲状腺呈低回声内血流信号稀少，周边血供较丰富。

86. 亚急性淋巴细胞性甲状腺炎的病理和临床特点

本病又称产后无痛性甲状腺炎综合征（postpartum painless thyroiditis，PPT）。此综合征也可发生于流产之后。病因不明，通常在产后 6 周发病，无桥本甲状腺炎所见纤维化、Hurthle 细胞，无生发中心形成或罕见，本病有弥漫性或局灶性淋巴细胞浸润，无肉芽肿改变。主要表现为甲亢，可有心动过速、怕热、多汗、疲劳、肌无力、体重下降等。血沉正常或轻度升高（50mm/h）。超声表现为甲状腺为弥漫性或局限性低回声，但无特异性，甲状腺活检有诊断价值。

87. Riedel 甲状腺炎的超声表现

又称纤维性甲状腺炎，侵袭性纤维性甲状腺炎、慢性硬化性甲状腺炎。病因不明，主要累及中年及老年妇女。平均发病年龄 50 岁。

声像图表现：甲状腺缩小，表明凹凸不平，实质回声不均，内部弥漫分布条索状中高回声，彩超血流信号减少。

88. 慢性淋巴细胞性甲状腺炎的临床及超声表现

慢性淋巴细胞性甲状腺炎（chronic lymphocytic thyroiditis，CLT）包括两种类型，即甲状腺肿大的桥本甲状腺炎（Hashimoto thyroiditis，HT）和甲状腺萎缩的甲状腺炎（atrophic thyroiditis，AT）。两者有相同的甲状腺自身抗体和变化的甲状腺功能。不同点为前者甲状腺肿大，后者甲状腺萎缩，后者可能是前者终末期，两者实际上是同一疾病的不同临床表现或不同临床阶段。但是有些迹象提示，HT 与 AT 是两种独立的疾患。本病由遗传因子与非遗产因子相互作用产生。本病有家族聚集现象，且女性多发。起病隐匿，进展缓慢。2/3 以上的病人发生甲状腺肿大或结节。主要实验室特点是抗甲状腺球蛋白抗体（thyroglobulin antibody）和抗甲状腺过氧化酶抗体（thyroid peroxidase antidody）有改变。

声像图表现：双侧甲状腺弥漫性增大，边界清楚，峡部明显增厚，内部回声增粗，减低，分布不均匀。颈血管鞘旁淋巴结不肿大。彩超显示血流丰富或无变化或明显减少。

89. 甲状腺滤泡疾病的超声表现

注意这里使用了滤泡病变这个名词来命名滤泡肿瘤，包括腺瘤和腺癌，因为不能通过任何影像手段和细针（FNAC）或粗针活检来区别滤泡癌和腺瘤。病变必须整个切除后观察有无包膜侵犯和血管浸润。因此，诊断滤泡病变则意味着必须手术切除。

声像图特征：实性为主，可以有囊性成分，但通常较小。结节内部回声均匀。大部分为高回声。低回声相对少见。钙化少见，80% 有晕。彩色多普勒显像：80% ~90% 的腺瘤为周边为主的血流信号，而恶性结节 90% 以上的周边、内部血流异常丰富，杂乱。

90. 甲状腺乳头状癌的超声表现

甲状腺乳头状癌是甲状腺内最常见的恶性肿瘤，占甲状腺恶性肿瘤的 60% ~70%。特别是年轻女性。20 年生存率为 90%。小于 1cm 的乳头状癌称为微小癌。质地坚硬，没有包膜或部分包膜或包膜完整，部分结节合并囊性变。约 40% ~50% 的乳头状癌结节内部合并微钙化灶，微钙化灶位于乳头内部或间质内，为坏死的细胞合并钙质沉着。

乳头状癌的变异类型：

滤泡型乳头状癌：通常没有包膜，肿块内为滤泡细胞，有砂粒体和特征性细胞核改变。

弥漫硬化型乳头状癌：累及儿童和青年，肿瘤累及腺体有多量砂粒体和血管、淋巴管受侵。完整包膜型：8% ~13% 的乳头状癌具有完整包膜，在包膜内可见小范围的癌灶侵犯。

超声特征：

（1）乳头状癌为低回声（77% ~90%），主要因为密集排列的细胞成分和病灶内散在的胶体成分。

（2）实性占 70%。有 20% ~30% 的结节具有囊性成分。由于仪器检测低速血流信号的敏感性增加，多数囊性成分的分隔上可见血流信号。部分良性结节分隔上没有血流信号。

（3）超声显示，有 10% ~20% 的乳头状癌灶为多灶性。

（4）有 25% ~40% 的乳头状癌显示微钙化，部分报道高达 90%，微钙化是乳头状癌的具有高特异性。

（5）15% ~30% 的结节周边可以看到晕，常不完整，代表包膜。大部分结节边界模糊，形态不规则。

（6）颈浅肌、食管、气管和喉返神经受侵的表现。

（7）转移性淋巴结：80% 转移淋巴结回声高于肌肉回声；多沿颈内静脉周边分布和气管前、气管旁。50% 内部可见微钙化，25% 的结节内部可见囊性变，有时颈静脉周围出现的一个厚壁囊肿或囊性肿块内部合并实性成分，实性内部可见血流信号，是唯一的甲状腺恶性结节的线索。

（8）彩超显示 90% 的结节内部呈多极的、杂乱血流信号。

91. 甲状腺髓样癌的临床及超声表现

甲状腺起源于甲状腺滤泡旁细胞，又称甲状腺滤泡旁细胞癌（或 C 细胞癌），因其间质中有淀粉样物质沉着，故亦称淀粉样间质髓样癌。髓样癌不常见，约占甲状腺癌的 5% 左右，可见于各种年龄，但好发于中年患者，女性多于男性，属于中等恶性程度的肿瘤。分为散发型和家族性两大类。散发型约占 80%。散发性髓样癌，平均年龄年龄约 50 岁，癌肿常为单发，多局限性于一侧甲状腺。家族性常为双侧多发性。癌肿一般为圆形或椭圆形结节，质地较硬，边缘清楚，病程长短不一（数月至数十多年）。癌肿易侵袭甲状腺内淋巴管，经淋巴结转移，常转移的部位是颈部淋巴结、气管旁软组织、食管旁或纵隔淋巴结。声像图表现：癌灶分布于 C 细胞密集的甲状腺上 2/3 侧缘，或弥漫侵犯甲状腺两叶。实性低回声结节，内部合并出血可出现无回声；80% ~90% 内部有点状、小团块状强回声，为淀粉聚集和钙质沉着，后方常有声影，比乳头状癌的微钙化灶密度高；彩色多普勒多显示结节内血流信号丰富、杂乱。诊断髓样癌要结合结节的分布部位、同时扫查肾上腺，以除外家族性多发性内分泌肿瘤。

92. 甲状腺未分化癌的临床及超声表现

甲状腺未分化癌的恶性程度高，常见于60~70岁的老年人，约占甲状腺癌的5%，生存期多在1年内。发病前可有甲状腺肿或甲状腺结节，但短期内肿块迅速增大，并迅速发生广泛的局部浸润，形成双侧弥漫性甲状腺肿块。肿块局部皮肤温度增高，大而硬，边界不清，并与周围组织粘连固定，伴有压痛。常转移而致局部淋巴结肿大。临床可表现声音嘶哑、吞咽困难及呼吸困难。而且易经血行向远处播散。

主要超声特征为：甲状腺内弥漫性低回声，常常累及甲状腺一整叶；内部合并钙化和大面积的坏死；颈部多发淋巴结转移；远处脏器转移。

93. 儿童甲状腺功能减退症的超声表现

（1）甲状腺发育不全或缺如，在颈前正中甲状腺床区域未发现甲状腺组织回声，或甲状腺细小，菲薄，或仅有甲状腺单侧叶，对侧缺如。

（2）慢性淋巴细胞甲状腺炎的超声改变，甲状腺可正常、缩小或增大（参考慢性淋巴细胞性甲状腺炎）。

（3）甲状腺弥漫性增大，回声均匀。

（4）甲状腺内多发结节，参考甲状腺结节的超声诊断。

（5）异位甲状腺组织回声，异位甲状腺可位于舌骨后、胸骨后、纵隔内、卵巢甲状腺等。如在颈前正中未发现腺体回声，应广泛扫查颈部及盆腔有无异常包块回声。

94. 儿童慢性淋巴细胞性甲状腺炎的超声表现

甲状腺呈对称性或非对称性肿大，内部回声均匀或弥漫分布小低回声和条索样中高回声，彩超显示血流增多、正常、减少。表面不光滑有细沙样小结节，或大小不等的淋巴小结节。腺体可以活动，与周围组织无粘连。抗甲状腺球蛋白抗体（TGAb）和抗甲状腺过氧化酶抗体（TPOAb）效价可以很高。多数甲功正常。该病多为自限性疾病，发生甲低不一定是永久性的，有些甲状腺功能可以逐渐恢复正常。

95. 甲状腺滤泡癌患者术后两年，左侧头颈部出现肿胀，皮肤发红，超声应重点考虑什么

考虑颈内静脉癌栓形成。甲状腺滤泡癌主要的转移途径为血行转移，颈内静脉血栓阻塞引起头颈部静脉回流障碍，局部软组织肿胀和皮肤发红。灰阶超声观察颈内静脉管壁是否光滑，管腔是否透声良好，利用探头加压时管径有无变化，彩超观察血流充盈状况，是否有血流信号，出现充盈缺损。如管腔内出现中低或高回声，呈团块、条索状，管壁僵硬，探头加压时管腔无明显变化，彩超显示血流充盈缺损，则考虑颈内静脉血栓形成。同时，应建议患者进行腹部及其他部位的检查，以除外远处脏器转移。

96. 甲状腺乳头状癌患者，20 年前行甲状腺左侧叶切除，临床查体发现右侧甲状腺质硬、有不移动结节，超声如何检查

首先，要考虑乳头状癌。乳头状癌为多中心性肿瘤，可以在切除部位或残余甲状腺内出现复发结节或新的恶性结节，质硬，不移动。超声检查如发现结节形态不规则，边界不清，内部微钙化灶，血流分布杂乱，周围淋巴结肿大等则支持乳头状癌诊断。

其次，考虑其他恶性结节，包括滤泡癌、髓样癌、未分化癌。

第三，考虑良性病变，包括慢性炎性结节、腺瘤或结节，合并大量纤维化、钙化时质地硬，形态规则，内部可有出血囊性变。

超声引导下细针抽吸细胞学检查或粗针组织学活检有助于确定诊断。

97. 患者老年女性，颈部进行性肿大 1 周，声音嘶哑 2 天，临床检查发现甲状腺增大，质硬，表面凹凸不平，超声如何检查

首先考虑甲状腺恶性结节，特别要想到甲状腺未分化癌。颈部进行性肿大，声音嘶哑，甲状腺质地硬，表面凹凸不平，超声发现腺体内形态不规则低回声占位，与周围组织分界不清，血流杂乱，颈部淋巴结肿大等支持恶性诊断。另外，腺瘤合并出血囊性变也会导致颈部肿大、部分结节压迫喉返神经导致声音嘶哑，出血囊液较多时，会出现张力较高，质地较硬，如多结节，则会表面凹凸不平。另外长期慢性炎症合并结节，也会导致甲状腺质硬，表面凹凸不平，结节内出血囊性变亦会导致甲状腺肿大。仔细寻找甲状腺以外的证据也很重要，如发现淋巴结肿大，皮髓质分界不清，内部合并囊性变或钙化，则支持恶性结节的诊断。如发现颈内静脉内血栓，亦是恶性结节的线索。

98. 患者年轻女性，心率增快，颈部肿大 1 年，查体甲状腺肿大，质韧，淋巴结肿大，超声检查应考虑哪些疾病

首先应考虑甲状腺慢性炎症。甲状腺慢性炎症好发于年轻女性，甲状腺功能可亢进、减退或正常，甲状腺弥漫性肿大，质韧，颈部淋巴结肿大，均支持慢性炎症的诊断，超声检查可见甲状腺增大，部分峡部明显增厚，回声均或不均，多见弥漫分布片状低回声，部分呈圆形、类圆形，边界欠清，部分病人可见弥漫分布的条索状中高回声，彩超可见血流丰富、较丰富、如纤维化严重则血流信号减少，频谱通常不能看到异常高速的血流信号。需要同 Graves 病鉴别。Graves 病临床通常表现为突眼等临床表现，甲状腺为弥漫均匀性增大，血流丰富，可测到高速血流信号，峰值流速在 70cm/s 以上。

99. 患者男性，20 岁。牙痛一周，感颈前部剧烈疼痛 2 天，畏寒、发热、吞咽困难和吞咽时颈痛加重。临床发现甲状腺左侧肿大，触痛明显，局部红肿。化验白细胞计数增高，中性粒细胞增高为主。超声如何检查

考虑急性化脓性甲状腺炎。超声检查往往能发现甲状腺内片状低回声，和周围组织结构分界不清，如合并化脓则低回声内部出现大小不等的无回声，无回声内多个点状回声，和不规则坏死碎屑回声。彩超显示低回声周边、内部有较丰富血流信号，无回声内没有血流信号。

100. 患者青年女性，颈前疼痛，合并颈部包块，超声如何检查

颈前包块伴有疼痛者可能的原因如下：急性化脓性甲状腺炎、亚急性甲状腺炎、甲状腺囊肿或腺瘤样结节急性出血、甲状腺癌急性出血、迅速长大的甲状腺癌、桥本甲状腺炎、甲状舌骨导管囊肿感染、鳃裂囊肿感染、颈前疏松结缔组织炎等。其中亚急性甲状腺炎、甲状腺囊肿或腺瘤样结节急性出血占全部病例的90%以上。

（1）甲状腺囊肿或腺瘤样结节急性出血：常见于用力活动后骤然出现疼痛，甲状腺局部有波动感，血沉正常，甲状腺功能正常，超声显示包块内有无回声区。

（2）亚急性甲状腺炎的甲状腺可以很硬，10%患者甲状腺部分肿大，且无明显症状，扫描可为冷结节，需与甲状腺癌鉴别，但是亚急性甲状腺炎可自行缓解或波及对侧，血沉快，核素^{131}I摄取率低，应用泼尼松治疗疗效显著，可资鉴别。必要时行甲状腺穿刺活检。

101. 患者青年男性，洗澡时发现颏下肿块，可移动，呈长条形。超声如何检查

首先考虑甲状舌管囊肿。甲状舌管囊肿位于颈前部皮下，多在中线的舌骨区域。病灶呈圆形或扁平形，较大时形态可不规则，内部为无回声，合并感染或出血是内部出现点状、条状回声。

应与颈部其他囊性占位病变相区别：颈部皮样囊肿出现的位置不固定，有较厚的包膜，但肿块位置固定。淋巴结炎可以形成瘘管、窦道，注意为多个淋巴结肿大，部分可以相互融合，内部结构未完全破坏者可见皮髓分界，彩超可见中心血流信号。

102. 哪些病人应推荐行甲状腺结节细针穿刺针吸细胞学检查

具备以下声像图特征的结节需要活检：结节内部微小钙化；结节边界不清；结节内部为明显低回声（回声低于颈浅肌）；结节纵横比大于1.0cm。对于直径小于8mm的小结节，进行穿刺的适应证：①甲状腺未见明确恶性结节，而经细胞学证实有颈部淋巴结转移癌，在实施常规手术前应对甲状腺内可疑病变进行穿刺检查；②甲状腺次全切除术后，对侧甲状腺发现可疑小结节，在准备进行甲状腺全切术前应进行穿刺活检；③有多发内分泌肿瘤家族史的患者，发现可疑结节；④既往有头颈部肿瘤放疗病史和甲状腺癌切除病史患者。

（张　波）

五、甲状旁腺

103. 甲状旁腺的解剖

甲状旁腺的数目、大小、位置均可有变化。数目2～8个，通常是上、下2对，呈扁圆

形，大小如黄豆，平均重20~40mg。超过4个者占2%~13%，是因为一个或多个腺体多次分裂或始基甲状旁腺的存在。多出的腺体常较小或呈裂开状，一般位于甲状腺下极、胸腺或甲状胸腺韧带附近。少于4个者不到3%。

上甲状旁腺位置比较恒定，一般位于纤维囊和甲状腺鞘之间的间隙中，甲状腺侧叶后缘上、中1/3交界处；下甲状旁腺位置变异较大，多位于甲状腺侧叶后缘近下端甲状腺下动脉处，也可异位于颈动脉鞘内、上纵隔或埋入甲状腺实质中。

上甲状旁腺血供一般来自甲状腺下动脉的主要分支，少数来自甲状腺上动脉；下甲状旁腺的血供来自甲状腺下动脉的主要分支；异位甲状旁腺主要由甲状腺下动脉或纵隔动脉（乳内动脉或胸腺动脉）供血。静脉回流由成对的甲状腺上、中、下静脉完成，甲状腺下静脉汇入无名静脉，甲状腺上、中静脉汇入颈内静脉。异位甲状旁腺静脉回流至甲状腺下静脉、乳内静脉、胸腺静脉或奇静脉。

104. 甲状旁腺的超声检查方法

患者取仰卧位，头后仰。选用高频探头（5~12MHz），颈部横切和纵切，上起下颌角，下至锁骨，两侧达颈内静脉，仔细观察甲状腺左右侧叶后缘与颈长肌之间、气管与颈总动脉之间有无异常回声区。

105. 正常甲状旁腺的声像图特点

正常甲状旁腺体积小，平均为5mm×3mm×1mm，回声（超声）、密度值（CT）、信号强度（MRI）与邻近组织相似，故超声、CT、MRI均难以显示。

106. 甲状旁腺增大的超声诊断标准

正常甲状旁腺以圆形和椭圆形多见，还有薄饼形、树叶形、泪珠形、腊肠形、杆状形、蚕豆形等，长3~6mm，宽2~4mm，厚1~2mm，以厚径大于2mm作为甲状旁腺增大的超声诊断标准。

107. 甲状旁腺功能亢进症（以下简称甲旁亢）及其组织病理类型

甲状旁腺功能亢进症包括原发性、继发性、三发性和假性甲状旁腺功能亢进症。

原发性甲状旁腺功能亢进症是甲状旁腺分泌过多的甲状旁腺素（PTH）引起的钙、磷和骨代谢紊乱的一种全身性疾病，表现为骨吸收增加的骨骼病变、肾结石、高钙血症和低磷血症等。其病理有腺瘤、增生和腺癌3种。腺瘤占70%~80%，大多单个受累，少数有2个或2个以上腺瘤。增生占15%~20%，一般4个腺体都增生肥大，也有一个增大为主。腺癌占0.5%~4%，比腺瘤大，生长速度较一般癌症慢，有包膜和血管的浸润，局部淋巴结和远处转移肺部最常见，其次为肝和骨骼，切除后可复发。

继发性甲状旁腺功能亢进症是由于各种原因导致的低钙血症，刺激甲状旁腺，使之增生肥大，分泌过多的PTH，见于肾功能不全、骨质软化症和小肠吸收不良等。

三发性甲状旁腺功能亢进症是在继发性甲状旁腺功能亢进症的基础上，由于腺体受到持久和强烈的刺激，部分增生组织转变为腺瘤，自主地分泌过多的 PTH，见于肾脏移植后。

假性甲状旁腺功能亢进症是由于某些器官，如肺、肾和卵巢等的恶性肿瘤，分泌类似甲状旁腺素多肽物质，致血钙增高。

108．甲旁亢典型与非典型的超声表现

典型者呈卵圆形、低回声、内部回声均匀。15% ~20% 非典型可有以下 1 种或几种表现：等回声（回声与甲状腺相同）、高回声（回声高于甲状腺）、囊性变、钙化等。

109．甲状旁腺腺瘤的超声表现

单发多见，多位于甲状腺下极，典型者圆形或椭圆形，边界清晰，有包膜；内部为均质低回声，可有出血或囊性变，钙化罕见；CDFI：周边血流丰富，呈环绕或深入瘤内，频谱多普勒可测出高速血流信号，峰值可高达 100cm/s。

110．甲状旁腺增生的超声表现

甲状旁腺呈多发、不同程度的增大，多为双侧性，分布于甲状腺上、下极，呈圆形、椭圆形或分叶状，无明显包膜，内部呈均质低回声，也可为等回声或稍强回声，可有钙化、囊性变。CDFI：腺体外周血管环绕，内部有丰富的动静脉血流，较大腺体血流可呈网状分布，轻度增大腺体内仅见点状血流。

111．甲状旁腺癌的超声表现

体积大，分叶状，低回声或等回声，内部回声不均，可有钙化，边界不清，向周围组织浸润，常侵犯喉返神经；血流丰富、紊乱。

112．甲状腺内的甲状旁腺超声表现

甲状腺被膜下或实质内的甲状旁腺很少见（2%），病理条件下有所增加（<5%），增大的甲状旁腺在声像图上呈卵圆形，均质低回声，无甲状腺结节的典型表现。位置常表浅，深部者罕见。

113．甲旁亢超声漏诊及误诊的常见原因

漏诊常见原因：异位、体积小、伴发结节性甲状腺功能亢进。误诊常见原因：与淋巴结、甲状腺后突结节、血管、颈长肌、食管等混淆。

114．多发性内分泌腺瘤的超声特点

多发性内分泌腺瘤（简称 MEN）是累及多个内分泌腺体的一种总称。常常侵犯甲状旁

腺，以引起甲状旁腺增生最为常见，少数形成腺瘤。由于受累内分泌腺不同，可分为3型。MENⅠ型主要累及甲状旁腺、胰腺及垂体；MENⅡ型和MENⅢ型主要为甲状腺髓样癌、肾上腺嗜铬细胞瘤，前者合并甲状旁腺增生。

（刘　赫）

六、颈部血管

115. 颈动脉硬化性闭塞症的超声表现

颈动脉硬化性闭塞症（arteriscerosis obliteraus，ASO）好发生在颈动脉分叉和主动脉分支的部位，颈内动脉颅外段无血管分支，因此一旦发生病变可使整条动脉受累，主要病理变化是动脉内膜类质脂的沉积，逐渐出现内膜增厚，钙化、水肿、血栓形成，使血管腔狭窄、闭塞。

超声表现：

（1）颈动脉管壁内膜面回声增强、变厚、表面粗糙、连续性差，有内膜中断现象。

（2）管腔内有粥样硬化斑块形成，有硬斑和软斑两种，软斑形态不规则，内部呈低回声或等回声。硬斑因斑块纤维化、钙块内即出现不规则低回声并伴有声影。

（3）如果斑块内出血时，斑块内即出现不规则低回声。

（4）溃疡形成时，斑块表面出现类似火山口的壁龛影。

（5）血栓形成时，闭塞症继发血栓形成时使管腔内充满实质性回声。急性血栓呈低回声，甚至超声难以发现，要借助彩色血流加以证实，陈旧性血栓则随着时间的延长回声亦逐渐增强。

（6）彩色多普勒表现一般分3种情况：

当动脉轻度狭窄，可无明显湍流。

中度或重度狭窄，使血流变细，在狭窄处形成涡流，呈五彩镶嵌的血流信号。

管腔完全闭塞，则血流信号中断，靠近闭塞上段血流速减低，而且会产生血液逆流或涡流。

116. 超声如何判断颈内动脉的狭窄程度

用超声来判断颈动脉狭窄程度一般用2种方法，一种是用形态学的方法，采用二维图像或彩色多普勒图像，采用狭窄面积百分比进行，一般用于轻度狭窄。另一种是采用血流动力学的方法，利用脉冲多普勒的频谱来进行测量评估，这种方法多用于中重度狭窄。轻度狭窄=内径减少小于等于50%；中度狭窄=内径减少51%～70%；严重狭窄=内径减少71%～90%；极重度狭窄=内径减少91%～99%。

117. 颈内动脉狭窄脉冲多普勒判断标准

（1）轻度狭窄：收缩期峰值流速<120cm/s，频窗存在。

（2）中度狭窄：收缩期峰值流速 >120cm/s，舒张末期流速 <40cm/s，频窗消失，颈内动脉收缩期峰值流速与颈总动脉之峰值流速之比 <2。

（3）重度狭窄：收缩期峰值流速 >170cm/s，舒张末期流速 >40cm/s，频窗消失，颈内动脉收缩期峰值流速与颈总动脉收缩期峰值流速之比 >2。

（4）极重度狭窄：收缩期峰值流速 >200cm/s，舒张末期流速 >100cm/s，频窗消失，颈内动脉收缩期峰值流速与颈总动脉收缩期峰值流速之比 >4。

（5）完全闭塞：闭塞段管腔内可有充满的血栓回声，闭塞段管腔内无血流信号。

118．何谓颈动脉瘤，其病因和临床表现

颈动脉瘤是指颈总动脉，颈内动脉颈外段，及其颈外动脉和其分支的动脉瘤。常见病因是动脉粥样硬化，外伤和感染；有少数因先天性或动脉中层囊性变，目前还有极少数是因为颈动脉内膜剥脱术，颈动脉切开，自体颈动脉补片术后形成的。临床上主要表现是颈部一侧有搏动性肿物，较大的颈动脉瘤有压迫症状，如压迫喉返神经声音嘶哑，压迫食管，气管引起呛咳，呼吸困难等。动脉瘤腔内形成血栓时，造成动脉狭窄，会产生头晕等脑供血不足症状。

119．颈部脉瘤一般常分哪几种类型

颈动脉瘤一般分为 3 类：真性颈动脉瘤，假性颈动脉瘤，夹层颈动脉瘤。

120．颈动脉真性动脉瘤的超声表现

二维超声表现：病变动脉段呈梭形或囊状膨大的无回声区，瘤壁仍表现为动脉壁的各层结构，两端壁与未扩张的动脉壁相延续。扩张的动脉段内径大于近端或远端正常动脉内径的两倍以上。动脉瘤可合并血栓。

彩色多普勒超声（CDFI）表现：扩张的动脉内可探及紊乱的血流信号，可为湍流。压迫动脉瘤近端动脉时，瘤体缩小。

121．颈动脉假性动脉瘤的超声表现

二维超声表现：动脉旁无回声区或混合回声区，实性部分为附壁血栓。瘤壁缺乏动脉壁的三层结构，由动脉内膜或周围纤维组织构成。

彩色多普勒（CDFI）表现：瘤腔内血流缓慢，或呈湍流、或呈旋转的血流信号，表现为一半为红色而另一半为蓝色。瘤颈部或破裂口，收缩期血流从破裂口动脉进入瘤体内，而舒张期则为瘤体内血液进入原动脉。

122．夹层动脉瘤的超声表现

二维超声表现：颈动脉壁内膜分离，分离的内膜呈细线样回声，随着心动周期而摆动。血管分成真腔和假腔，假腔往往比真腔还大。线样回声在收缩期向外摆动的方向指示假腔的

位置。假腔可出现血栓的回声。

彩色及脉冲多普勒表现：真腔中血流色彩鲜艳，血流速度高。假腔中血流彩色较暗，血流速度低；有血栓形成则无彩色血流和频谱。

123. 多发性大动脉炎的临床表现及分型

本病以青年女性多见，早期可有乏力、消瘦、低热、食欲不振、关节肌肉酸痛、多汗等非特异性症状，临床易误诊，后期发生动脉狭窄，才出现特异性临床表现。

按受累血管部位不同分为4型：头臂干型、胸腹主动脉型、肾动脉型和混合型。

（1）头臂型：占33%。此型可导致脑、眼及上肢缺血。

（2）胸腹主动脉型：占19%。可导致头晕、头痛、心悸、下肢发凉和间歇性跛行等。

（3）肾动脉型：多为双侧肾动脉受累。单纯肾动脉病变仅占16%，临床表现以持续性高血压为特征，腹部可闻及血管杂音。

（4）混合型：病变累及多个部位，涉及上述两型以上。

124. 多发性大动脉炎的超声表现

本病受累动脉具有共同特点，与病变程度相关。

（1）轻度病变者受累动脉外膜和/或中层增厚，内膜仍清晰可见。

（2）动脉壁增厚可分为弥漫性与局限性两种，呈均匀的低或中强回声。

（3）年龄较大者可见钙化斑块，病变严重者管腔可闭塞。

（4）偶可并发动脉扩张、动脉瘤等。

125. 如何用超声鉴别多发性大动脉炎与动脉粥样硬化闭塞症（表1）

表1　多发性大动脉炎与动脉粥样硬化性闭塞症的鉴别要点

项　目	多发性大动脉炎	动脉粥样硬化闭塞症
性别	女性多见	男性多见
发病年龄	青、幼年多见	中、老年多见
实验室检查	常有血沉增快	常有血脂增高
相关疾病	结核病、风湿病	高血压、糖尿病、冠心病
临床表现	受累动脉缺血性表现，病变活动期尚有发热、肌肉酸痛等	受累动脉缺血表现
好发部位	主动脉弓及其分支最多见，其次为胸腹主动脉及其分支	腹主动脉、下肢动脉、颈动脉分叉处、冠状动脉
声像图	全层管壁弥漫或局限性增厚，一般无钙化斑块	广泛不规则狭窄和节段性闭塞，管壁多处钙化斑块

126. 颈动脉体瘤的临床表现

颈总动脉分叉处的外鞘内，有一化学感受器称为颈动脉小体，该组织一旦发生肿瘤即称为颈动脉体瘤，该瘤多数为良性，恶性发生率仅占6%左右，瘤体多无包膜，质中等硬度，表面光滑，滋养血管丰富，触及有海绵感或分叶感，少数质地坚硬，有些肿瘤可触及搏动，少数有震颤和杂音。肿瘤大小不一，从2～20mm不等。临床症状有3种：①无任何症状；②有压迫症状出现头晕，耳鸣视力障碍，声音嘶哑，霍纳综合征等；③颈动脉综合征。由于刺激颈动脉体，可出现颈动脉反射性血压下降，心跳过缓，面色苍白导致脑缺氧而出现晕厥。

127. 颈动脉体瘤的超声表现

肿瘤位于下颌角下方，胸锁乳头肌内侧的深部相当于颈总部分叉的外销内。为实性低回声，边界清楚，规则或呈分叶状。其活动度的特点是，肿物向两侧活动，而垂直方向活动受限。肿物小时多局限于颈总动脉分叉处后方。可使颈内外动脉之间距离拉大。肿物较大时可把颈内动脉和颈外动脉包围，但肿瘤一般不侵犯血管内膜与中层。彩色多普勒表现，该肿瘤有丰富的动脉和静脉血流信号，并可见颈外动脉的分支直接进入肿瘤。肿瘤的挤压可使颈外颈内动脉明显向外推移，但管腔无明显狭窄。

该瘤应与以下肿瘤相鉴别：

（1）颈动脉瘤：超声下可见颈动脉某一处出现限局性的扩张，或动脉旁有一肿物与颈动脉相通，其内充满一些杂乱血流信号。

（2）颈神经鞘瘤、颈神经纤维瘤及交感神经鞘瘤：这些肿瘤位于颈总动脉的后方，是实质性肿物，边界光滑，肿瘤内的血流不丰富。

（3）腮腺囊肿和鳃裂囊肿：肿瘤的位置不同，显示为囊性无回声肿物。

128. 超声如何诊断椎动脉狭窄

椎动脉狭窄是指后天因某种病变引起，如粥样硬化等，超声表现是椎动脉某处管腔变细，血流束亦随之变细，流速则突然加快。

129. 如何诊断椎动脉发育异常

椎动脉发育异常包括椎动脉不对称和椎动脉缺如。椎动脉大小不对称很常见，大约占80%的受检者左侧椎动脉内径大于右侧。一般情况下无临床意义，如果一侧椎动脉细小，其内径小于2mm时会引起基底动脉供血不足症状。这种先天性发育不良超声表现是，椎动脉管腔普遍细小，但血流充盈良好，多普勒频谱形态正常。

130. 如何鉴别椎动脉闭塞和椎动脉缺如

椎动脉完全闭塞时虽然看不到血流，但在超声图像上仍然见到椎动脉的管壁结构，而椎动脉缺如在椎静脉的后方寻找不到椎动脉的结构，诊断时要细心排除椎动脉走行变异，故诊断椎动脉缺如时，一定要审慎。

131. 颈动脉扭曲的超声表现

颈动脉扭曲是指颈动脉发生过度弯曲，临床表现主要是颈部出现搏动性肿物，超声可以确诊。主要在超声图像可见到颈动脉形态的改变如“S”形或“C”形。彩色多普勒显示扭曲动脉出现血流方向的改变，呈杂色血流或湍流，合并动脉狭窄时表现紊乱加重，流速加快，频谱增宽，充填。合并有动脉硬化时出现，血管内中膜增厚，内膜面毛糙，内壁附着斑块形成。

132. 锁骨下动脉窃血综合征的临床表现

锁骨下动脉窃血综合征一般是由于动脉粥样硬化，大动脉炎，先天性动脉畸形，动脉受压等原因，引起锁骨下动脉起始段，或无名动脉发生狭窄、闭塞，使患侧动脉的压力降低，通过大脑和椎动脉 Wills 环，使部分脑血流逆行流入患侧锁骨下动脉，从而造成大脑局部缺血所产生的一系列综合征。一般表现为头痛、头晕、耳鸣、视物模糊、共济失调，特别是在患侧上肢用力做功时，容易出现上肢运动无力、不灵活、麻木、发冷等现象，上述症状可以反复发作，检查时能发现患肢脉搏减弱或消失，血压双侧不对称，相差在 20mmHg 以上，束臂试验阳性。

133. 束臂试验结合超声检查的临床意义

当怀疑患者有锁骨下动脉窃血综合征时，用止血带或血压计袖带束于患侧上肢充气至完全阻断肱动脉血供，亦就是充满到收缩压以上，患肢反复用力握拳曲肘 3～5 分钟，然后松开止血带或血压束带，当上肢肱动脉压力突然降低时，患有锁骨下动脉狭窄者，患侧的锁骨下动脉压力降的很低，足以低于同侧椎动脉血流压力，从而引起同侧椎动脉血流部分或全部逆流。在整个试验中首先要用超声探头找到患侧椎动脉，并连续观察椎动脉的彩色和脉冲多普勒频谱的变化。正常情况下椎动脉从锁骨下动脉分出上行至颅内，血流方向是从足向头部，束臂试验后椎动脉血流方向逆转，为束臂试验阳性。说明锁骨下动脉或无名动脉有狭窄。正常情况束臂试验前后同侧椎动脉血流方向和多普勒频谱无明显变化。因此，椎动脉反向血流是诊断锁骨下动脉窃血综合征的重要依据。

134. 锁骨下动脉窃血综合征超声表现及鉴别诊断

二维超声检查锁骨下动脉起始部，或无名动脉近心端，管腔狭窄或闭塞。大动脉炎所致的血管壁可见均匀性增厚，回声较低，动脉粥样硬化所致的狭窄，在血管壁可见到软斑或硬斑，内膜不光滑。如不具备上述特点应想到其他的原因。如动脉外压性造成的狭窄或者是先天畸形。彩色多普勒血流图：在狭窄远端的血管处可测出五彩镶嵌的彩色血流，闭塞处可见血流中断。椎动脉出现反向血流，一般可以诊断本病。目前锁骨下动脉狭窄的分级标准尚未建立。部分窃血、椎动脉收缩期出现逆流，完全窃血表现收缩期舒张期均出现逆流。在诊断本病时要注意以下几点：①有的锁骨下动脉显著狭窄而无窃血现象，这与其他侧支循环代偿有关；②上肢动静脉瘘亦会造成锁骨下动脉压力下降，引起同侧椎动脉血流逆转形成锁骨下动脉窃血综合征表现。这种情况下会找到患侧上肢有动静脉瘘口；③椎动脉本身循环阻力增大亦会出现椎动脉内血流反向。鉴别点是该反流在舒张早期，持续时间很短。

135．颈内静脉扩张症的超声表现

颈内静脉内径明显增宽，大于同侧颈总动脉的2倍以上。管壁光滑、探头加压时管腔完全压瘪。彩色多普勒显示血流通畅。

136．当超声探头检查颈部血管时，患者突然出现面色苍白、心悸、出汗、头晕，该如何处理和预防

颈总动脉分叉以前的颈膨大处为颈总动脉窦，该处是压力感受器，在其后方又有颈动脉小体为化学感受器。当检查病人时，探头加压过重，有些人比较敏感，或检查颈部时间较长，室内氧气不足等因素刺激颈动脉窦及动脉小体，即会出现反射性血压下降、心悸、头晕、面色苍白、出汗等症状。一旦出现这些症状不要紧张，首先把探头离开颈部，将患者平卧，打开窗户，让患者呼吸新鲜空气，一般会自动缓解，必要时请临床医师会诊。

137．年轻女性患者，触及左颈部搏动性肿块1年，体检血脂正常，超声应考虑哪些疾病

首先考虑颈部动脉疾病。非动脉粥样硬化颈部动脉疾病包括动脉瘤（真性动脉瘤、假性动脉瘤和夹层动脉瘤）、颈动脉体瘤。其次要除外颈静脉扩张症。

138．鳃裂囊肿的超声表现

囊肿位于胸锁乳突肌前方，有时可向深部延伸达颈血管鞘前方或颈内动脉与颈外动脉之间。壁薄，光滑，内部无回声。合并感染或出血后，无回声内出现点状、条状回声。彩色多普勒常无血流信号。

（张　波）

第五章 胸 部

一、胸腔及肺部

1. 哪些胸腔及肺部疾病可以进行超声检查

胸腔积液在临床上非常多见，虽然可以通过常规 X 线检查即可发现，但是在少量积液或有胸膜增厚、胸腔粘连时，超声检查可以提供更多的信息，特别是对于穿刺治疗，超声检查可以提供更为直观准确的指导信息。而超声对于肺部疾病的诊断确有很大局限性，主要原因在于正常肺组织内充满气体，声束难以穿透肺组织而在其表面出现近似全反射的强烈回声，因此超声对肺部疾病的诊断价值有限，多限于肺不张的情况或者胸膜附近的病变。

2. 胸腔积液可以进行超声检查吗

超声对于胸腔积液的诊断具有简便、易行、准确、迅速等优点。当积液量很少时，患者体征不明显，CT 及 X 线也不易查出，此时超声检查则能显示肋膈角处的少量无回声区，可以测出低于 100ml 甚至 50ml 的少量积液，并为进一步的穿刺治疗提供更多信息。此外，当胸腔积液是继发于胸膜病变时，超声检查能够同时显示胸膜增厚或胸膜占位的病变，对病因做出有价值的提示信息。

3. 游离性胸腔积液的超声检查

少量游离的胸腔积液首先积聚于胸腔底部及肋膈角处。超声检查时患者取坐位，探头置于腋中线或腋后线的 8 ~ 10 肋间观察，一般可见在肺的强回声与膈肌及肝脏之间窄条形或三角形无回声区，其形态和范围可随呼吸运动稍有变化。当积液量增多时，无回声区的范围也逐渐扩大，肺组织向肺门处退缩，常合并肺不张，超声检查可见不张的肺组织漂浮在大量积液中。患者仰卧位时，大量胸腔积液需与腹腔积液鉴别，腹腔积液时无回声区呈新月形包绕在肝脏或脾周围，与肺组织之间有膈肌相隔；胸腔积液时给无回声区位于膈肌上方，包绕于肺周围呈三角形，形状随呼吸运动略有改变。

4. 局限性胸腔积液的超声检查

局限性胸腔积液可位于胸壁、叶间和肺底等处，往往为大量胸腔积液逐步吸收后形成。当积液局限于胸腔侧壁或后壁时，超声检查常在肺的强回声与胸壁间显示半圆形或扁平状无回声区，边缘光滑整齐，近胸壁处基地较宽，需注意与胸膜肿瘤鉴别。当积液局限于肺底时，可在膈肌上方见一梭形无回声区，膈肌与肝组织紧密相连是与膈下脓肿鉴别的要点。对于局限性的叶间积液，检查时应注意扩大扫查范围，甚至要从前胸或上胸部进行扫查，如仅从肋膈角处扫查往往漏诊。

5. 脓胸的超声检查

急性脓胸常为肺部炎症或胸壁外伤后继发感染所致，慢性脓胸多为结核性所致。胸腔积液浓稠，超声显示为无回声区内有散在的点状弱回声或漂浮的条索状回声。脓液过于稠厚者，在患者静息片刻后坏死组织沉于底部，甚至可在胸腔内看到分层现象，患者转动体位后，可见坏死物在胸腔内漂浮翻动。慢性病变者可见胸膜钙化，表现为胸膜处条状或斑片状的强回声，后伴声影。

6. 胸腔积液合并胸膜病变的超声检查

胸膜炎或长期胸腔积液引起纤维素性渗出物沉着，胸膜间皮瘤或胸膜转移性肿瘤时，常可见胸腔积液合并胸膜病变。超声检查时可见肺组织的强回声周围一层呈均匀中等回声的增厚胸膜，当合并大量的胸腔积液时更为明显，有时在积液的无回声区内可见条索状的中等回声漂浮，其一端与胸壁粘连，粘连处基地较宽，此为纤维素性粘连带。

7. 胸膜实性病变的超声检查

胸膜实性病变主要包括胸膜原发性肿瘤如间皮瘤、纤维瘤、脂肪瘤、血管瘤等，均较少见。声像图上表现为与胸壁相连的圆形或椭圆形实质回声，良性者形态规则，包膜完整，内部回声较均匀；恶性者形态不规则，可呈乳头状、结节状，

无完整包膜，内部回声不均。合并胸腔积液时，胸膜肿瘤的显示更为清晰，可见胸腔无回声区内由胸膜向胸腔突起的团块状回声。

8. 胸膜囊性病变的超声检查

胸膜本身的囊性病变少见，包括胸膜间皮瘤、纤维肉瘤、横纹肌肉瘤等胸膜的实性肿物囊性变、胸膜包虫囊肿、胸膜皮脂腺囊肿，以及靠近胸膜的肺部囊性病变引起。病变较小时表现为胸膜处形态规则的小无回声区，病变较大时除可见靠近胸壁处的形态不规则的无回声区外，还可见局部肺组织、胸壁及膈肌的粘连牵拉的征象，同时也会有局部胀痛、呼吸困难及胸壁肿物等临床表现。

9. 肺不张的超声检查

肺不张可因支气管的内在阻塞如吸入异物、支气管肿瘤、黏液阻塞，或外压性阻塞如肿大淋巴结或支气管周围肿瘤压迫引起。当有大量胸腔积液、气胸或胸腔占位时，肺组织受外压也可引起局部的肺不张。肺不张时，不张区域的肺组织内无气体或仅有少量气体，肺组织呈现类似于实质脏器的回声，其形态和范围取决于受累肺组织的大小和范围，合并胸腔积液

时周围可见无回声区。当怀疑部分肺不张或肺段不张时，应在相应胸壁处逐一肋间扫查，如仅通过正常肺组织探测，往往仅能获得正常肺组织的强烈回声而漏诊深部被遮挡的不张肺组织。

10. 超声引导下的胸腔穿刺

超声检查可对胸腔积液的范围、部位、距离皮肤的深度做出客观准确的判断，胸腔穿刺更为安全可靠，可以明显提高穿刺的阳性率。同时，通过穿刺前后积液深度的变化，结合抽液量的多少，可以估计原来积液量，对于指导治疗和观察疗效均有重要价值。此外，超声引导也大大提高了胸腔穿刺负压吸引及胸腔注射药物治疗的效果。穿刺前应从脊柱旁至胸骨缘逐一肋间扫查，一般选取腋中线或腋后线处积液最深的肋间进行定位，并记录该处积液深度及其距离体表皮肤的距离。选取穿刺点时应适当考虑呼吸时肺叶运动对于穿刺操作的影响，避免穿刺时误伤肺组织。

（袁　岩）

二、乳　腺

11. 超声能够检查乳腺吗

乳腺位置浅表且相对固定，适合用高分辨率的高频探头进行检查。超声可以显示乳腺的皮肤、皮下组织、腺体、乳腺导管、肌肉、筋膜等结构。出现病变时，正常解剖结构发生改变，超声声像图上出现相应变化。灰阶超声可以测量病灶大小、观察病灶形态、边界、内部回声以及与周边腺体的关系；彩色多普勒血流显像可以显示病灶内的血流情况。综合上述征象，有助于判断病灶性质，为临床处理提供重要依据。

12. 与 X 线、MRI 相比，超声检查乳腺有哪些特点

乳腺的影像学检查中最常用的是钼靶 X 线摄影和超声。一般情况下，医生会根据患者的情况选择其中之一或者同时应用两种检查手段。这二者均能够显示乳腺的内部结构，因此当腺体内出现病灶时，这两种影像学检查也都有相应表现，并对其良、恶性有很好的判断力。

微小钙化是钼靶 X 线摄影检出乳腺癌的一个特有征象，高频超声很难发现微小钙化，特别是部分患者并无肿块形成，只表现为钼靶上成簇微小钙化。在欧美国家钼靶已作为乳腺普查的常规手段，但是这种检查手段有一定放射性，妊娠期和哺乳期妇女不适宜该项检查；另外由于钼靶对于致密腺体中乳腺癌的检出率低，年轻女性不适宜该项检查。

超声无放射性，适用于任何年龄段和生理时期的女性乳腺检查，而且超声的敏感性和特异性均较高。超声不仅能够观察病灶的二维特征，还可以显示病灶的血流，并可以同时检查相关区域淋巴结（腋下、锁骨上）及明确有无其他远离部位的转移，有助于临床分期，确定治疗方案。此外，超声可以实时引导活检，并可对患者长期随访。

以上两种影像学手段是互为补充的，适当运用能够提高乳腺癌的检出率。

MRI 是目前较新的检查方法，国内的经验较少，其优点是敏感性高，而且双侧乳腺可以同时成像，能够减少漏诊，对于多中心或多灶性乳腺癌具有一定优势。其不足之处是假阳性率较高，特异性较差，而且设备不普及，检查费用较高。

13. 乳腺超声检查要事先做哪些准备

乳腺超声检查不需要做特殊准备，但由于检查时要充分暴露乳腺及腋窝，就要求患者穿着便于检查的衣服。

检查时，患者取平卧位，双臂上举，使乳腺固定且平展，尽量减少腺体的厚度，便于超声扫查。当乳腺较大或检查乳腺外象限时，患者可采取侧卧位，以达到减少相应部位腺体厚度及充分暴露腺体的目的。

14. 隔多长时间做一次乳腺超声比较合适

乳腺超声是一种很好的乳腺检查方法，对人体无伤害。对于以健康体检为目的的女性，35 岁以上者每年做 1 次超声检查，35 岁以下者每 3 年做 1 次超声检查。乳腺癌的高危人群可 6 个月 ~1 年进行 1 次乳腺超声检查。

15. 乳腺疼痛是怎么造成的？超声有帮助吗

乳腺疼痛一般分为周期性疼痛、非周期性疼痛、乳腺外疼痛。

周期性疼痛是指与月经周期相关，乳腺随着月经周期而出现增生和退化等改变，月经前乳腺在雌激素作用下充血、间质含水量增加而胀大、疼痛，明显时可触及小结节，并有触痛，月经前 3 ~4 天达到高峰，月经后减轻甚至消失，周期性疼痛多发生于育龄妇女。

非周期性疼痛与月经周期无明显相关性，疼痛不对称，常为单侧或局部疼痛，非周期性疼痛多见于 40 岁以上妇女，部分人曾经有周期性疼痛病史，可由于情绪的变化而加重或减轻，也可能与 40 岁以上的女性逐渐走向更年期，与内分泌不稳定有关。

乳腺外疼痛实际不是来源于乳腺，多为单侧，疼痛部位是肋软骨关节或胸壁。乳腺疼痛如果不伴有其他症状：如包块、乳头溢液、皮肤橘皮样改变等，不论疼痛是否具有周期性，都属于乳腺正常变化范围，是增生常见的症状。因此当乳腺疼痛时，应排除乳腺癌和其他良性疾病，这就需要对乳腺进行全面检查，包括触诊、影像检查（超声检查、钼靶 X 线摄影）。35 岁以上女性可同时进行两项影像检查，35 岁以下女性首选超声检查。如发现病灶，可以明确病灶数目、位置、大小、形态、边界、内部回声、血流、病灶与周围腺体的关系、腋窝淋巴结情况。根据病灶的超声声像图特征判断其良恶性，有助于临床医生作出相应处理。对于经过检查未发现病灶的乳腺，一般不需要处理，只有当疼痛持续不缓解、进行性加重、影响日常生活时，才考虑采取治疗措施。

16. 妊娠或哺乳期能做乳腺超声检查吗

妊娠期或哺乳期是可以进行超声检查的。在妊娠期和哺乳期如果发现乳腺有肿块、局部红肿、疼痛等异常，应及时到医院进行全面检查，除临床触诊外，影像方面的检查首选超声。这是因为超声是利用声波成像，对人体无放射性，在产科普遍应用，故也可应用于妊娠和哺乳期女性的乳腺检查。

妊娠和哺乳期常见的乳腺疾病有：乳腺炎、乳腺良恶性肿瘤。对于乳腺良恶性肿瘤超声能起到很好的鉴别诊断作用；对于乳腺炎超声能动态观察其的进展情况，以决定是否需要穿刺引流，同时能够监测疗效。

17. 我们每年体检都做乳腺红外线检查，还用再做超声吗

目前乳腺的影像学检查方法很多，红外线检查是体检中常用的乳腺影像检查手段。其优点是：无创、价格相对较低、检查时间短。

红外线诊断乳腺疾病的原理是：人体不同类型组织、成分对透照的红外光线的吸收率不同，其中血红蛋白对红外光线有较强的吸收率。肿瘤组织生长迅速，需要较多的血液供应，同时肿瘤细胞产生的促血管生成因子，使肿瘤内部产生大量新生血管，因而肿瘤内部血红蛋白的含量明显高于正常腺体，肿瘤部位红外线被大量吸收而产生吸光影，或被完全吸收以后产生黑色吸光团。

正是由于红外线的这种特性，限制了它在较小肿物或早期乳腺癌诊断中的应用。因为较小的瘤体和早期乳腺癌造成的局部血流增加不明显，对红外线吸收的增加也不明显，同时由于红外线的衍射，导致肿瘤后方吸光影被削弱，肿瘤与周边腺体对比度减弱。因此，对于具有高危因素或者临床触诊异常的患者，应进一步进行超声检查。

18. 哪些人更容易患乳腺癌

乳腺癌的高危人群包括：①有乳腺癌家族史，特别是直系亲属中有乳腺癌患者；②既往有乳腺良性肿瘤史；③未育；④初产年龄超过 30 岁；⑤月经初潮年龄小于 12 岁或绝经年龄大于 55 岁；⑥饮食中含过量动物脂肪，绝经后体重超重；⑦长期使用雌激素。

19. 乳腺增生超声能检查出来吗

乳腺增生是育龄妇女最常见的乳腺疾病，包括单纯增生和囊性增生，前者为生理性和后者属于病理性，前者占绝大多数。这两类增生均与卵巢内分泌状态有关，雌、孕激素比例失调，雌激素分泌过多，孕酮相对减少，可导致乳腺增生。

乳腺增生包括多种病理改变：导管上皮增生、小叶增生、囊性增生、腺病、导管内乳头状瘤或乳头状瘤病、大汗腺样化生等。其中导管上皮重度不典型增生、重度乳头状瘤病、小叶不典型增生属于癌前病变。

乳腺增生临床多表现为乳腺周期性或非周期性疼痛、乳腺触诊腺体不光滑，可及弥漫性小结节或片状增厚，局部有触痛。

乳腺增生超声表现为：①双乳腺体结构紊乱，低回声的小叶结构增多且体积增大，可以双侧对称或不对称；②由于终末小导管扩张，在腺体内形成多个大小不等的无回声囊肿，边界清晰，内部透声好，当其内液体因引流不畅而逐渐变得稠厚，致使囊肿内出现点状低回

声；③腺体内可见多个大小不等的低回声结节，形态规则或欠规则，边界清晰或欠清晰，多数无明显血流；④部分增生腺体内可见细小钙化灶的点状强回声；⑤硬化性腺病可出现类似恶性病变的超声表现，如：形态不规则、后方回声衰减，鉴别诊断十分困难。上述不同病变可根据具体情况进行长期随访（每6个月进行一次检查）或活检。

20. 外科大夫在检查乳腺时摸到一个硬块，但是不太清楚，可超声检查乳腺却没有发现肿块，这是怎么回事

这种情况多出现于乳腺增生的患者，在临床比较常见，多数表现为触诊时感觉局部增厚，或者触及一边界欠清晰的结节，而超声声像图上并无明确低回声病灶或囊肿。这可能是由于整个乳腺增生程度并不均一，局部腺体增生较为明显，因而在临床触诊时感觉与周围腺体不一致。但是超声是根据不同组织声阻抗不同，从而产生反射回声强度不同来识别病灶，虽然局部腺体增生明显，但如果其组织构成与周边无显著差异，超声难以显示。

21、超声报告上写着“乳腺实性结节，良性可能性大”是什么意思

“乳腺实性结节，良性可能性大”这一诊断，包含两层含义：首先，“乳腺实性结节”是对病灶物理性质的判断，与其相对应的是“乳腺囊实性结节”和“乳腺囊肿”。意味着在超声声像图上该病灶内部是实性、囊实性还是囊性。其次，“良性可能性大”是对病灶良、恶性的判断，与其相对应的是“良性”“恶性不除外”、“恶性可能性大”，是超声科医师根据病灶的形态、边界、内部回声、病灶后方回声、血流等征象，做出的评价。

22、超声检查发现乳腺有囊肿，是肿瘤吗？会变成乳腺癌吗

乳腺囊肿是增生的病理改变之一，多数是由终末小导管扩张所致，可为单发或多发，以多发者常见。

超声可分为单纯性囊肿、复合性囊肿。单纯性囊肿是良性的病变，单纯性囊肿超声表现为：边界清晰的无回声，后方回声增强，壁薄且光滑，可有侧方声影，无血流信号；复合性囊肿超声表现为：囊肿内部出现分隔或中等回声。

一般诊断为乳腺囊肿者，可定期随访，有疼痛或感染者，可手术切除。

23、乳头流水，需要做乳腺超声吗

“乳头流水”的专业名称是“乳头溢液”，乳头溢液可以由下列病变造成：导管内乳头状瘤、乳腺增生（腺病）、导管扩张、乳腺癌以及高泌乳素血症等。导管内乳头状瘤是最常见的病因，其次为乳腺增生、导管扩张，由乳腺癌引起的乳头溢液仅占10%。

导管内乳头状瘤的典型超声表现为：①乳头深部大导管扩张，其内有时可见低回声实性结节，结节回声不均，病灶较软，加压可变形。彩色多普勒超声可见丰富血流，有时可显示轴心性血流信号；②扩张的导管呈分支状，向乳头或外周延伸，腔内为低回声。

乳腺导管扩张症多为双侧、对称性，典型的超声表现为：①乳头深部大导管扩张，不同

时期导管腔内回声不一，病变初期腔内主要为脂性碎屑，可表现为无回声，晚期由于导管纤维性闭塞，则表现为中等回声；②受累导管范围可以从单一导管到整个小叶，管壁增厚；③导管腔内及周围可见细小、点状钙化；④部分患者管腔内容物大量漏出导管外，造成明显的炎症反应，病变处大量巨噬细胞、浆细胞浸润，又称为“浆细胞性乳腺炎”，可形成实性肿物，形态不规则，边界不清，与浸润性乳腺癌不易鉴别。

24．超声检查诊断为“乳腺实性结节，恶性不能除外”，应该怎么办

在第12项中我们已经提到超声对乳腺病灶的良、恶性判断包括：2级：良性，3级：良性可能性大，4级：恶性不除外，5级：恶性可能性大，对于腺体内无病灶的正常腺体定为1级。

其中被判定为2级的病灶，可长期随访；判定为3级的病灶，其恶性风险度 $<2\%$，应短期随访；判定为4级的病灶，其恶性风险度为 $3\% \sim 94\%$，需要进行活检；判定为5级的病灶其恶性度可达95%甚至更高，应立即考虑明确的治疗。

因此，超声诊断为“乳腺实性结节，恶性不能除外”者，应考虑进行活检。

25．出现哪些情况应高度警惕乳腺癌，并应及时进行临床及超声等影像学检查

出现下列情况时需要高度警惕：①肿块是乳腺癌最常见的首发症状，当患者进行乳腺自检时摸到一个较硬、不活动的肿块，需要高度警惕，特别是年龄较大的女性。因为恶性肿块没有包膜，向周围组织浸润生长，所以肿块活动度差；良性肿块多数有包膜，膨胀生长，活动度较大；②乳腺的皮肤变得粗糙，毛孔粗大，而且乳腺局部变硬。因为这有可能是炎性乳癌的表现，或者是癌细胞形成的癌栓阻塞了皮下的淋巴管造成的，当然也不能排除炎症的可能；③一侧乳头下陷，活动受限。当病灶位于乳头后方时，累及导管或周围的纤维组织，使其挛缩，造成乳头的下陷；④乳腺局部皮肤凹陷，呈“酒窝样”，当乳腺癌累及腺体内的Cooper韧带，或者肿瘤直接与皮肤粘连，均可出现这种表现；⑤自发状态或挤压乳腺时，乳头出现血性溢液。非哺乳期的乳头溢液多为病理性，造成溢液的常见原因在前面已经详细描述，其中血性溢液有可能是导管内癌或者是导管内乳头状癌的表现；⑥乳头及乳晕皮肤瘙痒、脱屑、渗液、糜烂、结痂进而剥脱并露出红色肉芽。上述改变是乳腺湿疹样癌，即Paget病的典型症状；⑦一侧腋窝摸到肿块。腋下的包块经常与乳腺有关，腋下主要是脂肪组织和淋巴结，部分女性还有副乳（异位到腋下的乳腺组织）。当腋下出现肿块时，有可能是肿大淋巴结、副乳、副乳肿块（良性或恶性）。超声检查可以协助诊断，如果是副乳，可不必处理；如果是肿大淋巴结，或是副乳肿块可根据情况进一步检查或手术切除。

因此出现上述任何一种情况，均应尽早到医院进行乳腺全面检查，包括临床触诊及超声、钼靶X线等影像检查。

26．已经绝经的妇女还需要做乳腺超声吗

一些年龄较大的女性认为自己已经绝经，乳腺萎缩了，而且乳腺没有症状，就不用做检

查了。事实上这种观点是不正确的。首先，部分乳腺癌，特别是早期乳腺癌可以没有症状，乳腺内的肿块较小，患者自检甚至非乳腺专科的医生也难以摸到，如果放弃临床及超声检查，可能会贻误治疗；其次，虽然我国乳腺癌高发年龄是45~50岁，但是绝经后乳腺癌发病率也会轻度增高，因此不应该认为年龄大了，就不需要检查；其次，乳腺超声是一种方便、无创、迅速、无痛苦的检查手段，检出乳腺癌的准确率较高，所以绝经后的女性应每年进行一次包括超声检查在内的乳腺专科检查。

27. 产后3个月女性，正处于哺乳期，近几天一侧乳腺肿痛，皮肤发红，能做超声检查吗

哺乳期妇女乳腺超声检查的安全性是肯定的，在前面已经提到。根据患者的临床表现，首先考虑急性乳腺炎。急性乳腺炎最常见于哺乳期女性，是一种急性化脓性炎症。临床上表现为病变处乳腺红肿、皮温升高、疼痛、可摸到肿块，早期肿块边界不清，质地较硬，随着炎症进展，如形成脓肿，肿块质地变软，可有波动感。患者可有发热，血常规：白细胞升高。

这个时期的女性不适合进行钼靶X线检查，因此超声是较好的检查手段。急性乳腺炎的超声表现是：病变部位回声减低，边界不清，形态欠规则；形成脓肿时，其内可见无回声区，夹杂点状强回声，加压或者变换体位，点状回声可流动；彩色多普勒超声可见低回声区内血流信号较丰富，无回声区内无明确血流信号。根据病变的进展情况，超声声像图可有不同的表现。经过规范、有效的治疗，炎症病灶会逐渐缩小直至消失。

28. 乳腺活检是怎么回事

在前面已经提到，当超声或钼靶X线摄影在乳腺内发现肿块，并判定为“恶性不除外”时，需要对该肿块进行活检，来明确其良、恶性。此外，有一部分判定为“良性可能性大”甚至“良性”的肿块，由于患者的主观要求，或者临床医生综合考虑，也会进行活检。活检分为：穿刺活检和切除活检，其中后者实际上是将整个病灶取出进行病理检查，对于良性病灶相当于直接手术切除。穿刺活检又可分为细针穿刺细胞学检查、粗针（自动切割核心针）穿刺和真空辅助旋切穿刺组织学检查。其中，组织学活检的准确率高于细胞学检查。

为了确保穿刺的准确性、安全性，常选择一种影像检查作为引导，超声是目前乳腺穿刺首选的引导方法，这是因为超声可以实时监测穿刺的过程，清楚的显示穿刺针在腺体内的移动位置，便于及时调整进针角度和深度，同时超声引导简便易行、安全可靠，穿刺时可使用局部麻醉，使患者无明显痛感。因此超声引导下穿刺活检是明确良、恶性病变的有效手段。

29. 患者准备做乳腺手术，但医生嘱患者先到超声科进行术前定位，这是什么意思

乳腺肿块手术前定位是目前较为先进的介入手段之一，主要是针对临床触诊不清的乳腺病灶，这类病灶多数体积较小，仅仅依靠临床触诊，有可能导致术中找不到，或者切口与病灶所在位置相距较远，需要延长切口。为了提高手术的准确率，减小患者的损伤，在手术前

对准备切除的病灶进行定位。此外，对于一侧腺体内有多个病灶，其中只有部分形态可疑，需要切除，也是术前定位的一个指征。

术前定位多在手术当日进行，包括无创定位和有创定位。无创定位是在乳腺体表对病灶进行标记，仅适用于腺体较薄，病灶位置表浅的患者，这种定位方法的精确性较差，体位的改变就有可能造成位置的偏离。有创定位主要包括细针定位、注射定位、导丝定位。①细针定位，由于适用的定位针缺乏柔韧性，腺体受到挤压，或者患者改变体位，可能造成定位针的移位，甚至造成患者的损伤；②注射定位是将染料，如亚甲蓝、偶氮蓝，或者活性炭悬浊液，注射到病灶部位，这样手术中就能很容易地发现病灶，但是染料会在腺体内弥散，影响定位效果，活性炭悬浊液较为稳定，定位效果相对较好；③导丝定位是目前最常用的定位手段，导丝通过套管针放置到病灶部位（一般是病灶深部），将套管退出，这时导丝末端的倒钩自动张开，固定在病灶处，导丝的尾端留在体外，便于手术中外科医生进行牵拉，这种导丝具有很好的柔韧性，对患者损伤较小，定位后不容易发生移位。

术前定位通常需要在超声或者钼靶 X 线的引导下进行，选择何种引导方式主要是根据病灶的特点决定的。仅能在超声或者钼靶上显示的病灶，相应的选择超声或者钼靶作为引导，如果这两种影像检查均能够显示的病灶，一般选择超声进行引导定位。这是因为，超声引导定位时患者所采取的体位与手术接近，超声检查不需要对腺体进行挤压，而且超声引导具有实时监测的优势。

总之，术前定位能够提高手术的准确率，减小手术损伤，并且具有很高的安全性。

（张　璟）

第六章 心脏及大血管

一、心脏超声基础

1. 心脏超声检查的基本内容

心脏超声检查可以实时、动态观察心脏及大血管的解剖结构及血流动力学的生理状态及病理改变，评价心功能。包括心脏的形态、位置、大小，心脏房、室腔的大小及室壁的运动状态，二尖瓣、三尖瓣、主动脉瓣、肺动脉瓣的形态、结构及运动状态，大动脉的结构关系，心包及心包腔的状况；心脏及大血管血流动力学的分析，有无血流速度、时相、性质、途径的异常并做出定性及定量的判断；估测心内压力及评价心功能等。

2. 心脏超声常用的检查方法

心脏超声常规检查技术包括二维超声、M型超声及彩色多普勒血流显像。必要时，如超声图像或病变部位显示不清，先天性心脏病经胸超声不能明确诊断者，胸段降主动脉夹层的诊断，术中的监测等可应用经食管超声检查。

3. 心脏超声常用的检查部位

常用的经胸心脏超声检查部位有胸骨旁、心尖部、胸骨上窝、剑突下，有条件及必要时还可进行经食管内检查。

4. 心脏M型超声的表现

心脏M型超声（M－mode echocardiography）显示声束所指一条线上心脏的结构及活动规律。以二维心脏超声为基础，可在二维任意切面上选择的部位进行测量和观察。

5. M型超声检测的基本波群及观察内容

M型超声的基本曲线有；1区（左心室波群）：右心室前壁、右心室腔、室间隔、左心室腔、后乳头肌、左心室后壁；2区（二尖瓣前后叶波群）：右心室前壁、右心室腔、室间隔、二尖瓣前叶、二尖瓣后叶、左心室后壁；3区（二尖瓣前叶波群）：右心室前壁、右心室腔、室间隔、二尖瓣前叶、左心房、左心房后壁；4区（心底波群）：右心室流出道、主动脉根部前壁、主动脉瓣、主动脉根部后壁、左心房、左心房后壁；5区（三尖瓣波群）：右心室前壁、右心室腔、三尖瓣前叶、室间隔、左心室腔、左心室后壁；6区（肺动脉瓣波群）：右心室前壁、右心室流出道、肺动脉瓣、主动脉。

6. 心脏二维超声的表现

心脏二维超声（Two – Dimensional Echocardiography）显示所扫描的平面上心脏的结构、形态及活动规律。

7. 心脏二维超声的基本切面及观察内容

心脏二维超声常用的基本切面有：①胸骨旁左心室长轴切面：右心室、左心室、室间隔、左心室后壁、主动脉、主动脉瓣、二尖瓣等；②胸骨旁心底短轴切面：主动脉根部及其瓣叶、左心房、右心房、三尖瓣、右心室、肺动脉瓣等；③胸骨旁二尖瓣水平短轴切面：左、右心室腔，室间隔、二尖瓣等；④乳头肌水平短轴切面：左、右心室，心壁、乳头肌；⑤心尖四腔心切面：左、右心房，左、右心室，二尖瓣口、三尖瓣口、房间隔、室间隔、心壁；⑥剑下四腔心切面：左右心房、左右心室、房间隔、室间隔等；⑦胸骨上窝主动脉弓长轴、短轴切面：主动脉弓及分支、右肺动脉及肺动脉干分叉处等。

8. 心脏彩色多普勒超声的表现

朝向探头的血流显示红色，背离探头的血流显示蓝色；心脏彩色多普勒超声可以同时显示心脏某一断面上全部正常及异常的血流束的分布、数目、途径及方向；显示血流的状态是层流、湍流或涡流；同时还可以将血流信息与二维超声及 M 型超声重叠，显示结构与血液动力学的关系及局部血流的时相。

9. 频谱多普勒主要包括哪两类，各有什么特点

频谱多普勒主要有脉冲多普勒和连续多普勒。可测定心内某取样点及某一取样线的血流速度、方向及形式，为发现异常的分流及反流提供直接检出手段。

脉冲多普勒发射脉冲波，可以定位检测心血管内某一点的血流情况，以中空频带型频谱图像显示血流信号，能够比较真实的反映实际流速，适合于对血流进行定位；连续型多普勒发射连续波，可以接受到整个声束通道上所有血流信号，以充填型频谱图像显示血流信息，可测量高速血流。

10. 心脏二维与 M 型超声的观察与分析方法

心脏二维与 M 型超声可以反映心脏结构的形态与运动的变化，为以畸形及组织结构异常为主的心脏病提供无创伤的直观诊断方法。主要观察心脏和大血管的位置，心脏各房室及大血管的内径大小，心壁及室间隔的厚度及运动状态，各瓣膜口的位置及瓣膜的形态及运动，大动脉的走向，心脏结构中附加的异常反射，心脏结构的连续性。对观察内容要进行综合分析判断。

11．常用的心脏超声检查方法

心脏M型超声及多普勒超声检查，一般在二维超声基础上进行。按常规做经胸各标准切面的二维超声检查，显示清晰的二维图像，观察心脏大血管的形态结构。将M型取样线垂直于所要测量的心脏或大血管结构，进行测量和获得测量部位的实时动态时相资料。通常在二维超声检查基础上进行彩色多普勒检查显示有关切面心血管结构的血流方向、途径、性质、分布等基本信息后，采用脉冲和（或）连续多普勒检查，进一步获取血流信息，对正常或异常血流进行测量及血流动力学的定量分析。

12．什么是心脏声学造影

将含有微气泡的声学造影剂经心导管或外周静脉注入血循环后，观察造影剂在心腔或大血管显影的情况，判断血液的流向及有无异常分流和反流；将声学造影剂注入冠状动脉，观察造影剂在心肌显影的情况，判断有无冠状动脉狭窄及狭窄程度。

13．经食管超声心动图的优势

通过食管探头，由后向前近距离扫查心脏结构，使图像更清晰，提高对心脏疾患诊断的敏感性和特异性。

（萨仁高娃　姜　颖）

二、心脏瓣膜病

14．什么是心脏瓣膜病

心脏瓣膜病是指心脏瓣膜、瓣环及瓣膜下结构（腱索、乳头肌）由于受炎症、黏液变性、粘连、缺血坏死、退行性改变、先天性发育异常、创伤等原因所致的结构异常，使瓣膜口狭窄和（或）关闭不全，血液向前流动障碍和（或）反流，最后常导致心功能不全，全身血液循环障碍的一组疾病。

15．心脏瓣膜病的常见病因

心脏瓣膜病大多为风湿热所引起，老年性退行性瓣膜病及冠心病、心肌梗死引起的急性瓣膜损害有增多的趋势。病变可累及一个瓣膜，或两个以上瓣膜同时或先后受累（联合瓣膜病），最常累及的是二尖瓣，其次为主动脉瓣，瓣膜关闭不全和瓣膜口狭窄可单独发生，但常合并存在。

16．二尖瓣狭窄的病理解剖

风湿性心脏病是临床上二尖瓣狭窄最常见的原因。病理改变为瓣膜交界处及其基底部发生水肿、炎症及赘生物，前后瓣叶交界处粘连、融合、瓣膜增厚、钙化、腱索缩短和乳头肌相互粘连。按病变程度分为隔膜型和漏斗型。隔膜型前叶病变较轻，活动尚可，漏斗型前后瓣叶均明显增厚，腱索和乳头肌粘连、挛缩，瓣膜变硬呈漏斗状，活动明显受限。

17．二尖瓣狭窄的病理生理

正常成人二尖瓣质地柔软，瓣口面积 4～6cm^2。当二尖瓣瓣口狭窄时，舒张期血流由左心房流入左心室时受限，使左心房与左心室间的压力阶差增加，左心房扩张，肺静脉回流受阻，肺静脉和肺毛细血管扩张，引起肺淤血、肺水肿。长期肺淤血可反射性引起肺小动脉收缩，导致肺动脉高压。肺动脉压持续升高，增加右心室后负荷，引起右心室代偿性肥厚和扩张，最终发生右心室衰竭。

18．二尖瓣狭窄的超声表现

（1）二尖瓣前后叶瓣叶增厚、回声增强，病变以瓣尖为重，呈结节状。

（2）二尖瓣开口明显减小，面积小于 2.0cm^2，前叶舒张期呈弓形开放，后叶与前叶同向运动，M 型呈“城墙样”改变。

（3）二尖瓣腱索增粗、缩短、粘连，乳头肌也可增厚。

（4）左心房增大，右心室于晚期增大，可有肺动脉高压改变。

（5）脉冲或连续多普勒于二尖瓣口可记录到舒张期射流频谱；彩色多普勒舒张期二尖瓣口见五彩镶嵌射流信号。

19．常用的二尖瓣狭窄瓣口面积的测量方法

（1）在二维图像胸骨旁二尖瓣短轴切面跟踪描记二尖瓣口来确定二尖瓣解剖面积。

（2）利用频谱多普勒曲线上压力减半时间及血流速度的连续方程估测二尖瓣口面积。

20．二尖瓣狭窄程度的估测

正常成人二尖瓣质地柔软，瓣口面积 4～6cm^2。当瓣口面积减小为 1.5～2.0cm^{2}时为轻度狭窄；1.0～1.5cm^2 时为中度狭窄；小于 1.0cm^{2}时为重度狭窄。

平均压差是定量二尖瓣狭窄的比较可靠的指标，轻度狭窄时小于或等于 10mmHg，中度狭窄时大于 10mmHg、小于或等于 20mmHg，重度狭窄时大于 20mmHg。

21．何谓压力降半时间

压力降半时间（pressure half－time，PHT）是左心房和左心室之间最高压差值下降一半所需的时间，与二尖瓣口面积相关，随瓣口面积的减小而增加，压力降半时间 $>$220ms 时，瓣口面积 $<$1.0 cm^2。

22. 二尖瓣狭窄与左心房黏液瘤的鉴别

左心房黏液瘤时，舒张期瘤体可移向二尖瓣口，造成瓣口阻塞，M型表现二尖瓣前后叶呈反向运动，在前后叶之间可见“云雾状”回声充填，二尖瓣结构正常。

23. 二尖瓣狭窄与扩张型心肌病的鉴别

扩张型心肌病表现为左心室明显扩张，室壁运动弥漫性减低，二尖瓣开放幅度减低，EF斜率减慢，但二尖瓣及腱索无增厚钙化，前后叶呈反向运动。

24. 二尖瓣狭窄与左心室舒张功能减低的疾病鉴别

冠心病、高血压性心脏病、肥厚型心肌病等左心室舒张功能减低时，M型可见EF斜率减低，多普勒血流频谱可见E波下降速度减慢，A波升高，但二维超声心动图二尖瓣结构正常。

25. 左心房血栓的超声表现

二尖瓣狭窄患者合并左心房血栓时，于左心房内可见轮廓较清晰的不规则回声团附着于左心房或左心耳壁，基底较宽，回声不均匀，一般不移位。

26. 二尖瓣关闭不全的常见病因

由于风湿热造成瓣叶损害引起的二尖瓣关闭不全最多见；左心室乳头肌功能失常，先天性二尖瓣裂，老年性瓣膜退行性改变，二尖瓣脱垂等均可引起二尖瓣关闭不全。此外，各种原因引起的左心室显著扩大，二尖瓣环扩张，可造成继发性二尖瓣关闭不全。

27. 二尖瓣关闭不全的病理生理

在心脏收缩期，左心室的一部分血液通过关闭不全的二尖瓣反流到左心房内，在心脏舒张期，正常及反流的左心房血入左心室，使左心房、左心室容量负荷增大，代偿性肥大。持续的严重过度负荷，可导致左心室和左心房失代偿，依次出现肺淤血、肺动脉高压、右心室和右心房代偿性肥大及右心衰竭。

28. 二尖瓣关闭不全的超声表现

（1）二尖瓣叶增厚、变形，回声增强，尤以瓣尖部为重。

（2）收缩期二尖瓣前后叶对合不良或完全不能对合，M型CD段呈多条回声。

（3）左心室、左心房扩大。

（4）频谱多普勒收缩期于二尖瓣关闭线左心房侧可记录到源于二尖瓣的反向的高速血流频谱；彩色多普勒于收缩期在左心房内可见到起源于二尖瓣口的以蓝色为主五彩镶嵌的反

流束。

29. 二尖瓣反流程度的评估

利用彩色多普勒显示的异常反流束的长度，评估反流的程度。反流束在二尖瓣附近为轻度，达左心房中部为中度，达左心房顶部为重度。

利用彩色多普勒血流显像，测量异常反流束的面积与左心房面积的比值。轻度反流 < 20%；中度反流为 20% ~40%；重度反流 >40%。

30. 何谓二尖瓣脱垂

二尖瓣脱垂综合征是指由于先天或后天性原因引起二尖瓣及瓣下结构（瓣环、腱索）、乳头肌或左心室心肌的病变，导致二尖瓣在心室收缩期关闭时瓣膜过分运动而脱入左心房，可伴有或不伴有二尖瓣关闭不全。

31. 二尖瓣脱垂的超声表现

（1）左心室长轴和心尖四腔心切面可见前叶和（或）后叶瓣体或瓣尖超越瓣环水平突入左心房。

（2）M 型二尖瓣曲线 CD 段呈“吊床样”改变。

（3）左心房、左心室增大。

（4）频谱多普勒于二尖瓣口左心房侧，可记录到全收缩期反流频谱。彩色多普勒血流显像可见以蓝色为主的五彩镶嵌的偏心反流束由左心室经二尖瓣口入左心房。

32. 二尖瓣腱索断裂的常见原因

二尖瓣腱索断裂可发生于无基础心脏病的情况，或继发于风湿性心脏病、细菌性心内膜炎、二尖瓣脱垂、结缔组织病、心肌梗死、原发性肥厚性主动脉瓣下狭窄或外伤。临床表现取决于腱索断裂的数目和部位。二尖瓣主要腱索断裂可导致二尖瓣急性、大量反流，发生急性肺水肿。

33. 二尖瓣腱索断裂的超声表现

（1）腱索断裂的二尖瓣叶失去控制，心室收缩期向左心房内翻转，舒张期又返回左心室腔，呈“连枷样”运动，瓣膜关闭不全。M 型二尖瓣曲线 CD 段呈现不规则扑动。

（2）左心室或左心房内可显示断裂腱索随二尖瓣叶活动，左心房左心室内径增大。

（3）多普勒频谱于收缩期在二尖瓣位置记录到高速、宽频带的反流频谱。彩色多普勒显示沿腱索断裂朝向的左心房部位二尖瓣反流。

34. 主动脉瓣狭窄的常见病因

主动脉瓣狭窄主要是慢性风湿性主动脉瓣膜炎的后果，常与风湿性二尖瓣病变合并存在；少数是由于先天性发育异常；退行性主动脉瓣钙化是老年人主动脉瓣狭窄的常见病因。

35. 主动脉瓣狭窄的病理解剖改变

风湿性炎症过程导致瓣膜交界处粘连、融合，瓣膜增厚、纤维化、僵硬、钙化和挛缩畸形，使瓣口狭窄。先天性二叶瓣畸形所致湍流对瓣叶的损害引起瓣膜纤维化、钙化，导致瓣膜的狭窄；老年退行性钙化性主动脉瓣狭窄无交界处融合，瓣膜有钙化结节，常伴二尖瓣环钙化。

36. 主动脉瓣狭窄的病理生理

正常主动脉瓣口面积≥$3.0cm^2$，当瓣口面积<$1cm^2$，左心室排血受阻，左心室收缩压明显升高，由于左心室后负荷增加，室壁代偿性肥厚，以维持正常收缩期室壁应力和左心室心排血量。疾病后期，左心室代偿失调出现左心室扩张，左心室舒张末期容量增加，左心房淤血，最终可导致左心功能衰竭。

37. 主动脉瓣狭窄的超声表现

（1）主动脉瓣增厚、回声增强，呈结节状，僵硬、收缩期瓣叶开放受限、瓣口缩小，瓣口面积<$2cm^2$；室间隔与左心室后壁增厚，左心室增大。

（2）M型瓣膜收缩期开放呈多条线状回声，开放幅度<15mm。

（3）脉冲或连续多普勒于心室收缩期在升主动脉内可记录到高速湍流频谱；彩色多普勒收缩期可见源于主动脉瓣口细窄的以蓝为主的五彩镶嵌射流束延伸入升主动脉，射流束进入升主动脉后散开呈喷泉状。

38. 主动脉瓣狭窄程度的估测

利用多普勒技术测量主动脉瓣口射流速度，计算最大瞬时压差和平均跨瓣压差，其中平均压差是定量主动脉瓣狭窄的比较重要的指标，利用血流速度的连续方程判断瓣口面积。

轻度狭窄时平均压差5～30mmHg，中度狭窄30～60mmHg，重度狭窄>60mmHg；轻度狭窄瓣口面积1.1～1.9 cm^2，中度狭窄0.75～$1.1cm^2$，重度狭窄<0.75 cm^2。

39. 主动脉瓣关闭不全的病理生理

由于主动脉瓣的关闭不全，在心室舒张期，主动脉部分血液反流至左心室，使左心室因血容量比正常增加，而发生代偿性肥大。久之，发生失代偿性肌原性扩张，依次引起肺淤血、肺动脉高压、右心肥大、右心衰竭，体循环淤血。

40. 主动脉瓣关闭不全的超声表现

（1）主动脉内径增宽，壁搏动增强，主动脉瓣增厚、回声增强，舒张期瓣叶对合不良。

（2）主动脉曲线增粗，舒张期关闭呈双线；二尖瓣前叶曲线舒张期震颤。

（3）左心室增大，左心室后壁与室间隔运动幅度增加。

（4）脉冲或连续多普勒，于心室舒张期在左心室流出道内记录到源于主动脉瓣的反流频谱。彩色多普勒血流显像，心室舒张期左心室流出道内可见起源于主动脉瓣的五彩镶嵌的反流束。

41. 主动脉瓣反流程度的估测

彩色多普勒血流显像反流束局限于左心室流出道内为轻度反流，到达左心室二尖瓣前叶水平为中度反流，抵达左心室心尖部为重度反流。

主动脉瓣反流束宽度与左心室流出道宽度的比值<30%为轻度反流，30~60%为中度反流，>60%为重度反流。

42. 主动脉瓣脱垂的病因及病理

主动脉瓣脱垂常由主动脉瓣黏液样变性、感染性心内膜炎、马方综合征、主动脉夹层等引起。可以因主动脉瓣内膜脆弱、损伤或先天性二叶瓣使瓣膜过长造成脱垂，或由于瓣膜破裂、主动脉瓣结合部组织丧失、高位室间隔缺损累及主动脉瓣等导致主动脉瓣在舒张期膨向左心室流出道，常合并主动脉瓣的关闭不全。病理生理与主动脉瓣关闭不全相似。

43. 主动脉瓣脱垂的超声表现

（1）舒张期主动脉瓣瓣叶超过主动脉瓣瓣环水平脱入左心室流出道，重度脱垂时主动脉瓣舒张期脱入左心室流出道，收缩期返回主动脉腔，呈“连枷样”改变，瓣膜不能对合。

（2）M型主动脉瓣曲线关闭呈双线，二尖瓣前叶曲线可见舒张期震颤。

（3）左心室扩大，左心室流出道增宽。

（4）彩色多普勒显示舒张期左心室流出道内见源于主动脉瓣的五彩镶嵌的偏心性反流信号。

44. 瓣膜赘生物的好发部位及超声表现

瓣膜赘生物多好发生于二尖瓣及主动脉瓣。

二尖瓣赘生物多发生于前叶或其腱索，主动脉瓣赘生物常附着于主动脉瓣叶的心室面。赘生物形态不规则，回声强弱不等，如赘生物使瓣膜穿孔或导致二尖瓣腱索断裂，可出现瓣膜过度活动、不规则活动、瓣膜脱垂或瓣膜出现“连枷”样改变。

45. 三尖瓣狭窄的超声表现

三尖瓣狭窄发病率较低，多伴有二尖瓣和（或）主动脉瓣的病变。

（1）三尖瓣增粗变厚，回声增强，活动受限，舒张期呈圆顶状开放，开口明显变小。

（2）M型三尖瓣前叶EF斜率减低，呈“城墙样”改变，隔叶同向运动。

（3）右心房肥厚扩张，房间隔向左膨出。

（4）多普勒超声舒张期于三尖瓣口可记录到射流频谱；彩色多普勒血流显像可见源于三尖瓣口的五彩镶嵌射流。

46．三尖瓣关闭不全的常见病因

三尖瓣关闭不全最常见于各种心肺疾患所引起的右心室扩大、三尖瓣环扩张，导致瓣膜关闭不全和反流。器质性三尖瓣关闭不全可见于三尖瓣下移畸形、风心病、三尖瓣脱垂、感染性心内膜炎、心内膜心肌纤维化等。

47．三尖瓣关闭不全的超声表现

（1）右心房、右心室内径增大。

（2）三尖瓣活动幅度增大，收缩期不能对合，可见瓣膜增厚，回声增强。

（3）频谱多普勒收缩期在三尖瓣口右心房侧记录到反流频谱；彩色多普勒血流显像在右心房内可见源于三尖瓣口五彩镶嵌的反流信号。

48．肺动脉瓣狭窄的病因及超声表现

肺动脉瓣狭窄以先天性器质性病变较多见；少见于风湿性瓣膜病，且与其他瓣膜损害合并存在。

（1）肺动脉瓣增厚、回声增强、开放受限，收缩期呈圆拱形膨入肺动脉，常合并有肺动脉狭窄后扩张。

（2）M 型肺动脉瓣曲线 a 波加深 >6mm，b 点下移。

（3）右心室增大，右心室壁增厚。

（4）频谱多普勒收缩期于肺动脉瓣口记录到高速湍流血流频谱。彩色多普勒收缩期主肺动脉内可见源于肺动脉瓣口的五彩镶嵌的血流束。

49．肺动脉瓣关闭不全的病因及病理生理

肺动脉瓣关闭不全多继发于肺动脉扩张或肺动脉高压导致的瓣环扩张，也常见于先天性肺动脉瓣结构异常，少见于风湿性、感染性心内膜炎所致的肺动脉瓣病变。肺动脉瓣关闭不全引起右心室容量过度负荷，如无肺动脉高压，可耐受多年；如有肺动脉高压，则加速右心室衰竭发生。

50．肺动脉瓣关闭不全的超声表现

肺动脉瓣结构异常时，可见瓣膜增厚，常伴有主肺动脉增宽，彩色多普勒舒张期于右心室流出道内可见以红为主的五彩镶嵌反流束，可记录到反流频谱。

肺动脉高压时，超声表现主肺动脉明显增宽，瓣膜闭合不良；M 型肺动脉瓣曲线 a 波低平或消失，收缩中期瓣叶关闭或呈现切迹；彩色多普勒可见三尖瓣和肺动脉瓣反流，频谱多普勒可测量三尖瓣和肺动脉瓣反流速度，估测肺动脉的收缩压及平均压。

51．三尖瓣反流法如何估测肺动脉收缩压

在无右心室流出道或肺动脉梗阻时，肺动脉收缩压 = 右心室收缩压；右心室收缩压 = 三尖瓣反流跨瓣压差 + 右心房压。右心房压根据右心房大小正常（或轻度扩大）、中度扩大、重度扩大，分别取 5mmHg、10mmHg、15mmHg。

52．何谓联合瓣膜病

联合瓣膜病是指同时累及 2 个或 2 个以上瓣膜的疾病，以二尖瓣合并主动脉瓣病变为最常见。联合瓣膜病的血流动力学变化和临床症状及体征取决于瓣膜不同程度损害的组合。超声可见相应病变的瓣膜结构及房室大血管的变化及彩色多普勒血流特点。

53．人工瓣膜主要有哪些类型

人工心脏瓣膜主要有机械瓣和生物瓣两大类。

54．人工心脏瓣膜置换术后，超声主要观察哪些内容

人工心脏瓣膜置换术后超声主要观察人工瓣位置、瓣膜的开放和关闭有无异常，人工瓣及瓣周有无异常回声，心腔大小及腔内有无异常回声，瓣膜有无反流等，评价心功能。

55．人工瓣异常可有哪些表现

人工瓣异常可表现为瓣膜异常反流、瓣膜赘生物、瓣周漏、瓣膜脱位、生物瓣穿孔等。瓣膜反流需与正常瓣膜置换术后存在的少量反流相鉴别。正常反流量少、局限在瓣口附近，反流速度较低，常不超过 2m/s；异常反流及瓣周漏均反流量大，反流速度快，追踪瓣周漏的反流可见源于瓣环周围。

（姜　颖）

56．主要的老年性心脏瓣膜病有哪几种

（1）二尖瓣环钙化。

（2）主动脉瓣钙化。

57．二尖瓣环钙化的病理特点

钙代谢异常，左心室压力增高如高血压、肥厚型心肌病，瓣环组织异常如马方综合征、风湿性心瓣膜病，二尖瓣病变如二尖瓣脱垂等，是二尖瓣环钙化的诱因。钙盐沉着在二尖瓣环以及后瓣、相邻的左心室后壁、主动脉瓣环等处，形成无定形的块状沉着。因钙化而使瓣膜僵硬、缩小，病变严重的不仅可有钙沉着及非特异性炎症浸润，也可侵入到后瓣以及前瓣。瓣膜基底部钙化，使瓣膜活动受限，腱索受牵拉，收缩期瓣膜关闭时瓣环不能缩小，导

致二尖瓣关闭不全。

瓣环钙化又成为感染性心内膜炎的易发因素，瓣膜及瓣环钙化区也易血栓形成。

58. 二尖瓣环钙化的二维超声表现

（1）二尖瓣环后缘及瓣基底部，钙化呈高强度的斑状、团状回声，严重时呈大块强回声，并向左心室壁扩展，瓣环与后瓣的连接处已不能区分，最严重时可使整个瓣环全部钙化，瓣环成为浓密的强回声。

二尖瓣环前部（前缘）钙化比较少见，钙化程度也较后缘轻，在主动脉根部与二尖瓣前瓣基底部呈强回声，重症时可使二尖瓣前瓣及主动脉瓣也有钙化，甚至向室间隔蔓延。

（2）瓣下结构受累，严重的钙化使腱索、乳头肌也增厚、钙化。

59. 二尖瓣环钙化的彩色多普勒及频谱多普勒有哪些异常表现

瓣环钙化可造成二尖瓣反流，可用多普勒技术检出。如瓣环及瓣膜都钙化，也可造成瓣膜狭窄，原因是瓣膜增厚及活动受限。

60. 主动脉瓣钙化的病理特点

主动脉瓣的3个半月瓣均可发生钙化，钙化可发生在瓣膜的不同部位，包括瓣联合处。因钙化造成瓣膜活动受限，不能完全开放或开放、关闭活动均受限。

61. 主动脉瓣钙化的超声表现

用二维超声可显示主动脉瓣受累部分增厚、钙化，瓣膜从线状回声成为团状强回声，活动随之受限。重症者主动脉根部也可显示壁回声增强。

（朱沈玲）

三、先天性心脏病

62. 何谓先天性心脏病

先天性心脏病是胎儿心脏和大血管在发育过程中发生缺陷、部分停顿或应退化而部分未退化所致，在胎儿期和出生后既有的心脏病。

63. 哪些先天性心脏病无分流

无分流先天性心脏病有先天性肺动脉口狭窄、主动脉口狭窄、原发性肺动脉扩张、二叶性主动脉瓣畸形、主动脉缩窄、原发性肺动脉高压、右位心等。

64. 常见的左向右分流的先心病

常见的左向右分流的先心病有房间隔缺损、室间隔缺损、动脉导管未闭、主动脉窦瘤破裂、肺静脉异位引流等。

65. 常见的右向左分流的先心病

常见的右向左分流的先心病有法洛四联症、法洛三联症、法洛五联症、右心室双出口、大动脉转位、永存动脉干、单心室、三尖瓣下移畸形、三尖瓣闭锁等。

66. 什么是艾森曼格综合征

左向右分流的先心病，一旦肺动脉、右心室或右心房显著高压，使左向右分流逆转为右向左分流，动脉血氧含量降低，出现发绀，称为艾森曼格综合征。

67. 对表现发绀的先天性心脏病患者，应考虑哪些疾病

右向左分流性先心病，通过左、右心之间的异常交通，使静脉血从右心的不同部位分流到左侧的动脉中，使动脉血氧含量降低，发生发绀；左向右分流的先心病出现艾森曼格综合征时，也会出现发绀。因此超声检查要通过对心脏解剖结构的异常及血流途径的异常的观察，进行综合分析判断。

68. 先天性心脏病常用超声切面及检查方法

常用的超声检查切面有：①胸骨旁区：左心室长轴、右心室流入道长轴、右心室流出道长轴、大动脉短轴、二尖瓣短轴、乳头肌短轴、心尖短轴等切面；②心尖区：四腔心、五腔心、左心室两腔心等切面；③剑下区：四腔心、左心室长轴、大动脉短轴、左心室短轴、右心室流出道长轴等切面；④胸骨及锁骨上区：主动脉长轴及右肺动脉短轴、主动脉弓长轴及短轴、上腔静脉长轴切面等。应用 M 型超声观察各瓣膜的开放、关闭及运动曲线，测量心脏各房室及大血管的内径及室壁的运动等。应用彩色多普勒及频谱多普勒观察及测量各瓣口的前向血流及反流血流情况，以及房水平、室水平及大动脉水平的分流情况。

通过以上方法对心脏的解剖结构及血流动力学改变进行综合分析判断，必要时进行心脏声学造影可帮助了解先心病的血流动力学改变。

69. 什么是先天性心脏病的节段分析法

对于复杂的心脏畸形，如大动脉转位，可把心脏分为心房、心室和大血管 3 部分进行分析，确定左右心房、心室及大血管位置关系及连接关系，做出分析与判断。

70. 心房与内脏位置的关系

大多数病例中，内脏位置与心脏位置相适应。当肝脏位于右侧时，右心房也在右侧，左

心房在左侧，为心房正位；内脏转位时，肝脏位于左侧，右心房也转到左侧，左心房在右侧，为心房反位。

71．何谓心室袢

形态学的右心室在形态学的左心室的右侧，称为右袢（D-loop），是正常心室位置；形态学的右心室在形态学的左心室的左侧，称为左袢（L-loop），为心室位置异常。

72．心室与大血管的关系

形态学的右心室与肺动脉连接，形态学的左心室与主动脉连接，为心室—动脉连接一致，；形态学的右心室与主动脉连接，形态学的左心室与肺动脉连接，为心室—动脉连接不一致。

73．肺动脉口狭窄的类型

肺动脉口狭窄有3种类型：①瓣膜型：三叶瓣膜粘连融合成一圆锥形，顶端中心留一小孔，个别为偏心性，肺动脉壁薄、扩张；②漏斗部型：右心室流出道增厚或形成隔膜，多无肺动脉狭窄后的扩张；③肺动脉型：肺动脉主干部分或全部狭窄，常有狭窄段前后扩张。

74．主动脉口狭窄的类型

主动脉口狭窄可分3型：①瓣膜型：瓣叶发育不良（常为二叶式）、增厚或融合成圆锥形，顶部留有一小孔，升主动脉常有狭窄后扩张；②瓣下型：左心室流出道有隔膜或纤维嵴形成；③瓣上型：主动脉根部有向腔内突出的环或带样结构。以上类型以瓣膜型常见。

75．什么是原发性肺动脉高压

无其他病因引起的肺动脉高压称原发性肺动脉高压。超声表现肺动脉内径扩张，右心室大，肺动脉瓣及三尖瓣反流，能够除外其他心内及心外畸形或其他疾病引起的肺动脉高压时，可提示原发性肺动脉高压的诊断。

76．什么是原发性肺动脉扩张

原发性肺动脉扩张是由先天性主肺动脉管壁薄弱，长期受血流的不断冲击导致的扩张。其肺动脉内压力正常，不同于各种原因所致的肺动脉高压引起的肺动脉扩张。

77．先天性主动脉缩窄

先天性主动脉管腔狭窄称为主动脉缩窄，绝大多数发生在动脉导管或韧带附近。超声在胸骨上主动脉长轴切面可显示缩窄的部位、程度、范围及缩窄前后的主动脉扩张。必要时要追踪检查胸主动脉及腹主动脉。

（姜　颖）

78. 房间隔缺损可分为哪些类型

房间隔缺损可分为原发孔型及继发孔型两种。继发孔型依其缺损部位不同分为中央型（或称卵圆孔型），下腔型，上腔型（又称静脉窦型），冠状窦型，混合型。

79. 何谓单心房

单心房是房间隔缺如的一种先天性心脏病。

80. 房间隔缺损常合并哪些其他先天畸形

房间隔缺损常合并部分型肺静脉畸形引流、室间隔缺损、动脉导管未闭、肺动脉狭窄、残存左上腔静脉、三尖瓣闭锁、法洛四联症等畸形。

81. 何谓鲁登巴赫综合征

鲁登巴赫综合征（Lutembacher's syndrome）是指房间隔缺损合并二尖瓣狭窄。房间隔缺损多为继发孔型房间隔缺损，二尖瓣狭窄可为先天性畸形，也可为后天性病变。

82. 房间隔缺损的血流动力学改变

正常时，左心房压力高于右心房，房间隔缺损时，由于压差使血液自左心房分流到右心房，分流量的多少，与缺损面积的大小及两心房的压差成正比，与右心室排血阻力成反比。由于左向右分流，使肺循环血量增加，体循环血量减少，导致右心容量加大，而发生右心系统扩大。若分流量过大，超过肺循环血量限度时，可出现容量性肺动脉压力升高，长期肺动脉高压使肺小动脉壁增厚，管腔变窄，肺血管阻力增加，右心房、右心室压力升高，左向右分流量减少，最终导致心房水平右向左分流。

83. 一般显示房间隔缺损的切面

二维超声观察房间隔缺损以剑突下四腔心切面最好，胸骨旁四腔心切面及心底短轴切面次之，心尖四腔需注意与回声失落鉴别，小房间隔缺损，尤其上腔型房间隔缺损，经食管超声心动图明显优于经胸超声探查。

84. 房间隔缺损的超声直接征象

二维超声：房间隔回声连续中断。

彩色多普勒：可见起自左心房流经中断处而进入右心房，并迅速流向三尖瓣口的过间隔血流信号，其经过缺损部位后血流有明显的加速现象，此处频谱多普勒显示血流速度较高，以双峰波或三峰波为主的双期单向分流频谱；但当发生肺动脉高压时，分流速度减低，甚至出现双向分流信号。

心脏声学造影：可见造影剂由一个心房经过缺损进入另一个心房，无肺动脉高压时分流为左向右，有肺动脉高压时分流为双向。

85. 房间隔缺损的超声心动图间接征象

（1）右心房、右心室扩大，肺动脉增宽。

（2）右心容量负荷过重，在右心房、右心室增大的同时，伴有 M 型超声心动曲线，显示房间隔运动异常。

（3）三尖瓣反流。

（4）肺动脉血流量增大，流速增高。

86. 房间隔缺损的心脏声学造影表现

经肘静脉注入造影剂后，右心房、右心室顺序显影，左心房和右心房瞬间的压差变化，使右心房既可出现负性显影区，左心房内又可出现造影剂回声。但合并肺动脉高压、心房水平为右向左分流时，右心房内则无负性显影区，却清晰显现造影剂自右心房通过缺损进入左心房。

87. 超声在房间隔缺损介入治疗的适应证

超声在房间隔缺损介入治疗的适应证有：

（1）有手术指征的单纯中央型房间隔缺损。

（2）房间隔缺损直径≤30mm（成人），小儿房间隔≥房间隔缺损约 2 倍。

（3）卵圆孔未闭（尤其合并栓塞者）。

（4）房间隔缺损术后残余分流。

（5）经皮二尖瓣球囊扩张术后明显心房水平分流。

（6）缺损最小残余房间隔组织边缘≥3mm。

88. 超声在房间隔缺损介入治疗的禁忌证

超声在房间隔缺损介入治疗的禁忌证有：

（1）并存需外科手术的其他心脏畸形（如肺静脉异位引流）。

（2）原发孔型房间隔缺损。

（3）存在右向左分流的肺动脉高压。

（4）多发或筛孔状房间隔缺损。

（5）心房纤颤。

（6）心腔血栓。

（7）左心房发育不良或房内异常隔膜。

89. 室间隔缺损有哪些类型

室间隔缺损可分为：

（1）漏斗部缺损：包括嵴内型和干下型。

（2）膜周部缺损：单纯膜部，嵴下型和隔瓣下型。

（3）肌部缺损。

90. 室间隔缺损的血流动力学改变

室间隔缺损的分流量的多少取决于：

（1）缺损的大小及两个心室的压力差：缺损直径小于0.5cm时，肺、体循环血流量比值约为1.5∶1；缺损直径为1.0cm时，肺、体循环比值约为2∶1。在同一条件下，分流量与左右心室的压力阶差成正比。

（2）分流引起肺血流量增加，左心室前负荷增加，左心室及肺动脉内径增大，肺动脉压力增高。

（3）缺损直径较小的（0.5cm/m^{2}体表面积），称为Roger病，一般无临床症状；缺损直径在1cm/m^{2}以上，分流量大，肺血增多，肺小动脉痉挛，内层增厚及硬化，阻力增加，导致肺动脉高压，右心室压力亦升高。当右心室压力高于左心室压力时，产生心室水平的右向左的分流，从而出现发绀，称为艾森曼格（Eisenmenger）综合征。

91. 不同部位的室间隔缺损应如何选择观察切面

（1）漏斗部室间隔缺损主要切面为左心室流出道，大动脉短轴和右心室流出道长轴切面。

（2）膜周部室间隔缺损主要切面为心尖及胸骨旁四腔心、五腔心切面和大血管短轴切面。

（3）肌部室间隔缺损主要切面为心尖四腔心、五腔心及左心室短轴切面。

92. 室间隔缺损的二维超声表现

室间隔缺损在二维超声上表现为缺损部位的室间隔回声连续性中断，缺损短端回声增强、粗糙。超声心动图可以清楚显示缺损的大小和部位、数目、并可据此对室缺进行分析。膜周部室间隔缺损断端常有增多的纤维组织突向右心室侧，少数亦有突向左心室流出道者。纤维组织包绕缺口，可形成瘤样结构突向右心室，形成室间隔膜部瘤。

93. 室间隔缺损的M型超声表现

室间隔缺损的M型超声主要特征表现为左心室内径增大，室壁运动增强，右心室流出道增宽。肺动脉压力重度增高时，左心室内径可正常，右心室内径增加，右心室前壁增厚。

94. 室间隔缺损处的分流频谱特点

在左心室长轴、心底短轴、心尖四腔心切面上，脉冲多普勒取样容积置于缺损的右心室面或缺口内，可检出收缩期高速正面或双向填充型频谱。伴有肺动脉高压时，心室水平左向右分流量减少，或出现双向分流。右心室压力显著升高时，心室水平可显示左向右或右向左的低速血流，无湍流。

连续多普勒超声主要用于室间隔缺损心室水平血流速度的定量诊断，通过跨隔血流速度的测量，可判定右心室收缩压，进而推断肺动脉压。

95. 彩色多普勒超声对室间隔缺损的诊断价值

（1）观察室间隔缺损的部位和类型。

（2）测量室间隔缺损分流束的宽度，估测缺损的大小。

（3）判定室间隔缺损分流的方向。

（4）估测分流量。

96. 室间隔缺损与主动脉右冠窦破入右心室流出道如何鉴别

主动脉右冠窦破入右心室流出道：当窦瘤段大或破口显示不清楚时，二维超声酷似室间隔缺损。

主动脉右冠窦破裂常合并室间隔缺损，彩色多普勒可直接显示以红色为主的多彩镶嵌血流自主动脉窦进入右心室流出道，频谱呈双期连续性左向右分流。室间隔缺损为收缩期左向右分流。

97. 房室隔缺损的病理解剖

房室隔缺损引起下面两个基本改变：

（1）原来在此交接的房间隔与室间隔不能相连。

（2）左、右心房室瓣环不能再分开，而有共同的瓣环；房室瓣也变成总共五个叶的房室瓣格局。原镶嵌于左、右心房室瓣环之间的主动脉根部也移位于共同瓣环的前方。

98. 房室隔缺损的血流动力学改变

房室隔缺损的分流部位和大小取决于桥瓣和房室间隔的关系。如果桥瓣间有连接舌带，且附着于室间隔的嵴部，室间隔水平无交通，分流则仅发生于心房水平；如果桥瓣间有连接舌带，附着于房间隔的下部，则分流仅发生于心室水平，临床少见；如果桥瓣间有连接舌带，与室间隔的嵴部无附着或附着不紧密，则形成房间隔、室间隔的双水平分流；如果桥瓣之间无舌带，则桥瓣悬浮于房室间隔之间，则发生心房心室水平的分流。

99. 房室隔缺损可分为哪些类型

根据桥瓣有无舌带连接及其与房间隔、室间隔的附着关系，把房室隔缺损分为部分型、中间型（过渡型）和完全型。以部分型最为多见：完全型次之，中间型（过渡型）最为少见。

100. 部分型房室隔缺损的超声表现

（1）房间隔近“十字”交叉处回声中断。

（2）二尖瓣口短轴可见前叶断裂，舒张期开放，呈“吊桥”样改变。

（3）右心室，右心房增大，右心容量负荷过重表现。

（4）左心室流出道变窄、延长。

（5）彩色多普勒可见：①房间隔缺损的分流信号及湍流频谱；②二尖瓣前叶裂的反流信号及湍流频谱；③三尖瓣口的轻度反流信号。

101. 完全型房室隔缺损的超声表现

完全性房室隔缺损除具有部分型房室隔缺损的表现外，还具有：

（1）共同房室瓣。

（2）室间隔膜部回声中断。

（3）腱索连接异常。

（4）彩色多普勒可显示：①心房、心室水平左向右分流；②二、三尖瓣反流。

102. 中间型房室隔缺损的超声表现

中间型房室隔缺损的超声心动图表现介于部分型和完全型之间，心尖和剑突下四腔有原发孔房间隔缺损和室间隔缺损，但四腔和瓣口短轴切面显示左右心房室瓣口是分开的。

103. 何谓单纯左心室右心房通道（又称 Gerbode 缺损）

单纯左心室右心房通道系由于膜部间隔心房部缺损引起，位于三尖瓣之上和二尖瓣之下。缺损较小，左心室与右心房相通，通常房室瓣无畸形。左心室压力高，主要为左心室向右心房分流，导致右心房容量负荷过重。

104. 单纯左心室右心房通道的超声表现

二维超声显示右心房、右心室及肺动脉明显扩大。在四腔心切面可直接显示缺口。脉冲多普勒取样容积置于三尖瓣上方的心房侧，可记录到收缩期高速射流频谱；彩色多普勒血流显像于四腔心切面可见从左心室到右心房的以蓝色为主的五彩过隔血流束，直接射入右心房。

105. 单纯左心室右心房通道与膜周部室间隔缺损累及三尖瓣隔瓣引起的功能性左心室右心房通道如何鉴别

后者较常见，缺损位于三尖瓣环之下，由于三尖瓣的隔叶的根部在自动闭合膜周室间隔缺损的过程中可能会形成裂孔，使左心室的血流不仅通过缺口射入右心室，也可通过三尖瓣根部的裂孔直接射入右心房，或者称之为隔瓣下型（或功能性）左心室右心房通道。

106. 共同（单）心房的二维超声表现

共同（单）心房主要病变为房间隔上中下均缺损，形成单一心房腔，常伴有二尖瓣、三尖瓣裂隙，或合并其他复杂畸形。二维超声于四腔心切面及大血管短轴切面均不能显示房间隔，有时仅见心房顶部突起一嵴。

107. 房室隔缺损的彩色多普勒超声表现

在剑突下和胸骨旁四腔心切面可直接显示从左心房通过房间隔下方缺损至右心房的过隔红色血流信号，沿三尖瓣口入右心室腔；伴房室瓣反流时，于房室瓣心房侧可显示收缩期蓝色为主的五彩反流信号。

108. 房室隔缺损的频谱多普勒超声表现

脉冲或连续多普勒于房间隔缺损、室间隔缺损口的右侧取样，分别显示舒张期及收缩期湍流频谱，二尖瓣、三尖瓣有裂隙时心房侧取样可显示收缩期湍流频谱。根据连续多普勒测定室缺口处或右侧房室瓣的反流速度，可估测右心室压及肺动脉压。

109. 房室隔缺损的心脏声学造影有哪些表现

经肘静脉注射造影剂后，右心房、右心室顺序显影；如果房水平分流为右向左时，则造影剂自右心房通过原发孔缺损的部位进入左心房；心房水平分流为左向右时，右心房内出现负显影区，左心房内亦可出现造影剂回声。单心房于右心房显影后造影剂立即布满共同心房。

110. 房室隔缺损可合并哪些心脏畸形

房室隔缺损常合并肺动脉狭窄、动脉导管未闭、肺静脉异位引流、法洛四联症、右心室双出口、大动脉转位、永存动脉干等心脏畸形。

（朱沈玲）

111. 动脉导管的解剖结构及生理功能

动脉导管为位于左肺动脉基部与降主动脉起始部之间的管道。胎儿时期，肺呈萎陷状态，肺血管的阻力较高，由右心室排至肺动脉的血液绝大多数通过动脉导管进入降主动脉。出生后，肺膨胀并随着呼吸而张缩，肺循环阻力随之下降，右心室排出的血液则进入两侧肺内进行气体交换。当肺动肺压力与主动脉压力持平时，动脉导管即呈功能上的闭合。进而由于生理上的弃用、肺膨胀后导管所处位置角度的改变和某些尚未阐明的因素，导管逐渐产生组织学上的闭合，形成动脉韧带。据统计，88%的中国婴儿在出生后两个月内导管即闭合，98%在8个月内已闭合。如果在1周岁时导管仍开放，以后自行闭合的机会较少，即形成动脉导管未闭。动脉导管未闭常见于早产儿，在妊娠满28周前出生的婴儿中发生率可占

80%。妊娠期越长，动脉导管未闭的发生率越低。足月儿动脉导管未闭的发生率约 2000 名活产婴儿中有 1 个。

112. 动脉导管未闭的病因

遗传是主要的内因。在胎儿期任何影响心脏胚胎发育的因素均可能造成心脏畸形。如孕母患风疹、流行性感冒、腮腺炎、柯萨奇病毒感染、糖尿病、高钙血症等。孕母接触放射线；孕母服用抗癌药物或甲糖宁等药。

113. 动脉导管未闭的胚胎学和发病机制

胎儿的动脉导管从第六主动脉鳃弓背部发育而来。构成胎儿血液循环中主动脉、肺动脉间的生理性通道。胎儿期肺小泡全部萎陷，不含有空气，且无呼吸活动。因而肺血管阻力很大，故右心室排出的静脉血大都不能进入肺内循环进行氧合。由于肺动脉压力高于主动脉，因此进入肺动脉的大部分血液将经动脉导管流入主动脉再经脐动脉而达胎盘，在胚盘内与母体血液进行代谢交换，然后纳入脐静脉回流入胎儿血循环。

114. 动脉导管未闭的临床症状

症状随病变严重程度而不同。轻型者无症状，重的有乏力、劳累后心悸、气喘、胸闷、咳嗽、咯血等。少数有发育不良。部分可发生感染性动脉内膜炎，未经治疗的病人晚期可出现心力衰竭。肺动脉显著高压而有发绀、肺动脉或未闭的动脉导管破裂出血等。

115. 动脉导管未闭的体征

最突出的体征是在胸骨左缘第二肋间有响亮的连续性机器声样杂音，占据几乎整个收缩期与舒张期，在收缩末期最响并伴有震颤，向左上胸及背部传播。个别病人杂音最响位置可能在第一肋间或第三肋间。在婴儿期、伴有肺动脉高压或并发充血性心力衰竭者，由于主动脉与肺动脉之间压力阶差发生变化，以致可能并无此连续性杂音，而只有收缩期杂音或无显著杂音。

116. 动脉导管未闭的病理分型

未闭的动脉导管位于主动脉峡部与左肺动脉起始部或主肺动脉远端之间，从形态上主要分为：①管形，管径大小一致，呈管样结构，最常见；②漏斗形，主动脉端管径大于肺动脉端，形似漏斗，较少见；③窗形，导管短而宽，口径大，主动脉与肺动脉紧邻；④哑铃形，中部细，两端粗。

117. 动脉导管未闭的超声表现

二维超声表现：①管形：管状连接主动脉及肺动脉，可见主肺动脉分叉部与降主动脉之间有小管相通；②漏斗形：主动脉端较大，进入肺动脉的入口较小；③窗形：几乎不能显示，仅见主动脉与肺动脉分叉部血流信号相通。

118. 动脉导管未闭的超声诊断依据

二维超声：最常应用大动脉短轴或胸骨上窝主动脉弓长轴切面。大动脉短轴切面稍上显示主肺动脉长径、左右肺动脉分叉部及降主动脉。未闭的动脉导管常位于降主动脉横切面与肺动脉分叉部偏左侧。从胸骨上主动脉弓长轴切面，于锁骨下动脉对侧或略下方处显示管壁回声失落，并有管道相通显示动脉导管未闭。肺动脉扩张及左室容量负荷过重是动脉导管未闭的主要间接指征。

CDFI：可见双期异常血流束从肺动脉端起始沿主肺动脉外缘走向肺动脉瓣侧，有双期连续性频谱，舒张期明显，伴肺动脉高压时，表现为双向分流或右向左为主分流。

119. 彩色多普勒血流显像对动脉导管未闭的分流量估测

CDFI 半定量估测：分流束小于肺动脉径 1/4 为小量；1/2 ~ 1/4 为中量；大于 1/2 为大量。

120. 动脉导管未闭的血流动力学特点

整个心动周期主动脉压均高于肺动脉压，形成主动脉向肺动脉持续分流，分流量大小取决于导管的内径及主动脉与肺动脉之间的压差。长期左向右分流，导致肺循环血流量增加，左心容量负荷过大，导致左心扩大。

121. 如何测量动脉导管未闭患者的肺动脉压力

使用连续多普勒测量经动脉导管的收缩期最大分流速度，利用简化的伯努利方程将流速转化为收缩期最大分流压差，这一压差等于收缩期主动脉压力与肺动脉压力之间的差值，因此以肱动脉收缩压代替主动脉收缩压并减去最大分流压差即为肺动脉收缩压。

（李　娜）

122. 何谓主动脉窦瘤破裂

主动脉窦瘤是主动脉窦的囊性扩张。可见于先天发育异常，也因后天感染、外伤等所致。瘤壁薄弱，在一定诱因作用下，可发生窦瘤破裂。窦瘤可破入右心房、右心室、肺动脉等，以右冠窦瘤破入右心室最多见。

123. 主动脉窦瘤破裂的血流动力学变化

主动脉血液经破裂的瘤体进入右心室、右心房、肺动脉，出现急性右心负荷过重的表现，肺血流量急剧增加；慢性窦瘤破裂，可造成慢性持续的左向右分流，最终均可发生肺动脉高压和心力衰竭。

124. 主动脉窦瘤破裂的超声表现

（1）主动脉根部短轴切面及左室长轴切面可见主动脉窦部向外膨出的瘤样回声，并可见局部回声连续性中断。

（2）CDFI 显示主动脉水平左至右分流的五彩镶嵌血流信号及分流流向。

125. 什么是肺静脉异位引流

肺静脉异位引流是指肺静脉部分或全部未直接与左心房连接，而是直接或间接与右心房连接的先心病类型。

126. 何谓部分型肺静脉异位引流

部分型肺静脉异位引流指 1 ~3 支肺静脉未与左心房连接，而与右心房或上下腔静脉、冠状静脉窦等相连。

127. 何谓完全型肺静脉异位引流

完全型肺静脉异位引流是指 4 支肺静脉均未直接与左心房连接，而是通过不同的引流途径或部位与右心房连接，均合并有房间隔缺损。

128. 肺静脉异位引流的超声表现

（1）直接征象：部分或全部肺静脉未回流入左心房，在左心房后方可显示共同肺静脉干。心内型：共同肺静脉引流入右房或冠状静脉窦；心上型：共同肺静脉引流入上腔静脉；心下型：共同肺静脉引流入下腔静脉。

（2）间接征象：右心房、右心室及肺动脉扩大。

（3）CDFI：完全型者左心房内未检测到源于肺静脉的血流信号；部分型者可观察肺静脉异位引流的途径及支数，有无引流入左心房的静脉。

（姜　颖）

129. 法洛四联症的病因和发病机制

其病因和发病机制尚未完全明了，一般认为主要由于胚胎早期（妊娠 5 ~8 周，亦即胚胎心脏发育的最重要时期）母体内存在某些有害因素（如病毒感染等），影响了心脏的正常发育所致。有些先天性心脏病可能与遗传因素有一定关系。

130. 法洛四联症的病理解剖

法洛四联症具有的病理解剖特征：①肺动脉狭窄，可出现于不同位置，包括漏斗部、肺动脉瓣、漏斗下区等，狭窄可合并存在；②高位室间隔缺损，嵴下型、干下型多见。缺损大多数位于膜周部；③主动脉右移，骑跨于室间隔之上；④右心室壁肥厚。在4种复合畸形中，前3项为原发病变，右心肥厚是继发性改变。由于法洛四联症的室间隔缺损巨大和肺动脉狭窄相当严重，而导致右心压力负荷明显增高。

131. 法洛四联症的临床表现

法洛四联症是临床上最常见的发绀型先天性心脏病，占先天性心脏病的10%～15%，在发绀型先天性心脏病中占首位，为50%～90%。

症状：①发绀：是法洛四联症的主要症状。大多数患儿在生后3～6个月出现，也有在儿童和成人时期才出现者。发绀在运动和哭闹时加重，静息时减轻；②呼吸困难和活动耐力降低；③蹲踞：是法洛四联症的特征性姿态，在儿童多见。其机制是蹲踞时使体循环血管阻力和静脉回流增加，从而使右向左分流减少，肺部血流增加，改善缺氧、呼吸困难及发绀；④缺氧性发作：在婴幼儿及儿童时期多见。患儿在哭闹或有其他因素使体循环阻力增加时，可使动脉血氧严重降低，导致缺氧性昏厥，发绀加重。

体征：(1) 生长发育缓慢：主要发生在严重肺动脉狭窄的病例。

(2) 杵状指（趾）：多发生于发绀出现后数月至2年，逐渐加重，其严重程度与缺氧有关，也表明肺动脉狭窄和主动脉骑跨的严重程度。

(3) 心脏体征：①右心室流出道梗阻产生的收缩期杂音在胸骨左缘第3～4肋间最响，呈喷射性。杂音的高低与肺动脉的狭窄程度有关，狭窄愈重，杂音愈低愈短；②肺动脉瓣第2音减弱甚至消失，系因肺动脉狭窄，肺部血流减少所致。

132. 法洛四联症的M型超声表现

M型超声检查发现主动脉增宽，主动脉前壁和室间隔的连续性中断及主动脉骑跨。

133. 法洛四联症的二维超声表现

二维超声检查可直接发现复合畸形中的每一种解剖改变，于左心室长轴切面及主动脉根部短轴切面可分别显示室间隔缺损的大小、位置，主动脉增宽、骑跨的程度，主、肺动脉的直径，右心室流出道的狭窄程度及右室室壁的厚度。

134. 法洛四联症的多普勒超声表现

彩色多普勒检查显示室间隔缺损处分流信号随心动周期的不同而不同。频谱多普勒可探及室间隔水平分流信号，分流方向在整个心动周期中随左－右心室压差变化而变化，分流速度较低。多普勒检查可测量肺动脉的反流程度及右室流出道的压差。

135. 法洛四联症的鉴别诊断

可发生主动脉骑跨的疾病：永存动脉干、假性动脉干（室间隔缺损及肺动脉闭锁）、右室双出口、大动脉转位及巨大室间隔缺损。

136. 法洛三联症的病因和发病机制

病因和发病机制尚未完全明了，一般认为主要由于胚胎早期（妊娠5～8周，亦即胚胎心脏发育的最重要时期）母体内存在某些有害因素（如病毒感染等），影响了心脏的正常发育所致。有些先天性心脏病可能与遗传因素有一定关系。

137. 法洛三联症的病理解剖特征

肺动脉狭窄（多数为肺动脉瓣狭窄），多为三叶瓣狭窄。继发孔房间隔缺损（包括卵圆孔未闭）及右心室肥厚。

138. 法洛三联症的临床表现

与法洛四联症基本相同，可出现杵状指、发绀，并可有蹲踞、抽搐史。

139. 法洛三联症的M型超声表现

肺动脉瓣曲线a波加深，右心增大，右心室前壁增厚。

140. 法洛三联症的二维超声表现

①大动脉短轴切面表现：肺动脉瓣增厚，回声增强，收缩期瓣叶不能充分开放，瓣膜开放呈圆隆状突向主肺动脉；②心尖及剑下四腔心切面表现：房间隔中部回声失落，多偏向左心室侧。右心增大，右心室壁肥厚。

141. 法洛三联症多普勒超声表现

在肺动脉内于收缩期探及高速射流，提示肺动脉瓣狭窄。在重度肺动脉狭窄时，湍流可持续至左、右肺动脉。房水平呈右向左分流时，可见蓝色过隔血流。连续多普勒可测得肺动脉瓣口跨瓣压差，评估狭窄程度。

142. 什么是法洛五联症

在法洛四联症基础上，合并卵圆孔未闭或继发孔房间隔缺损。

（李　娜）

143. 什么是主动脉弓离断

主动脉弓离断时升主动脉或主动脉弓与降主动脉之间未连接，左心室与升主动脉相连，右心室发出肺动脉通过未闭的动脉导管与降主动脉相连。

144．主动脉弓离断的超声表现

超声于胸骨上窝可见主动脉弓与降主动脉连续性中断，升主动脉与头臂动脉相连；于心底短轴切面可见未闭的导管；合并其他心内畸形时如室间隔缺损，可见相关的结构改变。

145．何谓右心室双出口

右心室双出口是指主动脉和肺动脉完全或几乎完全起自右心室，是一组比较少见的发绀型先天性心脏病。

146．右室双出口的病理解剖

两条大动脉完全或大部分起源于右心室，与室间隔缺损并存，常同时合并肺动脉狭窄、房间隔缺损及动脉导管未闭等畸形。

147．右心室双出口的血流动力学改变

体循环静脉血从右心室被同时排入主动脉和肺动脉；室间隔缺损可使左心室的动脉血进入右心室，然后进入主动脉和肺动脉。如肺动脉无狭窄，左至右分流多，大多进入主动脉，肺动脉可有高压；如肺动脉有狭窄，右心静脉血进入主动脉较多，引起的发绀重。

148．右心室双出口的超声表现

（1）两条大血管均与右心室连接，室间隔回声连续性中断。

（2）主动脉前壁与室间隔连续性中断，主动脉后壁与二尖瓣前叶连续性中断。

（3）右心室扩大，左心室可正常或扩大。

（4）脉冲或连续多普勒在室间隔缺损处可记录到正负双向分流频谱；有肺动脉狭窄者，在肺动脉内可记录到高速湍流频谱；彩色多普勒可见室间隔缺损处双向分流的血流信号，主动脉的血流直接来源于右心室。

149．单心室的病理解剖

室间隔缺如，左、右心室融合为一个心室，可以有两组房室瓣或一组共同房室瓣，常伴有大动脉转位。

150．单心室的超声诊断要点

多切面扫查仅见一个心室腔，不能显示室间隔，可见两组房室瓣或一组共同房室瓣，大动脉方位可正常或异常。

151．三尖瓣下移畸形的病理解剖

三尖瓣的隔瓣和后瓣位置下移，常附着与近心尖的右心室壁，右心室被分为房化右心室

及功能右心室。右心房与房化右心室形成巨大右心房腔，常有三尖瓣关闭不全及合并房间隔缺损。

152. 三尖瓣下移畸形的超声表现

心尖四腔切面可见巨大右房及下移的隔瓣，隔瓣附着于室间隔的位置低于二尖瓣前叶附着点超过1cm；右室流入道长轴切面可见下移的三尖瓣后瓣及冗长宽大的前瓣。合并房缺及三尖瓣反流可见相应结构及血流的改变。

153. 什么是冠状动静脉瘘

冠状动静脉瘘是先天性冠状动脉和冠状静脉窦分支间的直接交通，导致冠状动脉血直接流入冠状静脉，部分心肌缺血。

154. 何谓永存动脉干及其病理解剖

若胚胎发育缺陷，未能将原始动脉干分隔成主动脉和肺动脉，就会保存共同的动脉干。单一动脉干骑跨于室间隔上，只有一组半月瓣，常同时合并有高位室间隔缺损。冠状动脉、肺动脉、周围动脉均由此动脉干发出。

155. 永存动脉干的超声诊断

单一大动脉骑跨于室间隔缺损上，只有一组半月瓣，无右心室流出道和肺动脉瓣，肺动脉主干或左、右肺动脉分支起自动脉干。

156. 何谓大动脉转位

大动脉转位又称大动脉错位，是先天发育畸形引起的大动脉位置关系异常，与心室的连接关系也异常。分为完全型大动脉转位和矫正型大动脉转位。

157. 完全型大动脉转位的解剖

心房心室连接序列一致，主动脉转向前，起源于解剖右心室；肺动脉位于左后，起源于解剖左心室，两条大动脉水平走行，常伴有室间隔缺损及动脉导管未闭。

158. 矫正型大动脉转位的解剖

心房心室连接序列不一致，心房位置一般正常，心室反位，左心室连接于右心房，右心室连接于左心房；心底部两支大动脉互相平行，主动脉与右心室相连，肺动脉与左室相连。

159. 矫正型大动脉转位的血流动力学变化

左房接受肺静脉回流的血液，经三尖瓣流向右室，再射入主动脉，含氧动脉血进入体循环；右心房接受腔静脉回流的血液，经二尖瓣流向左心室，再进入肺动脉，静脉血进入肺循环。

四、心脏位置异常

160．什么是右位心

右位心是指心脏在胸腔内的右侧，心尖朝向右方。分为真正右位心（镜像右位心）和右旋性右位心。

161．什么是镜像右位心

镜像右位心：心脏位于胸腔右侧，心尖向右，心房反位、心室左袢，内脏转位。

162．什么是右旋心

右旋心：心脏位于胸腔右侧，心尖向右，心房、心室位置正常，内脏不转位。

五、感染性心内膜炎

163．什么是感染性心内膜炎

感染性心内膜炎是指因细菌、真菌、立克次体等直接感染引起的心内膜、心瓣膜炎症。通常分为急性和亚急性两种。

164．急性感染性心内膜炎病理解剖和病理生理

急性感染性心内膜炎，因化脓性细菌侵入心内膜引起，常为全身严重感染的一部分，多见于原无心脏病的患者。在受累的心内膜上可附着大而脆的赘生物，心瓣膜可有溃疡或急性穿孔，腱索可断裂，脱落的带菌栓子可引起多发性栓塞和转移性脓肿。

165．亚急性感染性心内膜炎病理解剖和病理生理

亚急性感染性心内膜炎，大多数发生在原有器质性心脏病的基础上，受累瓣膜常见于主动脉瓣、二尖瓣，肺动脉瓣、三尖瓣少见，亦可多个瓣膜同时受累。其基本病理改变为赘生物形成，主要发生于房室瓣的心房面及主动脉瓣的心室面，可延伸至腱索、乳头肌和室壁内膜。赘生物附着的心内膜可有炎症反应和灶性坏死。心脏除基础心脏病变外，心肌纤维可呈退行性病变，有不同愈合阶段的小瘢痕，有时出现心肌坏死和多发性粟粒样小脓肿，心瓣膜可形成溃疡并穿孔，偶见乳头肌和腱索断裂。赘生物大小形状不一，易碎易脱落，带菌栓子可随血循环播散，引起身体各部位栓塞，以脑、肾、脾和肢体动脉栓塞多见，右心感染的赘

生物脱落可引起肺栓塞，导致相应器官的脓肿，或使血管壁破坏，管壁囊性扩张，形成感染性动脉瘤。

166．急性感染性心内膜炎的临床表现

急性感染性心内膜炎，常有急性化脓性感染、近期手术、外伤史，起病急骤，表现为高热、寒战、贫血、休克、血管栓塞和转移性脓肿等。短期出现心脏杂音，腱索断裂、瓣膜穿孔可产生急性瓣膜关闭不全，导致急性心力衰竭。

167．亚急性感染性心内膜炎的临床表现

亚急性感染性心内膜炎，大多起病缓慢、隐匿、有全身感染的表现，不规则发热，常伴有消瘦、乏力、进行性贫血。心脏的变化取决于原有心脏病的种类，及瓣膜或心内膜损害的程度。赘生物、瓣膜穿孔、腱索断裂等使原有心脏器质性杂音性质改变或出现新的杂音，皮肤、黏膜淤点，脑、肾、脾、四肢动脉及肺动脉栓塞等。

168．感染性心内膜炎的超声表现

可见心内膜炎形成的团块状或不规则的不均匀赘生物回声，及赘生物造成的瓣膜损害，赘生物随瓣膜活动可见摆动。二尖瓣赘生物多发生于前叶或其腱索；主动脉瓣赘生物常附着于主动脉瓣叶的心室面。赘生物使瓣膜破坏或腱索断裂，可出现瓣膜过度活动，不规则活动，瓣膜脱垂或瓣膜出现“连枷”样改变；如瓣膜损害严重可致瓣膜关闭不全，反流明显时，心腔可见扩大；多普勒超声可确定反流的存在及严重程度。

169．瓣膜赘生物与心脏黏液瘤的鉴别

赘生物多发生在瓣膜上，亦可发生在腱索、乳头肌和室壁内膜，多合并有瓣膜脱垂、腱索断裂；黏液瘤多发生在左房，其次为左室和右室，有蒂、可变形，随心脏收缩舒张活动可突入瓣膜口致瓣口相对狭窄，无瓣膜明显关闭不全和腱索断裂。

六、心肌疾病

170．何谓心肌病

心肌病指原因不明的心肌疾病。特异性心肌病是指伴有特异性心脏病或特异性系统性疾病的心肌疾病。

171．心肌病的分型

1995 年世界卫生组织和国际心脏病学会（WHO/ISFC）工作组根据病理生理学将心肌病分为 4 型，即扩张型心肌病、肥厚型心肌病、限制型心肌病及致心律失常型右室心肌病。

最常见的为扩张型心肌病，其次为肥厚型心肌病，限制型心肌病在我国少见。不定型的心肌病是指不适合归类于上述任何类型的心肌病，如弹性纤维增生症、非致密性心肌病、心室扩张甚轻而收缩功能减弱、线粒体受累等。

172. 特异性心肌病分类

特异性心肌病，包括缺血性心肌病、瓣膜性心肌病、高血压性心肌病（有左心室肥大伴扩张型或限制型心肌病心力衰竭的特点）、炎症性心肌病（有特异性自身免疫性及感染性）、代谢性心肌病（如糖原贮积症、糖脂质变性、营养物质缺乏，如钾代谢异常和镁缺乏等）、内分泌性心肌病（如甲状腺功能亢进或减退）、全身疾病所致（结缔组织病、白血病等 ）、肌营养不良、神经肌肉病变、过敏及中毒反应（乙醇、儿茶酚胺、蒽环类药物、照射等）、围生期心肌病及克山病（地方性心肌病）等。特异性心肌病的临床及超声表现可以与某种类型的心肌病相似和（或）具有原发疾病的特异性表现。

173. 扩张型心肌病的特征

扩张型心肌病是一种全心扩大并有充血性心力衰竭的心肌疾病，在心肌病中最常见。临床上以心脏扩大、心力衰竭、心律失常、栓塞为基本特征。中青年多见，男性多于女性。

174. 扩张型心肌病的病理解剖及病理生理

心脏体积增大。肉眼所见心室明显扩张，以左室扩大为主，心肌不同程度的肥厚或较正常变薄，常有心腔内附壁血栓；组织学上有心肌变性、纤维化等改变。

心肌病变使心肌收缩功能障碍，心排血量减少，导致充血性心力衰竭；心腔极度扩张，房室瓣环扩大，引起二尖瓣、三尖瓣功能性反流；附壁血栓脱落可发生周围动脉栓塞。

175. 扩张型心肌病的超声表现

（1）全心腔扩大，以左心室扩大为显著。

（2）室壁不厚或变薄，运动普遍减弱，有时可见附壁血栓。

（3）二尖瓣开放幅度明显减小，呈“大心腔，小开口”样改变，M 型二尖瓣曲线呈“钻石样”。

（4）肺动脉高压时，肺动脉瓣 a 波低平或消失，cd 段可出现收缩期关闭或扑动呈 v 形或 w 形，ef 段平直。

（5）彩色多普勒显示扩大的心房、心室内血流速减慢，血流信号微弱，显色暗淡；左、右心房内可见收缩期反流信号；合并肺动脉高压时右室流出道内可见五彩镶嵌的舒张期反流信号，主动脉瓣环明显扩张时左室流出道内可见五彩镶嵌的舒张期反流信号。

176. 扩张型心肌病的诊断要点

（1）直接征象：心腔扩大，室壁运动弥漫性减低。

（2）间接征象：“大心腔，小开口”样改变，室壁不厚或变薄，房室瓣及主动脉瓣反流。

177．扩张型心肌病与缺血性心肌病的鉴别

扩张型心肌病超声表现特点为心腔扩大，室壁运动弥漫性减弱。缺血性心肌病的超声表现特点为节段性室壁运动异常，梗死部位心肌变薄、瘢痕或室壁瘤形成。

178．扩张型心肌病与风湿性心脏瓣膜病的鉴别

心脏瓣膜病，根据瓣膜损害的部位和程度可表现为左心房、左心室或右心室扩大，严重的联合瓣膜病可有全心的扩大；超声可见瓣膜损害的特异性声像图改变，如瓣膜增厚、钙化，瓣口狭小、开放受限或关闭不全，瓣膜交界处粘连，腱索和乳头肌缩短、粘连、融合变粗等。扩张型心肌病无瓣膜的明显病理性改变，因常为多心腔同时扩大，可见房室瓣环明显扩张。

179．扩张型心肌病与心包积液的鉴别

大量心包积液时，心脏外形扩大，与扩张型心肌病相似。超声可显示心包腔内明显的无回声及分布范围。扩张型心肌病心衰时可有少量心包积液，同时具有“大心腔，小开口”的特征。

180．扩张型心肌病与三尖瓣下移畸形的鉴别

三尖瓣下移畸形以右心增大为主，其主要病理改变为三尖瓣的隔叶和后叶下移，附着在近心尖的右室壁心内膜上，右心室被分为“房化右室”与“功能右室”，常合并有房间隔缺损等其他心脏畸形，由于瓣膜位置异常及发育不全，收缩期不能对合，而导致重度三尖瓣关闭不全。扩张型心肌病可有以右心扩大为主的表现，但无三尖瓣的位置及形态结构异常，无其他心脏畸形。

181．扩张型心肌病与其他继发性心肌病的鉴别

许多继发性心肌病的晚期均可以表现为心脏扩大，但同时具备原发疾病的特点。如单纯甲状腺功能亢进性心脏病在甲亢治愈后，扩大的心脏可以恢复正常；尿毒症性心肌病心脏扩大以左心为主，常先有左心室心肌肥厚，心肌回声增粗、增强，多合并有主动脉瓣的钙化及心包积液；酒精中毒性心肌病、一氧化碳中毒性心肌病等均有明确的长期大量饮酒或一氧化碳中毒的病史。某些特殊类型的以心脏扩大为主要表现的心肌病，如围生期心肌病与妊娠和分娩后有关，克山病具有流行病学的特点。

182．什么是右心室心肌病

右心室心肌病是一种原因未明的心肌病，临床常表现为发作性晕厥，右心室源性室性心

律失常，右心室扩张和右心功能减退或衰竭。主要病理特点为右心室局部或大部分脂肪瘤样变或纤维化，右心室发育不良并室壁变薄呈瘤样扩张。

183. 右心室心肌病的超声表现

超声表现为右心室扩大，右室壁可弥漫性或局限性变薄，收缩运动减弱和局限性反常运动。病变若不累及左心室，左心室则无明显变化。部分病例右心室壁可有瘤样膨出，有时可见附壁血栓。

184. 何谓肥厚型心肌病及分型

肥厚型心肌病是以心肌非对称性肥厚，心室内腔变小为特征的原因不明的心肌疾病。根据左心室流出道有无梗阻分为梗阻型肥厚型心肌病、非梗阻型肥厚型心肌病和隐匿型肥厚型心肌病。梗阻型肥厚型心肌病主动脉瓣下部室间隔肥厚明显，亦称为特发性肥厚型主动脉瓣下狭窄。

185. 何谓隐匿型肥厚型心肌病

室间隔肥厚，但在平静状态下无左室流出道的梗阻，当心脏负荷改变或药物影响时，出现左室流出道梗阻，为隐匿型肥厚型心肌病。

186. 肥厚型心肌病的病理解剖及病理生理

以心室显著肥厚为主，肉眼观，心肌呈非对称性肥厚，绝大多数病例的室间隔厚度大于左室游离壁，室间隔肥厚可以累及主动脉瓣下、室间隔中部或心尖部。组织学特征为肥厚部位的心肌细胞显著肥大，常有间质纤维化灶形成。

心室壁肥厚使心室腔变小，左心室舒张期顺应性明显减低，左室舒张期充盈障碍，左房排空减慢；肥厚的室间隔在收缩期凸入左心室腔使左室流出道狭窄，由于 venturi 效应和乳头肌移位，在收缩中期二尖瓣前叶前向运动（systolic anterior movemet，SAM）与室间隔接触形成左室流出道梗阻及相对性二尖瓣关闭不全。

187. 梗阻型肥厚型心肌病的超声表现

（1）室间隔明显增厚，舒张末期厚度≥15 mm，运动减弱或消失，室间隔厚度与左室后壁厚度之比 >1.3。

（2）病变部位的心肌回声增强，不均匀，呈“斑点样”或“毛玻璃状”。

（3）肥厚的室间隔凸入左心室腔，使左室流出道显著狭窄。

（4）M 型二尖瓣前叶收缩期前向运动，形成 SAM 征，舒张早期二尖瓣开放，E－F 斜率减低；主动脉瓣收缩中期关闭。

（5）左心室腔变小，左心房由正常到扩张。

（6）脉冲或连续多普勒在左室流出道内可记录到收缩期高速血流频谱；彩色多普勒在

左室流出道内可见收缩期五彩镶嵌的细窄血流束。

188. 非梗阻型肥厚型心肌病的超声表现

(1) 室间隔及左心室后壁增厚，以室间隔增厚明显，有的肥厚室间隔局限于后部或心尖部。

(2) 左室流出道无狭窄改变。

(3) 无二尖瓣收缩期前向运动。

(4) 左室流出道内无明显高速血流。

189. 何谓肥厚型心肌病的 SAM 现象

肥厚型心肌病的特征性超声表现之一是收缩期二尖瓣前向运动（systolic anterior motion，SAM)，即 SAM 现象。左室流出道狭窄、左心室腔缩小、二尖瓣前移，使二尖瓣 E 峰与室间隔接触。SAM 现象参与了左心室流出道梗阻的形成。

190. 肥厚型心肌病的 SAM 现象与假性 SAM 的鉴别

SAM 现象也可见于主动脉瓣狭窄、主动脉瓣关闭不全、主动脉瓣下狭窄、二尖瓣脱垂、高血压、心包积液、心肌淀粉样变性、房间隔缺损、大动脉转位、及甲状腺功能减退等疾病。但这些疾病引起的 SAM 现象均为非完全性，应用亚硝酸异戊酯吸入试验或异丙肾上腺素诱发试验均为阴性。

191. 什么是肥厚型心肌病的诱发试验

隐匿梗阻型肥厚型心肌病，静息时无左室流出道梗阻，但增加心肌收缩力或减轻心脏负荷的措施如给予亚硝酸异戊酯，异丙肾上腺素等可诱发梗阻，Valsalva 法和运动也可诱发梗阻。

凡经诱发试验后出现新的 SAM 征，或原有的 SAM 征象加重，为诱发试验阳性。

192. 肥厚型心肌病左室流出道压差的测量

利用脉冲或连续多普勒技术，将取样容积置于室间隔中部的左室腔面，逐渐向主动脉瓣移行，分别在二尖瓣腱索水平、二尖瓣尖水平及主动脉瓣下水平记录血流速度和压差，在梗阻的部位可记录到流速突然增高的射流信号。以连续多普勒记录射流频谱，通过简化的柏努利方程可由频谱中计算出收缩期最大峰值压差和平均压差。

193. 肥厚型心肌病与高血压性肥厚型心脏病的鉴别

高血压性心脏病左室心肌肥厚多为对称性肥厚，少数亦可表现为非对称性室间隔肥厚，与肥厚型心肌病不易区别，需结合长期高血压病史综合分析。肥厚型心肌病除非对称性心肌肥厚外，还具有心肌回声异常，SAM 征及左心室流出道狭窄等特点可与高血压性心脏病鉴别。

194. 肥厚型心肌病与主动脉瓣或瓣上、瓣下狭窄的鉴别

主动脉瓣膜或瓣上、瓣下狭窄，可引起室间隔和左室游离壁的对称性肥厚，超声可以显示主动脉瓣或瓣上、瓣下局限性狭窄的病变，如瓣膜的增厚、变形、开口狭小、瓣下隔膜样回声等，多普勒可见高速射流血流信号起自狭窄的瓣口或瓣下隔膜组织。

195. 何谓限制型心肌病

限制型心肌病是由心内膜及心内膜下心肌纤维化引起的心室充盈障碍的心肌病，多见于热带及温带地区发生的心内膜心肌纤维化和嗜酸性粒细胞增多性心肌病，临床表现酷似缩窄性心包炎。本病在我国少见。

196. 限制型心肌病的病理解剖与病理生理

限制型心肌病心内膜及心内膜下心肌增厚纤维化，可有钙化及附壁血栓。

病变晚期心腔缩小甚至发展成闭塞，心室充盈障碍，心排血量减少。房室瓣受累时可出现二尖瓣及三尖瓣关闭不全。

197. 限制型心肌病的超声表现

限制型心肌病超声可见心内膜增厚，回声增强，心室腔变形缩小，心尖多闭塞，心腔内可见附壁血栓，室间隔及室壁多为对称性增厚，房室瓣增厚变形，乳头肌及腱索缩短变形，房室瓣反流。病变以右心改变多见，称右心型，双室受累称双室型，左心室型少见。右心型肺动脉变细，左心型可有肺静脉高压的表现。因病变主要累及的心室不同，可合并有右和（或）左心房的明显扩大。常合并有心包积液。

198. 限制型心肌病与缩窄性心包炎的鉴别

限制型心肌病时心内膜及心肌纤维化，使心室腔缩小，心室充盈受限，临床表现酷似缩窄性心包炎。缩窄性心包炎超声显示心包增厚，心内膜正常，无限制型心肌病心内膜增厚、回声增强的特征性表现。

（姜　颖）

七、冠状动脉硬化性心脏病

199. 什么是冠心病

冠状动脉粥样硬化性心脏病，指冠状动脉粥样硬化使管腔狭窄或闭塞导致心肌缺血缺氧而引起的心脏病，它和冠状动脉功能性改变（痉挛）一起统称为冠状动脉性心脏病，简称

冠心病。

200. 冠心病的主要病因

本病是动脉粥样硬化所致，对冠状动脉粥样硬化来说，最重要的易患因素是高龄、男性、高脂血症、高血压、吸烟和糖尿病。

201. 冠状动脉易发生粥样硬化的原因

冠状动脉最常见的病理改变是动脉粥样硬化，其主要发生机制是：①脂质沉积；②管壁受损；③血小板功能异常，释放多种物质使更多血小板聚集，形成血栓；增加冠状动脉的通透性；使冠状血管痉挛，损伤血管壁；促使血管壁平滑肌细胞增生从而导致冠状动脉粥样硬化。

202. 冠心病的临床分型

冠心病临床分型：①心绞痛型；②心肌梗死型；③无症状性心肌缺血型；④心力衰竭和心律失常型；⑤猝死型。

203. 冠状动脉主要分支与各室壁的支配关系

左冠状动脉主要分支有前降支、左旋支、斜角支。左前降支供应前壁中下部、室间隔前2/3、下壁心尖部、侧壁心尖部、二尖瓣前外侧乳头肌及左心房。左旋支供应后壁基底段、后壁中段、侧壁中段及二尖瓣后内乳头肌。

右冠状动脉的主要分支有心室支及后降支。右冠状动脉后降支供应右心室、左心室下壁及室间隔中段、室间隔基底段。

204. 左心室 16 段划分法

美国超声心动图学会于 1989 年推荐，将左心室分为前间隔、后壁、前壁、下壁、室间隔及侧壁。其中前间隔及后壁各分为中段、基底段，前壁、下壁、室间隔及侧壁各分为尖段和基底段，共计 16 段。

205. 如何判断室壁运动异常

常用 16 节段法观察室壁运动，半定量判断室壁运动情况。①运动正常：室壁运动大于5mm；②运动减低：室壁运动等于或小于 5mm；③运动消失：室壁运动小于或等于 2mm；④矛盾运动或反常运动：收缩期室壁向外运动；⑤室壁瘤形成：室壁变薄，收缩期与正常心肌呈矛盾运动。

206. 超声诊断冠心病的病理基础

冠状动脉粥样硬化病变的病理变化是冠状动脉管壁增厚、僵硬失去弹性，管腔狭窄与不同程度闭塞。管腔狭窄或闭塞使相应区域心肌供血减少，甚至部分中断，心肌发生肿胀、变性以致纤维化和瘢痕形成，使室壁僵硬，顺应性降低，舒张功能障碍。正常部位心肌收缩力代偿性增强。根据区域性功能障碍的程度不同，可分为收缩运动减弱、无运动及矛盾运动，为超声表现为节段性室壁运动异常的病理变化基础。

207. 冠状动脉的超声检测及图像表现

于胸骨左缘大动脉短轴切面，在主动脉短轴后外侧壁 4～5 点钟部位可见左冠状动脉主干，其开口内径约为 0.4～0.5cm，为两条平行的线状回声，向左侧水平走行，向肺动脉后壁下方走行约 1cm 后，分为向前外走行的左前降支及向后走行的左旋支。于主动脉短轴切面的前内侧壁 10～11 点钟部位右冠状窦上方可见右冠状动脉长轴图像，内径与左冠状动脉相近，呈两条平行的线状回声，显示长度大于左冠状动脉主干，在离开主动脉根部后几乎呈直线向右走行并向前呈一定角度。

正常时管腔内膜光滑，管腔内呈无回声。血流以舒张期为主，速度较低。冠状动脉粥样硬化时，可见管腔狭窄、管壁增厚、内膜不光滑、回声不均。

208. 急性及陈旧性心肌梗死的超声表现

急性心肌梗死表现为左心室扩大变形，出现阶段性室壁运动异常。陈旧性心肌梗死部位运动减弱，室壁可变薄，多为回声增强，非梗死区室壁运动代偿性增强。急性及陈旧性心肌梗死时心功能减低、收缩功能及舒张功能均减低。

209. 冠心病并发症的超声表现

（1）室壁瘤：室壁有局部膨出，变薄，局部呈矛盾运动或运动消失。梗死区心肌扩展变薄。

（2）室间隔穿孔：透壁性心梗时，因局部室壁心肌坏死，出现室间隔穿孔，多发生在室间隔肌部，其血流动力学表现与先心病室间隔缺损相同。超声检查可直接观察到室间隔缺损，表现为穿孔部位连续性中断或呈隧道样缺损，多普勒可检测穿孔处的过隔高速血流及频谱。

（3）乳头肌缺血断裂：心肌梗死后由于乳头肌功能不全，乳头肌断裂，可致二尖瓣关闭不全，超声能够准确显示二尖瓣结构异常，包括瓣叶的连枷样改变、脱垂等，定量评价二尖瓣反流的严重程度。

（4）左室附壁血栓：附壁血栓最多见于心尖部，可见突向左室的形状不规则的异常团块状回声，团块回声不均，极少有蒂，多数较临近心肌的回声强，固定附着于左心室的面积较广，但与心内膜界限明确。

（5）心脏破裂：多发生于急性心梗的前 3 天，常危及生命，导致突然死亡。超声诊断依据是心肌梗死变薄区域连续性中断，可伴有少量或中量的心包积液。

210．何谓真性室壁瘤

室壁瘤可发生于心肌梗死急性期，但更常发生在愈合期。梗死区心肌扩展变薄，心肌坏死组织或心肌组织被瘢痕组织所替代，在心腔内血液压力的作用下，局部室壁组织显著向外膨出，形成室壁瘤。室壁瘤一般发生在心肌梗死范围较大的病例，常发生于左心室前壁近心尖部。超声可见局部心肌在舒张期及收缩期均呈矛盾运动。

211．何谓假性室壁瘤

假性室壁瘤是由急性心肌梗死或心脏创伤、脓肿导致心脏破裂，破口处形成由壁层心包包裹的血肿。超声可见左心室腔外较大囊状无回声，通过细颈与左心室相通，局部心肌连续性中断，彩色多普勒于缺损处探及双向血流。

212．心脏负荷的超声诊断基础

负荷超声心动图可以检测冠心病患者在运动、起搏、握力、药物等负荷状态下冠状动脉的储备功能，实时记录室壁运动及血流动力学变化，准确评价冠心病患者受损心肌的部位、范围及严重程度。协助诊断慢性冠心动脉供血不足、低剂量的药物负荷试验可检测心梗后心肌存活性。

理论依据：①负荷时冠状血流和心肌需氧之间不匹配，导致心肌缺血引起左室壁阶段性运动异常；②局部室壁运动异常具有心肌缺血的相对特异性，且出现较早；③超声是评价阶段性室壁运动异常的理想方法。

213．负荷超声心动图分类

①运动负荷：包括踏板、直立踏车和仰卧踏车；②静态负荷：包括冷加压、握力和起搏等；③药物负荷：包括多巴酚丁安、潘生丁、腺苷等。

214．负荷超声对室壁运动的判断

①正常：静息状态室壁运动正常，负荷状态运动增强；②缺血：静息状态室壁运动正常/异常，负荷状态出现新的节段性室壁运动异常/原有异常恶化；③梗死：静息状态室壁运动异常，负荷状态无明显变化；④心肌存活：静息状态室壁运动异常，负荷状态运动改善。

215．负荷超声心动图适应证

①诊断冠心病并评估心肌缺血的范围和严重程度；②评估心肌存活性；③心肌梗死后和非心脏手术前危险度分层；④排除不明原因的胸痛气短；⑤无诊断意义的心电图运动试验；⑥评价 PTCA 和 CABG 的疗效及再狭窄；⑦评价瓣膜病程度。

（李　娜）

八、心包疾病

216. 心包疾病的分类

心包疾病包括心包炎、心包肿瘤和先天性心包异常等。临床以急性心包炎和慢性缩窄性心包炎最为常见。多数心包疾病的特点是最初为急性心包炎症，可伴有渗出形成心包积液，积液增加迅速或积液量较多时，可发生心包填塞，某些心包疾病最终发展为心包缩窄。

217. 何谓心包炎及常见病因

心包壁层和脏层的炎症称为心包炎，常为全身疾病的一部分表现或由邻近组织的病变波及所致，可由多种感染和非感染性病因引起。

根据病因的不同，临床可见结核性心包炎，化脓性心包炎，尿毒症性心包炎，风湿性心包炎，心脏损伤后心包炎，肿瘤性心包炎，以及自身免疫性疾病所致的心包炎等。

218. 何谓心包积液及常见病因

因非特异性、炎症、结核、病毒、肿瘤、自身免疫性及心脏损伤等原因引起的心包腔内液体增加超过50ml，可称为心包积液。

根据不同病因，积液性质可分为浆液纤维蛋白性、血性、化脓性及乳糜性等。根据积液量的多少，液体可积聚在心尖部、心前区、膈面或充满全部心包腔。结核、恶性肿瘤等可导致大量积液。

219. 什么是心包填塞

心包填塞是一组由于大量心包积液尤其是快速增加的积液导致的静脉压增高，心搏量减少的临床综合征。

220. 心包积液的病理生理

少量心包积液可无明显的血流动力学变化。心包积液对血循环的影响取决于心包积液量和心包积液的速度，若积液量大，且增长迅速，可发生急性心包填塞。因迅速增加的心包积液超过心包被压伸展的能力，心包内压迅速增高，即使积液量相对少（100～250ml）时，也可引起心包填塞。心包填塞时由于心包内压急剧升高使心室舒张充盈受限，回心血量减少，导致心排血量减少，静脉系统淤血。

221. 正常心包腔的超声表现

正常心包腔为一潜在的腔隙，内约含有20～30ml浆液，起润滑作用。M型超声心动图观测心室波群可见前、后心包壁层分别与右室前壁和左室后壁脏层紧密相贴成一条曲线，收缩期脏、壁层稍分开，其间为无回声，舒张期合拢，无回声消失。二维超声心动图表现为心包脏、壁层相贴包绕于心脏表面的线状强回声。

222. 心包积液的超声表现

心包积液时在心脏的收缩期和舒张期心包的脏、壁层之间出现无回声。少量心包积液时M形和二维超声心动图显示在左室后壁后方心包腔内出现持续整个收缩期和部分舒张期的无回声。随着积液量的增多，心脏后方的无回声增宽，心尖、心室外侧壁及右室前壁心包腔内也出现无回声，且无回声持续存在于整个心动周期。

223. 心包积液量的估测

心包积液时可根据心包内无回声的位置及其宽度估测积液量。

少量心包积液　在左心室长轴切面上，左室后壁与心包后壁之间见 $<1\mathrm{cm}$ 的无回声，其积液量一般在100ml以下。

中等量心包积液　积液分布于左室后方、心尖、心脏外侧及右心室前壁前方的心包腔内，左心室后壁与心包后壁之间的无回声 $>1\mathrm{cm}$，估测积液量100～500ml。

大量心包积液　心脏周围遍布无回声，前后心包腔内的无回声 $>2\mathrm{cm}$，内常可见条索状及带状回声；右心室前壁、室间隔和左心室后壁呈同向运动。估测积液量 $>500\mathrm{ml}$。

包裹性心包积液 心包腔内见局限性无回声区，多见于后心包腔。

224. 心包填塞的超声表现

心脏收缩舒张运动时呈现“摆动征”。舒张早期右心室前壁塌陷，吸气时胸内压下降，使右心室内径略扩大，左心室缩小，室间隔向左心室侧偏移，回心血量减少，呼气时则相反。M型可见呼吸时左心室（右心室）径线的交替改变。

下腔静脉、肝静脉扩张，血流缓慢，肝静脉内可记录到反流频谱。

225. 心包积液与胸腔积液的鉴别

左侧胸腔积液常在左侧胸背部显示无回声，心包积液常不能在后胸背部显示；心包积液在胸降主动脉之前，胸腔积液在胸降主动脉之后；胸腔积液同时合并心包积液时，两无回声之间可见心包回声；心包积液在房室沟处变细，心包回声逐渐与左房后壁相融合，而胸腔积液在左房和左室之后；心包积液不随呼吸改变，胸腔积液可随呼吸改变。

226. 心包积液与心外脂肪垫的鉴别

心外脂肪垫位于右室前壁心外膜与心肌层之间，呈现无回声区，易误为局限性心包积液，加大仪器增益，可见内部呈现点状低回声且形态不随体位改变。

227. 缩窄性心包炎的常见原因及病理生理改变

缩窄性心包炎可继发于各种急性心包炎，最常见为结核性和化脓性心包炎，也可见于创伤性、放射性、特发性、风湿性心包炎及心包的恶性肿瘤等。任何类型的心包炎渗出被吸收后，可引起心包脏层和壁层广泛粘连、增厚和钙化，心包缩窄，使心脏舒张期充盈受限，导致静脉压明显增高和每搏量减少。

228. 缩窄性心包炎的超声表现

（1）心包增厚，可见广泛性或斑片状回声增强，合并心包积液时在两层增厚的心包之间可见无回声。

（2）心室舒张受限，内径变小，心房可增大；房室环处心包增厚缩窄时，心房增大明显。

（3）M 型左心室后壁舒张早期向后运动，舒张中、晚期运动平坦；室间隔矛盾。

（4）下腔静脉和肝静脉扩张，舒张期缺少吸气性变化。

229. 缩窄性心包炎的多普勒超声表现

吸气时，二尖瓣 E 峰速度较呼气时降低（>25%），肺静脉 D 波较呼气时明显降低；二尖瓣减速时间缩短；左室等容舒张时间延长；左心室流出道和主动脉血流速度明显减慢。呼气时，三尖瓣血流速度及肝静脉前向血流速度较吸气时明显降低并可见反流。

230. 心包肿瘤的分类

心包肿瘤包括原发性和转移性肿瘤，原发性肿瘤中良性肿瘤有单纯性囊肿、脂肪瘤、纤维瘤、血管瘤、畸胎瘤等；恶性肿瘤有间皮细胞瘤、肉瘤等。心包转移性肿瘤可来源于邻近组织器官癌、肉瘤的浸润或转移，也可来源于全身性恶性疾病的侵袭，如支气管肺癌、乳腺癌、食管癌、白血病、淋巴瘤等。心包肿瘤以转移性肿瘤多见。

231. 心包肿瘤的超声表现

心包肿瘤的超声表现为心包腔内团块状回声，可位于心包的脏层或壁层，也可侵及心包的两层。心包的恶性肿瘤常伴有心包积液或心包填塞。因肿瘤的性质不同，可表现为形状不规则、回声不均的团块，可单发或多发，亦可弥漫性分布或侵及肌层。

232. 先天性心包缺如及超声表现

心包缺如绝大多数为左侧心包缺如，完全缺如和右侧心包缺如少见。心包缺如影响心脏的固定，心包缺如的边缘对冠状动脉分支的压迫或心脏的某一部分（常为左心耳或左心房）经缺损疝出等，可导致胸痛、心律失常、晕厥甚至猝死。本病常合并有心、肺、膈肌的先天性畸形，如房间隔缺损、二瓣（叶）主动脉瓣、支气管囊肿、膈疝或肺畸形等。

左侧心包缺如，失去保持心脏在胸腔内相对稳定的作用，心脏左移，活动加强。超声心动图主要表现为右心室扩大，左心室后壁运动增强及室间隔矛盾运动。心包缺如的超声表现类似右心室舒张期负荷过重，需与引起右室容量负荷增加的疾病相鉴别。

233. 心包囊肿与憩室

心包囊肿是位于心包腔内的薄壁囊性肿物，与心包腔不相通。先天性心包囊肿罕见，可分为体腔性、血管瘤性或错构瘤性等。后天性心包囊肿可继发于血肿、感染或包囊虫病的囊肿。如囊肿与心包腔相通时，称为心包憩室。心包囊肿常位于右肋膈角，也可见于左肋膈角、肺门或纵隔上部，一般无症状，囊肿扭转时可发生疼痛。

心包囊肿的超声主要表现为在心包腔内的一个圆或椭圆形无回声区，壁薄而光滑，与心包腔不相通。心包憩室的超声表现为囊肿的无回声区与心包腔相通。

234. 超声引导下心包穿刺

在超声监测下经皮进行心包穿刺，可以清晰的显示心包积液的程度、分布范围及与心脏和周围组织的解剖结构关系，确定穿刺进针的部位、方向、角度和深度，避免心肌、、大血管、肺等组织的损伤，具有准确、安全等优点。常用穿刺点选择在左锁骨中线第五肋间附近，取积液最宽，距体表最近处穿刺。如心包穿刺置管引流时，亦可选择剑突下在剑突与左肋弓缘夹角处穿刺。

235. 超声引导下心包穿刺的适应证

（1）确定心包积液的性质：超声引导下心包穿刺，抽出液体观察颜色、性状进行常规与细胞学、生化、细菌学等检验，可以确定积液的性质。

（2）解除心包填塞：大量的心包积液时，心包穿刺抽液，降低心包腔内压力，缓解心包填塞的症状。

（3）较大量的心包积液、恶性心包积液，心包穿刺置管引流。

（4）心包腔内介入治疗：恶性心包积液心包穿刺抽液及注入化疗药物。

（5）心包积脓的治疗：化脓性心包炎脓液稠厚并常有包裹，超声引导可帮助选择合适的进针部位并放置引流管，疗效可靠。

（姜　颖）

九、高血压病

236. 高血压病的病理基础

高血压病是常见的心血管疾病。多种机制均可导致全身细小动脉痉挛，动脉管壁缺氧，透明样变性。动脉内膜纤维组织和弹性纤维增生，导致管腔变窄，进一步加重缺血。左心室呈向心性肥厚，晚期导致心室功能减低，心腔扩大，出现心力衰竭，严重者出现心包积液。高血压病人的主动脉瓣易较早发生退行性改变，出现轻度狭窄和关闭不全。

237. 高血压病的超声表现

高血压病的主要超声表现为左心室肥厚。表现为左心室壁的肥厚和左心室心肌重量的增加。

238. 高血压病的左心室状态分型

可将高血压病人的左心室状态分成4型：

Ⅰ型：左心室正常，舒张末左室壁相对厚度小于0.45，左心室心肌重量指数小于125 g/m^2，一般出现在早期或轻度高血压病人。

Ⅱ型：左心室向心性重构，舒张末左室壁相对厚度大于0.45，左心室心肌重量指数小于125 g/m^2，多见于长期或中度高血压病人。

Ⅲ型：向心性左心室心肌肥厚，舒张末左室壁相对厚度大于0.45，左心室心肌重量指数大于125 g/m^2，多见于重度高血压或急进性高血压病人。

Ⅳ型：离心性左心室心肌肥厚，舒张末左心室壁相对厚度小于0.45，左心室心肌重量指数大于125 g/m^2，多见于老年病人或伴心衰者。

239. 高血压病的向心性左室肥厚的超声表现

室间隔、左心室游离壁不均匀性增厚；左心室腔正常或稍扩大，左心室舒张末径指数（LVdDI）$\leqslant 3.1 cm/m^2$（体表面积），相对室壁厚径即室间隔厚径与左心室游离壁厚径之和与左心室舒张末径指数的比值（IVS + free wall/LVdDI）$\geqslant 0.45$；左心收缩功能如短轴缩短分数（SF%）、射血分数（EF）正常或增强。未经治疗的高血压病患者更多表现为左心室壁增厚，但左心室重量不增加，也即左心室向心性重构（concentic remodeling）。

240. 高血压病的偏心性扩张性左心室肥厚的超声表现

高血压病偏心性扩张性左心室肥厚，表现为LVdDI $> 3.1 cm/m^2$，相对室壁厚径 < 0.45，左心室心肌重量增大。收缩功能正常或有减低。

241. 高血压偏心性左心室非扩张性肥厚的超声表现

高血压病偏心性非扩张性左心室肥厚，超声所见有左心室腔扩大，LVdDI $> 3.1 cm/m^2$；左心室壁厚径仍可正常，相对室壁厚径 < 0.45。收缩功能正常或增强。

242. 高血压病混合型左心室肥厚的超声表现

高血压病的混合型左室肥厚，LVdDI $> 3.1 cm/m^2$，相对室壁厚径 $\geqslant 0.45$，左心室心肌重量增大。收缩功能可减低。

243. 高血压性肥厚型心肌病的超声表现

高血压性肥厚型心肌病见于老年人，因多年的高血压的压力过负荷，使左心室肥厚，左心室壁肥厚的程度及肥厚左心室的分布，与原发性肥厚性心肌病相似，左心室腔变小，收缩功能增强，舒张功能受损，主要表现为充盈受损；也可检测到左心室流出道局部阻塞，二尖瓣前瓣收缩期向前运动。但与肥厚性心肌病不同的是，患者有多年高血压病史，为老年患者，左心室壁肥厚为渐进性，室壁无肥厚性心肌病所呈现的室壁内回声增粗增强。

244. 影响高血压病左室肥厚类型的因素

偏心性左心室肥厚更常见于年轻的高血压病患者，随着年龄的增大，偏心性左心室肥厚可变为向心性肥厚，因外周血管阻力随年龄而增大。男性患者多发生偏心性左心室肥厚，女性患者多发生向心性左心室肥厚。可以对左心室肥厚影响的因素除高血压病、性别、年龄外，种族、饮食、钠摄入量、胰岛素抵抗及其他神经内分泌因素均可影响左室肥厚。

245. 超声检测高血压病左心室肥厚的临床意义

超声检测高血压病左心室肥厚具有较高的准确性。高血压病的左心室肥厚可预告高血压病预后情况。

十、心脏肿瘤

246. 超声诊断心脏肿瘤的意义

心脏肿瘤较少见，瘤体脱落可能危及生命，超声可以及时发现肿瘤，并可对肿瘤的大小、形态、在心脏的具体部位及与周围组织的关系进行评价，超声已被公认为心脏肿瘤的最佳诊断方法。

247. 心脏肿瘤可分为哪些类型

心脏肿瘤根据肿瘤的侵袭部位不同可分为：①向心腔内生长的肿瘤；②浸润心肌壁的肿瘤；③侵犯心包腔的肿瘤。

心脏肿瘤按病理来源不同分为良性肿瘤与恶性肿瘤。良性肿瘤包括黏液瘤、脂肪瘤、横纹肌瘤、畸胎瘤、平滑肌瘤、间叶细胞瘤、淋巴管瘤、纤维瘤、血管瘤、心包囊肿与支气管囊肿等。恶性肿瘤常见的有血管肉瘤、横纹肌肉瘤、恶性间皮瘤、淋巴肉瘤、脂肪肉瘤、黏液肉瘤、纤维肉瘤等。

248. 向心腔内发展的肿瘤的超声表现

向心腔内发展的肿瘤的超声心动图表现为心腔内异常回声团块。

(1) 轮廓与形态：良性肿瘤多为圆形、卵圆形或息肉状，边缘整齐，表面光滑。

(2) 与心壁的关系：多数向心脏内生长的肿瘤均有蒂。

(3) 活动度：位于心腔内的肿瘤受血流的冲击而随血流活动。

(4) 柔顺性：不同的肿瘤组织有不同的硬度。

(5) 回声：不同的组织结构回声强度不同。细胞组成致密时，回声均匀且较强，含液体较多的肿瘤回声强度减弱。

249. 心肌肿瘤的超声表现

心肌肿瘤的超声心动图表现为心肌增厚，内见异常回声区，良性肿瘤形态较规则，恶性肿瘤边缘不清楚，分布不规律，肿瘤区心肌功能丧失。M 型示收缩及舒张幅度减低或消失，心肌增厚率近于零。其他表现包括心包积液，心功能减低、血流动力学异常。

250. 心包肿瘤的超声表现

心包肿瘤的超声心动图表现包括心包内异常回声、心包积液。继发表现包括心包柔顺性降低、心腔扩张受限，心肌舒张功能受限。

251. 心脏外肿瘤直接扩张，侵犯心脏，有哪些超声表现

心外肿瘤直接扩张，侵犯心脏的超声心动图表现最常见为心房、心室后壁受压，房室腔变窄。进一步表现是穿透房、室壁侵入心腔，心壁回声不完整并与肿瘤回声相互融合。继发改变有心脏受压变小，血流受阻，心脏搏动幅度减低；心脏固定，全心运动减弱；受累心肌收缩及舒张幅度及速度减低以致消失，心肌收缩率近于零，心包积液等。

252. 常见的心脏良性肿瘤

心内黏液瘤是最常见的心内原发良性肿瘤，其他良性肿瘤还包括纤维瘤、脂肪瘤、横纹肌瘤、畸胎瘤、间皮瘤、间叶细胞瘤、淋巴管瘤、平滑肌瘤、心包囊肿、支气管囊肿等。

253. 常见的心脏原发恶性肿瘤

常见的心脏原发恶性肿瘤有血管肉瘤、横纹肌肉瘤、黏液肉瘤、纤维肉瘤、恶性间皮瘤、淋巴肉瘤、骨肉瘤、软骨肉瘤、脂肪肉瘤、平滑肌肉瘤等。

254. 经食管超声检查诊断心脏肿瘤的优越性

(1) 更清晰、更全面地显示心房腔内占位性病变的轮廓、附着部位及数目。

（2）可清楚地显示左心房耳部断面。

（3）可清楚地显示上、下腔静脉进入右心房的入口部位。

255. 心脏黏液瘤的病理特征

心脏黏液瘤起于心内膜下或血管瘤用细胞或多潜势留用细胞，多呈浅黄色、半透明胶冻状。形态多呈分叶状、菜花状；表面多有大小不等的结节；多有长短不一的蒂。组织细胞学研究表明，黏液瘤细胞大多为梭形呈散在或团索状排列，间质疏松，充以弥漫、均匀的无定形的黏液样基质，小血管丰富。瘤组织间有散在出血、纤维变性及大片坏死区。

256. 心脏黏液瘤的临床表现

心脏黏液瘤的临床表现复杂多样，一般可归纳为3大综合征：

（1）血流阻塞：左房黏液瘤阻塞二尖瓣口，患者常有心悸、气短、端坐呼吸、咯血、晕厥等症状。右房黏液瘤阻塞三尖瓣口，影响体静脉回流，造成颈静脉怒张、肝淤血、下肢水肿、腹腔积液等右心衰症状。

（2）动脉栓塞：黏液瘤组织疏松脆弱，表面碎片或血栓易脱落，造成动脉栓塞。右心黏液瘤可发生肺动脉栓塞，左心黏液瘤则可造成体循环栓塞。

（3）全身反应：黏液瘤可发生出血、变性、坏死，引起发热、血沉增快、贫血、体重减轻，血清蛋白异常。患者多有乏力、食欲减退，部分有荨麻疹、关节酸痛等症状。

257. 心脏黏液瘤的主要超声表现

（1）心腔内团块状回声，分叶状或不规则状。

（2）异常回声团块随血流落入瓣口，瘤体沿血流方向伸展变长；活动度大小取决于瘤蒂的长短。

（3）彩色多普勒显示肿瘤周边的高速血流，揭示瘤体堵塞瓣口，致瓣口面积减小，瓣口两端压差增大。

258. 心脏黏液瘤与心腔内血栓如何鉴别

一般心室血栓多见于冠心病心肌梗死后，血栓多位于左室心尖部，无活动性，附着部位的室壁运动异常。而左心室黏液瘤的室壁运动正常，鉴别多无困难。

左心房血栓主要见于二尖瓣狭窄，患者多有房颤病史、血栓通常位于心房后上部、肺静脉入口附近及左心耳内，附着面积广，无活动性。左心房黏液瘤有蒂，除具规律运动外，附着部位多在房间隔上，团块主要在左心房下部，二尖瓣一般无增厚、粘连等病理改变。

259. 心脏黏液瘤的与感染性心内膜炎的赘生物如何鉴别

附着于瓣环的黏液瘤与较大的瓣叶赘生物具相似的活动规律。一般而言，后者多有持续高热的病史，血培养可能呈阳性，炎症对瓣膜的腐蚀破坏较重，瓣膜多穿孔破裂，超声图像可显示破损瓣膜在血流冲击下的颤动，关闭不全者，彩色多普勒可检出反流信号，而黏液瘤主要造成瓣口堵塞的血流动力学改变。

（朱沈玲）

十一、主动脉夹层及主动脉瘤

260．什么是主动脉瘤

主动脉瘤是由于先天性结构异常或后天病变使动脉管壁变薄，发生局限性或弥漫性向外扩张和膨出的一类主动脉疾病。

261．主动脉瘤从病理上如何分型

从病理上动脉瘤分真性动脉瘤（动脉瘤）、主动脉夹层和假性动脉瘤3型。

262．主动脉瘤的病理特征

动脉壁全层呈囊状或梭形局限性扩张。

263．主动脉瘤的超声表现

主动脉局限性扩张、瘤壁为完整的动脉壁3层结构 。瘤体内血流呈涡流、频谱异常。

264．假性动脉瘤的病理特征

动脉与瘤体间有破口相通，动脉外的血肿被内皮和周围组织包裹成瘤样，可见血栓形成。

265．假性主动脉瘤的超声表现

瘤体无动脉壁3层结构，与病变动脉间有破口相通，瘤内可见血栓收缩期可见五彩镶嵌动脉血流经破口进入瘤体内，舒张期瘤体内血流经破口返回病变动脉。

266．什么是主动脉夹层

主动脉夹层是在内因或外力作用下，动脉壁内膜破裂，主动脉管腔内血液经撕裂口进入动脉壁中形成血肿的一种危急的主动脉疾病。

267．主动脉夹层的病理特征

血流经剥脱的内膜进入管壁间，使动脉内膜与外层分离形成假腔，假腔经破口与真腔相通。

268. 主动脉夹层的分型

主动脉夹层临床比较常用的是 DeBakey 分型：Ⅰ型：内膜撕裂起自升主动脉扩展至主动脉弓或远侧腹主动脉；Ⅱ型：病变起源并局限于升主动；Ⅲ型：病变始于左锁骨下动脉开口以远，并向前延及胸、腹主动脉。

269. 主动脉夹层的超声表现

扩张的主动脉腔内有剥脱内膜回声，将动脉分为真假两腔，两腔间有破口交通，经此破口收缩期真腔内血流进入假腔，舒张期血流由假腔流回真腔。

270. 超声如何区别主动脉夹层的真、假腔

二维超声可显示主动脉腔内撕裂内膜的回声及其破口，显示撕裂内膜的漂浮运动状态及重复可见的真、假动脉腔；M 型超声可观察撕裂内膜在不同心脏时相运动的方向帮助确定主动脉的真腔、假腔；CDFI 可帮助判断血流速度快、色彩鲜艳的腔为真腔，血流速度慢、色彩黯淡的腔为假腔。

271. 主动脉夹层最有价值的超声诊断标准

在主动脉内检出动脉撕裂内膜并观察到内膜撕裂口。

272. 超声诊断主动脉夹层的优点

可以多部位、多切面扫查撕裂内膜、撕裂口及真、假管腔，清晰观察主动脉根及主动脉瓣的运动和病变，确定有无主动脉瓣反流，确定有无主动脉夹层破裂引起的心包、胸腔积血等。超声检查无创、简便易行、价廉。

273. 超声诊断主动脉夹层的不足

经胸二维超声对胸降主动脉夹层检出率低，少数病人出现假阳性或假阴性改变，检查方法、扫查部位、所用切面影响诊断结果的准确性。

274. 超声诊断主动脉夹层的注意事项

对临床怀疑或超声检查中发现的主动脉夹层要扫查主动脉全程及其主要分支，必要时追踪扫查髂总动脉至股动脉；注意寻找主动脉撕裂内膜破口（入口），及有无远端破口（再入口），明确其位置；慢性主动脉夹层要观察假腔内有无血栓形成，及破口是否闭合；要多切面、多角度扫查，避免假阳性或假阴性结果；二维超声对降主动脉夹层检出率低，经食管超声检查，有助于准确诊断；要与主动脉粥样硬化斑块破溃或出血鉴别；观察主动脉夹层附近有无异常暗区，是否有夹层破裂；主动脉夹层术后要观察内膜破口及假腔是否闭合、有无血

栓形成，支架型人工血管放置的部位、分支动脉供血情况等。

（姜 颖）

十二、心脏功能

275. 心动周期的概念

心脏一次收缩与舒张，构成一个机械活动周期，称为心动周期。心脏的每一个心腔的心动周期都包括收缩期与舒张期。由于心室在心脏泵血活动中起主要作用，所以通常的心动周期是指心室的活动周期，分为心房收缩期、等容收缩期、快速射血期、减慢射血期、等容舒张期、快速充盈期、减慢充盈期7个时相。

276. 何谓心肌的收缩特性

心肌收缩特性是指心脏前、后负荷，心肌收缩性能和心脏泵血能力之间的关系。如心脏前、后负荷不变，心肌收缩特性主要受神经、体液的调节。

277. 何谓心肌的舒张特性

心肌舒张特性指的是心肌的松弛性与顺应性。心肌的松弛性是指等容舒张期和快速充盈期心肌纤维能恢复到收缩前的长度和张力的能力。顺应性是指心室舒张中晚期，室壁对前负荷变化的适应能力。

278. 何谓心脏的前负荷和后负荷

心脏的前负荷指心室舒张期负荷（容量负荷）。心脏的后负荷指心室的收缩期负荷（压力负荷）。

279. 何谓心室容量负荷过重

心室容量负荷过重包括回心血量增多或舒张末残余血量增多，以心腔扩大为主。

280. 引起心室容量负荷过重的原因

引起左室容量负荷过重的疾病有二尖瓣关闭不全、主动脉瓣关闭不全、室间隔缺损等。引起右室容量负荷过重的疾病有三尖瓣关闭不全、完全性肺静脉畸形引流、房间隔缺损等。

281. 何谓心室压力负荷过重

心室压力负荷过重是心室射血阻力增加所致，以代偿性心室壁肥厚为主。

282. 引起心室压力负荷过重的原因

引起左室压力负荷过重的疾病有高血压、主动脉狭窄、主动脉缩窄等。引起右室压力负荷过重的疾病有各种原因导致的肺动脉高压、肺动脉狭窄等。

283. 心室容量负荷过重的超声表现

左室容量负荷增加：左心室、左心房内径增大，M 型室间隔与左室壁运动幅度增大，二尖瓣 EF 斜率加快。

右室容量负荷增加：右心室、右心房内径增大，右心室流出道增宽，M 型室间隔与左心室壁呈同向运动，三尖瓣 EF 斜率加快。

284. 心室压力负荷过重的超声表现

左心室压力负荷增加：室间隔与左心室壁均明显增厚，左心室内径正常或稍大，二尖瓣 EF 斜率减慢。

右心室压力负荷增加：右心室前壁明显增厚，右心室内径正常或稍大，室间隔增厚

285. 评价心脏泵功能的常用指标

（1）每搏排出量（搏出量，SV）：一次心搏一侧心室射出的血液量，SV = 心室舒张末期容积 - 心室收缩末期容积。

（2）每分排出量（心排出量，CO）：一侧心室每分钟射出的血液量，CO = SV × H（心率）。

心排出量与机体新陈代谢水平相适应，可因性别、年龄及其他生理情况而不同。如健康成年男性静息状态下，心率平均每分钟 75 次，搏出量约为 70ml（60 ~ 80ml），心排出量约为 5L（4.5 ~ 6.0L）。女性比同体重男性的心输出量约低 10%，青年时期心排出量高于老年时期。

（3）心（脏）指数：以每一平方米体表面积计算的心输出量。

（4）射血分数：搏出量占心室舒张末期容积的百分比。

射血分数 = 搏出量（ml）/心室舒张末期容积（ml）×100%

健康成年人射血分数为 55% ~ 65%。

286. 常用的左心室收缩功能的测定指标

室间隔及左心室后壁运动幅度，室壁收缩期增厚率（△T%），心室舒张末容积（EDV），心室收缩末容积（ESV），左室短轴缩短百分率（FS%），平均环周纤维缩短百分率（mVcF%），心搏量（SV），心搏指数（SI），心排出量（CO），射血分数（EF%）等。

287. 局部左心室收缩功能的常用评价方法

M 型常用指标：①室间隔、左心室后壁的运动幅度，正常值：室间隔运动幅度（IVSE）4～8mm，左心室后壁的运动幅度（PWE）8～14mm。②室间隔、左心室后壁增厚率（△IVS%，△T%），正常值：> 30%。

二维目测评价室壁运动：①正常运动；②运动减弱；③无运动；④矛盾运动；⑤运动增强。

288. 常用左心室舒张功能测定指标

舒张早期二尖瓣前叶最大运动幅度（E 峰），二尖瓣 EF 斜率，心房收缩期二尖瓣前叶最大运动幅度（A 峰），E/A 或 A/E 比值。

测量二尖瓣舒张期血流频谱：舒张早期峰值流速（VE），心房收缩期峰值流速（VA），E/A 或 A/E 比值，舒张早期充盈分数（RFF），舒张晚期充盈分数（AFF）等。

289. 右心收缩和舒张功能常用的测定指标

右心收缩功能常用的指标有右心室舒张末容积（EDV），右心室收缩末容积（ESV），心搏量（SV），心搏指数（SI），心排出量（CO），射血分数（EF%）等。

右心舒张功能测量三尖瓣舒张期血流频谱：舒张早期峰值流速（VE），心房收缩期峰值流速（VA），E/A 或 A/E 比值等。

290. M 型超声测定左心室收缩功能的优势和不足

对于没有心脏结构异常及局限性室壁运动异常的患者，M 型超声可以准确定位和测量局部心脏结构的运动方向、时间、运动的幅度、运动速度和心腔的内径。但是 M 型测量的准确性依赖于扫描线与被测量结构垂直，若有偏差，会造成测量结果的误差。

291. 解剖 M 型评估整体心功能与传统 M 型比较有什么优势

解剖 M 型超声可以任意调整取样线角度和位置，确保取样线角度和位置与所测心脏结构的径线平行，减少测量的误差。当存在有节段性室壁运动异常和心室形态改变时，采用解剖 M 型可以多个节段测量左心室收缩功能，取测量的平均值，得出左室整体收缩功能。

292. 超声评价左心室舒张功能的影响因素

超声评价左心室舒张功能的指标受年龄、心率、呼吸、多普勒的取样部位以及心房压力、瓣口面积等因素的影响，因此对舒张功能的评价应综合分析。

293. 左心房压力的估测

收缩期左心房压 = 左室收缩压（肱动脉收缩压）－二尖瓣反流压差

舒张早期左心房压＝二尖瓣狭窄的跨瓣压差

294．如何估测左心室压

无左心室流出道梗阻时，左心室收缩压＝肱动脉收缩压

有左心室流出道梗阻时，左心室收缩压＝肱动脉收缩压＋跨瓣压差

有主动脉瓣反流时，左心室舒张末压＝肱动脉舒张压－反流压差

295．如何估测右心房压

（1）颈静脉充盈高度法：右心房压＝半卧位时右侧颈静脉最高充盈点至胸骨角的垂直距离（cm）＋5cm/1.36mmHg

（2）估测法：当没有或只有轻度三尖瓣反流时，右心房大小正常，右心房压约5mmHg；当有中度三尖瓣反流时，右心房轻度扩大，右心房压约10mmHg；当有重度三尖瓣反流时，右心房明显扩大，右心房压约15mmHg。

296．如何估测右心室压

（1）三尖瓣反流法：右心室收缩压＝三尖瓣反流压差＋右心房压

（2）肺动脉瓣狭窄时：右心室收缩压＝肺动脉收缩压＋跨瓣压差

（3）存在室间隔缺损时：右心室收缩压＝肱动脉收缩压－最大分流压差

（4）右心室舒张压＝右心房压

297．何谓肺动脉高压症

肺动脉高压症是指由心、肺及肺血管本身多种病因引起的肺小动脉损伤、痉挛、栓塞，导致肺循环阻力增高，肺动脉压升高，右心肥厚、扩张，最终导致右心衰竭的一组病理生理过程。分为原发性和继发性两类。原发性肺动脉高压是由原因不明的肺小动脉痉挛、增生、硬化等病变所致，较少见。继发性肺动脉高压常继发于心、肺及胸廓等疾病，临床较常见。

298．M型和二维超声估测肺动脉高压

M型：肺动脉瓣运动曲线a波变浅甚至消失，收缩期瓣膜提前关闭，后瓣呈：W或V形。

二维：舒张期肺动脉瓣膨向右室流出道。

299．超声如何定量估测肺动脉高压

（1）采用三尖瓣反流法测定肺动脉收缩压（PAPs）：无右室流出道梗阻及肺动脉狭窄时：

PAPs＝△PTR（三尖瓣反流压差）＋PRA（右心房压）

有右心室流出道狭窄时：

PAPs = PTR（右心室、右心房压差）+10（估测的右心房压）－△Pps（狭窄两端压差 mmHg）

注：伴先天性心脏病室间隔缺损时，该法不准确。

（2）伴室间隔缺损时：选取缺损处最佳血流频谱，测量收缩期左向右最大血流流速，测量肱动脉血压：PAPs = BPs（肱动脉收缩压）－△Ps（分流压差）

当出现右向左分流时：PAPs = BPs + △Ps

（3）伴动脉导管未闭时：选取未闭导管最佳血流频谱，测量收缩期左向右最大血流速度，测量肱动脉血压：PAPs = BPs（肱动脉收缩压）－△Ps（分流压差）

PAPd（肺动脉舒张压）= BPd（肱动脉舒张压）－△Pd（舒张期分流压差）。

（姜　颖）

十三、心脏超声新技术

300. 何谓心肌声学组织定征

心肌声学组织定征（myocardial ultrasonic tissue characterization，MUTC）是一种无创性评价心肌声学特性的方法，反映心肌结构和功能发生改变所引起的超声波与组织之间的相互作用。

301. 声学密度定量技术及应用

声学密度定量（acoustic quantitation，AQ）技术包括心内膜自动边缘检测（automated border detection，ABD）根据血液和软组织背向散射积分不同，分辨出心内膜轮廓并追踪其瞬时变化，实时地测量心腔面积或容量，计算心脏功能。

302. 什么是彩色室壁动态显示技术

彩色室壁动态显示（color kinesis，CK）技术是 AQ 技术的进一步改进，可定时、定量、定位、实时显示心内膜的运动及其运动方向，综合评价室壁运动，有助于负荷超声发现节段性室壁运动异常。

303. 彩色室壁动态显示技术的临床应用

可用于冠心病患者的节段性室壁运动的评价，能直观地显示运动异常节段所在的部位并区分运动异常的程度，有助于对临床上诊断困难的梗死区扩张及室壁瘤的诊断。

304. 何谓多普勒组织成像技术及其原理

多普勒组织成像（Doppler tissue imaging，DTI）又称组织多普勒成像（tissue doppler imaging，TDI）。其基本原理是把彩色多普勒血流显像用于心肌显像，可以更精确、更直观地分析室壁运动。

305. 多普勒组织成像技术有几种显示方式

多普勒组织成像（DTI）有多普勒组织速度图（Doppler tissue velocity，DTV），多普勒组织能量图（Doppler tissue energy，DTE），多普勒组织加速度图（Doppler tissue acceleration，DTA）的显示方式。

306. 多普勒组织速度图的特点

以彩色显示室壁有无运动及其运动方向，观察室壁各节段在心动周期不同时相的运动特点。

307. 多普勒组织成像的临床应用

多普勒组织成像与心肌声学造影及负荷超声联合应用可更准确的评价节段性室壁运动异常；多普勒组织成像可用以评价心室的收缩、舒张功能及进行心脏传导系统的电生理研究；多普勒组织成像还可应用于经食管超声及三维成像等。

308. 什么是自然组织谐波成像技术

自然组织谐波成像技术采用谐波原理，用较低频率的基波发射，并接收两倍于发射频率的二次谐波进行成像，可以增加图像的分辨率和清晰度。

309. 组织谐波成像在心血管疾病中的应用

①用于超声负荷试验，可更清楚地观察到室壁运动的改变；②能清晰显示心内膜，较为准确测定左室功能；③能较好地显示常规超声显示不充分的左心室心尖部和左心室侧壁；④能清晰的区分心肌组织与血栓，显示左心室腔内附壁血栓；⑤能更好地显示右心室壁。

310. 冠状动脉内超声及其临床应用

冠状动脉内超声（intracoronary ultrasound，ICUS），是用血管内超声检查冠状动脉的新技术。可以观察冠状动脉的病理生理改变，评价血管病变的程度及介入治疗的效果。

311. 何谓心肌声学造影术

心肌声学造影术（myocardial echcardiography），是应用声学造影剂增强心肌显影以评估心肌血流灌注的方法。

312. 超声造影剂谐波成像目前主要用于哪些方面

①评价冠状动脉血流储备；②判断心肌存活及预后；③测量左室容积；④ 增强心内膜

显像；⑤评价冠脉介入治疗、冠脉搭桥术、急性心肌梗死、再灌注治疗及心肌再血管化的疗效。

313. 什么是解剖 M 型超声

解剖 M 型超声也称任意角度或全方向 M 型超声或直线解剖 M 型超声心动图技术。

314. 解剖 M 型的临床应用

解剖 M 型超声取样线不受探头位置和声束扫查方向限制，可以在二维图像范围内以任意角度，对心脏内任何结构（室壁、瓣膜或血管）进行 M 型成像，并对室壁厚度、心腔大小、心血管结构的运动速率、幅度等进行定量评估。

315. 实时三维超声的优点

实时三维超声能够实时采集图像，同步显示，较重建三维超声节约了大量的时间，同时操作方便，可以任意选定及移动检查位置，不受空间和时间的限制。因此，实时三维技术能够从不同方位显示心脏各种剖面的立体结构及其活动状态，以及大血管内血流的分布和流向，无需二维超声显像，要求医生在头脑中进行模拟三维构思来建立诊断。

316. 实时三维超声在心血管检查中的应用

实时三维技术常应用于：① 常规的二维超声检查无法正确进行评估的巨大左心室检查；② 右心室功能评估；③ 瓣环运动的分析；④室壁瘤检查；⑤ 心导管及电极位置的监测；⑥ 实时动态地观察肥厚性梗阻型心肌病梗阻部位、程度；⑦诊断先天性心脏病，能更准确地直接观察心脏发育异常的部位或缺损、房室连接及心腔与大血管的关系。

（冉 旭 姜 颖）

第七章 腹 部

一、肝 脏

1. 肝脏的解剖结构

肝脏是人体中最大的实质脏器，呈楔形，主要位于右上腹，并延达左上腹。其上界在右锁骨中线第5前肋的上缘，下界与右季肋缘相齐。肝的上面与膈肌相附，称为膈面，下面为脏面，肝的膈面附有镰状韧带，将肝分成左、右两叶，脏面有“H”形的两条纵沟和一条横沟。右纵沟由前部的胆囊窝和后部的下腔静脉窝组成，肝静脉在下腔静脉窝后上端注入下腔静脉处，即为第二肝门所在。左纵沟由脐静脉窝和静脉韧带构成，横向为第一肝门部，有血管和胆管通过。肝脏内存在的裂隙，将其分为5个叶，以下腔静脉窝和胆囊窝为标志的正中裂将肝脏分为右叶和左叶，起于脐切迹，抵于肝左静脉入下腔静脉处的左叶间裂，将左半肝分为左内叶和左外叶；起自肝右下缘切迹，向后上抵于肝右静脉下腔入口处的右叶间裂将肝脏分为右前叶和右后叶；起、止于肝门静脉矢状部和肝左静脉根部的静脉导管索形成背裂的一部分，尾状叶位于其后。

2. 正常肝脏的声像图及分区

上腹部纵断面上，肝脏呈类三角形，横断或肋缘下斜断时，显示为以肝门为中心的类扇形。正常肝实质呈现稍低的细小点状回声，分布均匀。一般而言，肝实质回声比肾实质稍强，比胰腺稍弱或相似。肝内门静脉沿肝脏长轴走行，近第一肝门处较粗，在肝左叶内门静脉左支横部、矢状部、左内支、左外上支、左外下支呈“工”字形分布。胆管伴行于门静脉左右支的腹侧。于剑突下或右肋缘下向肝膈面斜断扫查，可见左、中、右三支肝静脉呈放射状汇集于第二肝门与肝门静脉分支垂直交叉分布，由于其不在一个平面上，故难以同时显示。肝右静脉走行于右叶间裂内，是肝右前叶与右后叶的分界标志。肝中静脉将肝脏分为左叶和右叶，肝左静脉近端与肝门静脉左支点状段是识别肝左外叶与右内叶的标志，肝门静脉左支横段是识别肝左叶与尾状叶的标志。

3. 肝脏的正常测量值范围

超声诊断肝脏疾患主要依靠声像图变化和径线测量，但需注意个体差异，通常所用的几个测量值为：①肝右叶最大斜径，在通过右肋缘和肝右静脉注入下腔静脉的斜断面图上，肝前后缘间的最大垂直距离为肝右叶最大斜径，正常测值为12～14cm。②肝左叶厚度和长度在通过腹主动脉长轴的左半肝矢状纵断面图上，肝左叶前后缘间径（包括肝尾叶）为厚度，肝膈缘至下缘间径为长度，正常测值肝左叶厚度不超过6cm，长度不超过9cm。③肝右叶厚度，在右锁骨中线矢状纵断面或肋间断面上，测量肝脏前后间的垂直距离为肝右叶厚度，正常测值为10～12cm。④肝右叶横径，在腹中线肋间断面图上，自肝最右外侧缘至下腔静脉右侧壁间的距离为肝右叶横径，正常测值为8～10cm。

4. 脂肪肝的超声表现

正常肝脏脂肪含量约5%，当肝内脂肪含量大量增加、肝细胞内出现大量脂肪颗粒时，称为脂肪肝。经治疗后，大多可逆转恢复正常。脂肪肝声像图表现为：①肝脏轻度或中度增大，轮廓整齐平滑，边缘有时可圆钝；②肝内回声增强，细而密集呈云雾状改变，系由肝细胞内脂肪弥漫浸润，肝脏反射界面增多所致，另可致声束衰减和散射明显增加，使回声增强，从表浅至深部逐渐衰减；③肝内管道分布走向不明显，各级分支多不显示。不均匀脂肪肝常显示为肝实质内片状的回声增强区，边界清晰，无占位感，其内血管走形正常。

5. 肝硬化的声像图表现

肝硬化为肝细胞损害所致的非特异性表现。主要病因肝炎（乙型或丙型）、酒精损害、代谢性肝损害等。肝硬化的主要超声表现为：①肝脏萎缩肝尾状叶增大，尾状叶与肝右叶横径比大于0.65，对于肝硬化的诊断有一定的特异性，尾状叶与肝左叶前后径比值大于等于0.5，更容易测量到；②肝回声粗，稍增强；③肝表面不光滑，有结节感。

6. 门静脉高压声像图表现

门静脉高压依据产生部位分为肝后梗阻（例如：肝静脉），肝梗阻（例如：肝硬化）及肝前梗阻（例如：门静脉）3大类。肝门静脉高压最常见的原因为肝硬化，临床上多伴有静脉曲张出血、腹水及脾大，其超声表现有以下几点：①脾大（长径超过13cm）；②肝门静脉增宽（直径大于13mm）；③脾静脉增宽（直径大于10mm），肝门静脉、脾静脉直径不随呼吸变化；④腹腔积液，腹腔积液为门静脉高压与低蛋白血症的作用结果；⑤脐旁静脉开放，胃左静脉扩张（直径大于4mm）此征象为门静脉高压的特异性超声表现，有此表现门静脉高压可确诊。

7. 单纯性肝囊肿的声像图特点

单纯性肝囊肿表现为肝内圆形或椭圆形无回声区，囊壁薄而光滑，后方回声明显增强，与周围组织境界分明，常伴有侧边折射声影，体积较大、位置表浅的肝囊肿，用实时探头加压检查，表现为可压缩性。当囊肿合并出血感染时，囊内可出现弥漫性低水平回声，偶见沉渣及分层现象；囊壁可增厚，模糊不清，边缘不整齐，在检查时需与正常肝内管腔断面、Caroli病及某些类腺癌和淋巴瘤、肉瘤肝转移相鉴别。

8. 多囊肝的声像图特点

本病是一种肝脏先天性多囊性疾病，肝脏弥漫性增大，形态失常，表面不规则。肝内可见大小不等直径自数毫米至数厘米的囊泡样结构。囊泡内无回声或低回声，严重者甚至看不清正常肝脏回声结构。有一种粟粒样弥漫性多囊肝，囊腔极小而密集，大部分无囊腔显示，表现为密集点状强回声，其间可有散在小囊腔或透声区显示。多囊肝常常合并多囊肾。

9. 肝内钙化灶的超声表现

肝内钙化灶表现为肝实质内的强回声点（斑），大小在数毫米至2厘米，通常伴后方声影，患者一般无临床症状。肝内钙化灶主要需和肝内胆管结石相鉴别，后者常呈串珠状排列的数个强回声，沿肝内胆管走形，后方伴有声影，同时有远端肝内胆管扩张或合并有胆囊结石，患者常有肝区疼痛或发热等相应临床症状。

10. 肝血管瘤的声像图特点

肝血管瘤是肝脏最常见的良性肿瘤，以海绵状血管瘤最为常见，其声像图特征如下：瘤体可呈强回声、弱回声和混合回声，强回声型多见。根据肿瘤大小表现有所不同，直径小于2cm的小血管瘤多呈圆形或椭圆形的致密强回声区，境界极为分明；直径在2～4cm的中等血管瘤亦多为强回声型，但在肿块内可见虫蚀状的小弱回声区；大于4cm的血管瘤多为混合回声，内可出现管道样结构，边界多较清楚，呈椭圆形或多边形，剑突下巨大的血管瘤探头加压后可有压缩变形，弱回声型血管瘤少见，其周边强回声带是其重要特征。脂肪肝中的血管瘤亦可呈弱回声，但无肿瘤周围边的弱回声晕环，边缘不光滑，多数强回声型血管瘤后方回声不增强。

11. 肝腺瘤的临床及超声表现

肝腺瘤成年患者多为女性，发病与口服避孕药有关，发生率为0.3%～0.4%。本病呈良性过程，极少恶变。声像图上肿瘤呈圆形或椭圆形实性肿块，边界清楚、整齐，内部回声常较正常肝实质偏低，且不均匀。合并出血、坏死时，肿块内可见形状不规则的无回声区。肝腺瘤最后确诊有赖于超声引导穿刺活检物组织学检查结果。

12. 肝脏灶性结节性增生的临床及超声表现

本病病因未明，属于非肿瘤病变，表现为肝内孤立的包膜下结节，一般直径为4～7cm，巨型极少见，结节与肝组织分界明显，常有纤维包膜。声像图以肝内单发结节居多数，形态圆形亦可不甚规则，边缘清晰、有声晕，内部回声可以呈弱回声或等回声，少数回声增强而不均匀，甚至可见中央瘢痕强回声和分隔结构。目前超声引导组织学活检仍为最实用而有效的确诊手段。

13. 原发性肝癌的分型及声像图表现

原发性肝癌根据大体形态，通常分为3型：①巨块型：直径一般在5cm以上，声像图表现为肝内巨大实性肿块，呈圆形、椭圆形或分叶状，边缘有弱回声带，一般与肝实质分界清楚。肿块多呈不均匀的强回声，中心可有坏死性液化腔，有时呈“块中块”表现。癌肿局部向外浸润时，周围的弱回声带变得模糊甚至中断。②结节型：可单个或多个结节，声像图上表现为一个或多个圆形或椭圆形占位病变，直径 2 ~ 5cm，轮廓线较整齐，多有声晕，与肝实质分界清楚。肿块多呈强回声，亦可呈现等回声或不均匀回声，小于 3cm 的结节则以弱回声多见。肿块内可见“镶嵌样”结构。③弥漫型：许多小的癌结节弥漫分布，多伴有肝硬化，声像图上肝脏变形，边缘呈结节状，肝内正常的纹理结构紊乱，肝脏回声强弱不一，分布不均匀，有的呈不规则斑块状分布，常不易与结节型肝硬化图像鉴别，肝内门静脉及分支管壁线显示不清或管腔内实性癌栓充填是其重要特征。

14. 转移性肝肿瘤的声像图特点

转移性肝肿瘤为多发，血清甲胎蛋白测定多为阴性，极少合并有肝硬化。声像图中的表现多样，与原发肿瘤的类型有关，强回声来自消化道肿瘤居多。结肠和直肠黏液性腺癌常表现为特征性的密集强回声。低回声型可见于多部位癌转移。呈无回声型者不足 2%，多见于乳腺癌、恶性淋巴瘤、黑色素瘤，可伴轻度后方组织回声增强。等回声型极少见。混合回声型兼有囊实性成分，较少见，可见于较大的转移性黏液腺癌、平滑肌肉瘤，中央片状液化坏死产生不规则无回声区，也见于某些卵巢囊腺癌的肝转移（可有多房）。此型亦可由放疗或化疗引起，并可伴有瘤内钙化。

15. 肝脓肿的超声表现

肝脓肿声像图为肝实质内出现低回声性以至无回声的占位性损害，其后回声增强。可以单发，亦可呈多发，病变与周围组织的境界可以清楚，亦可模糊不清。边缘常不整齐，欠规则。有时在脓肿周围显示数毫米宽的环形低回声带，代表炎性反应区，其他可能存在的伴随征象有：①肝脏局部增大、膨隆；②膈肌运动受限；③右侧胸腔少量积液。在超声诊断肝脓肿时，必须结合病史提示诊断。

16. 肝周围脓肿的超声表现

右膈下区包括肝前间隙和肝后间隙，以及肝下区（肝肾隐窝），右膈下脓肿好发于右肝前间隙。本病大多继发于胃肠穿孔、阑尾炎穿孔等腹腔化脓性感染，或为腹部手术后并发症。声像图上可见右膈和右肝之间或肝肾隐窝（总称右隔下区）出现无回声区或低回声区。膈下积脓可呈梭形，对右肝形成边缘整齐的压迹，同时伴有右膈抬高，膈肌运动受限。上述无回声区不随体位改变而移动，当脓肿合并有产气杆菌感染时，肝周围间隙内可有多数强的点状回声浮动和彗星尾状多层反射。超声诊断对于肯定或排除肝周围脓肿极有帮助，超声引导穿刺抽液有助于明确诊断，采用导管针置管引流和脓腔灌洗注药，可望替代手术治疗。

17. 肝破裂的声像图特点

肝破裂患者常有明确外伤或肝穿史，少数患者因肝内新生物自发性破裂引起，声像图可因损伤范围分3类：

（1）包膜下血肿型：肝包膜与肝实质之间出现梭形无回声区，后方组织回声增强，肝脏局部轻度隆起，肝实质有受挤压征象，随诊可发现动态变化过程。

（2）肝中央破裂型：实质轻度挫伤区出现不规则性回声增强（代表小片新鲜出血），局限性新鲜血肿呈圆形或不规则形，似回声增强型肿瘤，其周围肝组织回声不均匀。

（3）真性肝破裂型：肝包膜回声连续性中断，伴有伸向肝实质的无回声或低水平回声带（区），此征代表撕裂，患者往往由于病情危重需争取开腹手术探查。此外，真性肝破裂型可见肝周围积液和腹腔游离积液征象，此点为最常见的间接征象。

18．淤血肝的声像图特点

淤血肝声像图特点有：①肝脏普遍性增大，包膜光滑；②肝实质回声无明显改变；③肝静脉的断面增宽，肝内血管影像特别清晰；④下腔静脉增宽，生理性搏动减弱或消失；⑤有时可见腹腔积液征象。根据以上征象容易作出超声诊断。心脏超声检查有助于淤血肝的病因诊断，可查明伴随的先天性或获得性各种心血管疾病。本病声像图需与布－加综合征鉴别。

19．肝棘球蚴病的临床分型及声像图分型

肝棘球蚴病分为单房型棘球蚴病和多房型棘球蚴病。前者又称为棘球蚴病或包虫囊肿，临床较为常见，由细粒球绦虫的虫卵感染所致。后者又称泡球蚴病，是一少见的寄生虫病，是由多房型棘球绦虫或多房泡球绦虫的虫卵在肝内发育而成。

肝包虫囊肿的声像图表现为以下5分型：Ⅰ型，囊壁增厚呈双层的母囊内有数目不定、大小不等的子囊，可呈蜂窝状或车轮状聚集在母囊内。常见小子囊在囊液中漂游，底部见囊肿回声；Ⅱ型，边界清楚的单发囊肿，内无子囊，囊壁的厚薄与病程有关；偶见内囊膜分离，在囊液中漂浮，完全分离时，表现为“水百合花”图像；Ⅲ型，肝内见多个囊肿，为多发包虫或外生性子囊形成；囊壁及囊内回声随病程长短而表现不同；Ⅳ型，包虫感染的脓液与蜕变的子囊等混杂而成，表现为形状不规则、回声不均的团块，局部可有无回声区及钙化的强回声团；Ⅴ型，包虫子囊退化，囊液吸收后表现为强回声，边界清楚似实性肿块，可见钙化灶。

20．正常肝脏大血管的声像图特点

肝内门静脉，肝静脉均能在声像图上显示。肝固有动脉在肝门附近可观察到，但其分支除偶可观察到有搏动外，常无法识别；肝静脉管壁较薄在声像图上不易显示管壁回声，而且肝脏实质回声作为其边缘，但接近下腔静脉处的肝右静脉，因管腔较粗大，可见其线状中等回声的肝门的斜断面上，可显示其较长一支及较短两支流入下腔静脉的声像图；肝门静脉的管壁较厚，有较多结缔组织包围，表现为中强回声的管状结构。肝门静脉右支较左支粗大，在斜断和横断面上，位于稍后靠近足侧，可区分其右前支和右后支；左支较右支位置为前，并靠近头侧。肝静脉和肝门静脉在肝内部最好区别办法是显示其走行过程，肝静脉流经肝段和肝叶之间，注入近膈肌第二肝门处的下腔静脉，流向右心房，壁薄，而肝门静脉则由脾静

脉和肠系膜上静脉汇合而成，经第一肝门进入肝内，流经肝叶有肝段内部，管壁厚，回声较强。

21. 肝内血管的正常频谱

正常肝动脉呈连续性低阻型动脉血流频谱，收缩舒张期均为正向血流，在门静脉高压时，肝动脉可增粗，流速增高以代偿减少的肝门静脉血流；正常肝门静脉呈向肝性连续性低速血流，流速为 15～20cm/s，血流频谱不受呼吸影响，餐后 30～50 分钟流速明显增加。

22. 肝内血管的常见异常频谱

当右心房压力升高，肝窦充血时，右心房压力变化可传导至门静脉，肝门静脉频谱呈搏动性，当病人发生右心衰无三尖瓣反流时，肝门静脉频谱类似肝静脉三相波。当病人发生三尖瓣反流并存在右心衰时，肝门静脉频谱是搏动性双向频谱；下腔静脉、肝静脉受右房压力影响，呈三相波，且呼吸影响，肝静脉在受压或发生肝硬化及重度脂肪肝时，搏动性可减弱。

23. 门脉栓子的超声表现

肝门静脉栓子可分为血栓及癌栓。门脉血栓常发生于肝硬化门脉高压或消化道手术后，新鲜血栓呈均匀的低至无回声，二维超声容易漏诊，彩色多普勒检查可发现相应部位的门脉血流不充盈或异常缓慢。陈旧性血栓呈等回声或稍强回声，机化后呈强回声附着于门静脉管壁上，使门脉内血流束变细。肝门静脉癌栓常为肝癌直接侵犯门静脉形成，也可由于消化道或其他部位的恶性肿瘤转移而来，超声显示为门脉内中等或较强回声，门脉管壁连续性中断，彩超可见癌栓内有滋养血管形成。门脉内较大的癌栓易形成动脉－肝门静脉瘘或肝外肝门静脉海绵样变性。

24. 肝动脉－肝门静脉瘘的超声表现

本病为少见的肝血管异常，多数伴发于获得性肝脏病变，如肝癌、肝血管瘤、外伤、肝硬化等，少数为先天异常。肝内门脉不同程度扩张，伴行的动脉支也常扩张，二维超声易被误认为扩张的肝内胆管，但彩色多普勒超声可以帮助鉴别，表现为门静脉血流反向，为离肝血流，频谱呈动脉型，肝动脉血流速增高，阻力降低。此外，患者还常伴有脾大、腹腔积液、静脉曲张等门脉高压的表现。

25. 肝门静脉海绵样变性的声像图特点

肝门静脉海绵样变性，是指门静脉主干和它的分支发生完全或部分阻塞后，其周边形成大量侧支静脉或栓塞后再沟通。肝门静脉血栓、瘤栓和其他原因所致的门静脉闭塞均可并发门静脉海绵样变性。声像图特点为：①门静脉正常结构消失，其周围或管腔内有网格状无回声区；②CDFI 检查，在异常的网格状无回声内可探及肝门静脉样血流信号。

26. 布－加综合征的声像图特点

本病是肝静脉流出道和下腔静脉梗阻，或单纯下腔静脉梗阻引起的一组综合征候群。主要表现为肝脾大，腹腔积液和门静脉高压。声像图特点为：①下腔静脉阻塞段管腔呈膜状、筛孔状或闭锁状狭窄梗阻，有时可见血栓或瘤栓导致的栓塞性梗阻；②病变段远侧下腔静脉扩张，搏动消失；③多普勒血流探查病变段呈高速血流，呈持续单相高速湍流波型，不受呼吸影响，最大流速大于1.5m/s；完全梗阻时，病变段则无血流信号，其远段可见血液反流；④当下腔静脉梗阻位于第二肝门或肝静脉有梗阻时，肝静脉扩张（内径大于1.0cm），肝静脉间交通支形成；多普勒频谱（三相波消失）与下腔静脉梗阻时表现基本一致；CDFI可显示血流从扩张的肝静脉经交通支静脉流入另一肝静脉或直接流向肝周围静脉；⑤晚期患者常并发肝硬化和门静脉高压；患者门静脉内径增宽，血流减慢，少数病人可并发门静脉血栓；⑥肝肿大（以尾状叶明显）、脾肿大、腹腔积液以及下腔静脉旁侧支循环形成等其他征象。

27. 肝结核的声像图特点

本病常为全身性结核病的肝脏表现。患者常有低热、盗汗、食欲不振、消瘦、乏力等结核中毒症状。肝粟粒样结核时，肝脾肿大，肝实质内回声大致正常或有弥漫性轻度紊乱。局限性结核呈回声减低型结节，一个或数个，边界清晰或欠清晰。较大病变回声可稍增强，干酪样或液化坏死时回声减少或出现中央无回声区。以上声像图表现不易与肝肿瘤鉴别，确诊有赖于针吸和组织学活检。肝脏慢性纤维化和钙化性肝结核病灶可有强回声团块及后方声影。

28. 肝脏疾病介入性超声治疗方法

（1）超声引导下肝脓肿的置管引流：对于较大的肝脓肿可在实时超声引导下，通过针刺后换放导管进行引流和冲洗治疗，可避免切开引流术，减少病人痛苦，缩短治疗时间。

（2）超声引导下肝脓肿的抽吸治疗，抽吸脓液后，对脓腔进行冲洗，最后注入抗生素，配合全身药物治疗，可减少并发症，提高治疗速度，缩短住院时间。

（3）肝囊肿的治疗，超声引导下穿刺抽液后，注入无水乙醇，破坏囊壁使其凝固，可避免手术，取得良好疗效；对巨大囊肿经多次治疗后亦具有较好疗效。

（4）肝脏恶性肿瘤的治疗，对不能手术治疗的原发性或继发性肝癌，可在超声检查定位后，在超声引导下对每个肿瘤经常分期注入无水乙醇3～10ml，亦可采用激光、微波、射频及高能聚焦超声等治疗手段，提高生存期，减轻病情。

29. 肝脏肿瘤放疗、化疗治疗后改变

对放疗、化疗敏感的肝脏肿瘤经治疗后，癌肿的截面积逐渐缩小，直至消失，其回声变化有：①病变区呈低回声者可出现回声增强，境界轮廓渐趋模糊与周围肝组织回声相似不易区分；②病变回声增强者在治疗后回声减低，强弱不一，分布不均匀，最后也与周围肝组织

回声相似不易区分；③弥漫性回声不规则者，经治疗后，回声仍呈全肝性不均匀状态；④周围受压的血管，受压现象可逐渐减轻而渐趋正常分布；⑤疗效明显者，最后可出现强回声钙化灶。

对放疗、化疗不敏感者，随着治疗的进展，病变内部回声增强而不规则，病变区截面积和周长均明显增宽，并出现新的病变。

30. 肝移植术的术前及术后超声检查

术前超声：在肝移植术前要记录供体肝脏的肝门静脉系统血液情况，肝门静脉及肠系膜上静脉如有栓塞，则肝脏不能用作供体。存在门脉高压的肝脏可作供体，但会使肝移植术的危险性及难度增大，一般不选用。在多普勒超声下静脉通畅情况很明显，偶尔在肝门静脉海绵样变性时小静脉聚集与正常的门静脉相似，如需详细的动脉变异情况，应进行选择性血管造影及螺旋 CT 检查。术后超声：术后早期多普勒超声可用于观察记录肝门静脉及肝动脉的吻合口通畅情况，有时可发现肝水肿导致的肝脏顺应性减低，主要表现为肝静脉无反向血流，有时肝动脉无舒张期血流。这些表现均可见于排异反应，但不是特异性征象。超声检查如发现肝周积液，则主要为肝血肿及浆液性渗出所致，若临床怀疑感染，则需行超声引导下细针穿刺明确诊断并进行治疗。此外术后超声还可以发现胆总管吻合有无狭窄等。

（夏　宇　袁　岩）

二、胆道系统

31. 胆道系统的超声检查方法与正常值

如条件允许，检查前一天患者应进食清淡饮食，检查当日清晨应禁食，这样可使胆囊较好地充盈，有利于对胆囊病变进行确切诊断。检查时，患者取仰卧位及左侧卧位，以肋间隙或肋缘下的肝脏为透声窗，对胆囊进行观察。检查中应配合呼吸，全面观察胆囊情况，尤其要注意显示胆囊颈部或底部等处，以免漏诊。肝外胆管的超声检查时，患者取左侧卧位或平卧位，肋缘下斜切或肋间斜切显示肝门处的肝外胆管与肝门静脉主干，并向下追踪，上腹部横切对显示增宽的胆总管中下段也有帮助。

胆囊的位置与患者的体型有关，肥胖者肝脏和胆囊位置都偏上，体型瘦长者胆囊可出现在右下腹，在常规右上腹位置未发现胆囊回声时，应首先找到肝叶间裂隙，声像图上为连接胆囊与门脉右支及主干的线样强回声，这是定位胆囊的重要标志，以此标志和胆道的走向来大致定位胆囊的位置。胆囊大小一般不超过 9cm × 3cm × 3cm，胆囊前后径的大小与胆囊张力的关系密切，当前后径大于 3.5cm 时，认为胆囊张力增高。胆囊壁厚度应在长轴横切面上测量，胆囊正常充盈时，胆囊壁厚度为 1 ~ 3mm，肝内胆管内径多小于 2mm，正常成人肝外胆管内径为 4 ~ 8mm。胆囊切除患者或老年人肝外胆管可轻度增宽，但通常小于 10mm，因此对于胆管内径大于 10mm，可诊断为肝外胆管扩张。

32. 胆囊增大的常见原因及其超声表现

如胆囊长径超过9cm，前后径超过3.5cm，可认为是胆囊增大。可有以下原因：

（1）患者脱水、长期禁食或低脂饮食、卧床、静脉营养等情况下胆囊可增大，增大的胆囊通常囊壁光滑，胆囊内容物透声好呈无回声，或可见均匀点状回声，时间较长者可有胆泥形成；胆囊张力增高不明显，肝内外胆管均不扩张。如患者可进食，脂餐后45分钟至1小时检查时可见胆囊明显收缩。

（2）胆囊急性炎症可导致胆囊收缩性减低，胆囊增大。患者常有明显的右上腹疼痛，超声“莫非征”阳性。声像图上胆囊增大的同时可见胆囊壁明显增厚、不光滑，呈双边或多边表现，伴有胆囊积脓时，胆囊内可见粗大、形态不规则、回声不均匀的沉积物。

（3）各种原因所致胆总管梗阻可导致胆囊增大，如为胆总管、胰头或壶腹区肿瘤以及肿大淋巴结压迫所造成的梗阻，胆囊常明显增大，胆囊壁不增厚，胆囊内容物透声好或见均匀点状沉积物，梗阻时间较长时可有胆泥形成；肝内胆管与梗阻段以上肝外胆管扩张。沿扩张的胆管向下追踪，可发现梗阻的原因。如为胆总管结石所致梗阻，胆囊内常合并有结石存在，而且胆囊壁常表现为毛糙、增厚等慢性炎症表现；如为胆道蛔虫所致梗阻，胆囊内有时也可见蛔虫或其残体。胆囊颈部结石嵌顿时也可导致胆囊增大，但肝内外胆管均不扩张。

33. 超声未发现胆囊的原因

如超声检查时未发现胆囊，应注意是否为以下情况：

（1）胆囊已切除，此时需详细询问病史，观察腹部有无手术切口的瘢痕。

（2）患者未禁食导致胆囊已排空。排空的胆囊无张力，壁略增厚，囊腔形态不规则，与周围含液肠管回声相似，但如动态观察，肠管有蠕动而排空的胆囊位置及形态较固定，另外，根据胆囊的定位标志可区分排空的胆囊和肠管。如果仍不能确定，可嘱患者空腹后复查。

（3）胆囊位置异常，此时应嘱患者改变体位，配合呼吸，在右下腹、腹中线左侧以及较高的肋间隙等处仔细寻找。

（4）胆囊慢性炎症导致胆囊萎缩，此时胆囊常表现为不充盈，胆囊壁增厚，壁不光滑，与周围组织分界不清，慢性胆囊炎常合并有胆囊结石，仔细观察常可见结石强回声及声影，另外根据胆囊的定位标志和多体位观察，可与周围含液肠管区分，确定为萎缩胆囊。

（5）胆囊充满型结石，胆囊虽未萎缩，但囊内充满结石，其后方广泛的声影影响了对胆囊内和胆囊后壁结构的观察，仅可见近场的胆囊壁及结石的轮廓，与积气肠管回声特点相似，但结石的声影通常深重且齐整，肠气的声影多浅淡而模糊，胆囊在横切或纵切面上可通过结石的边缘显示胆囊固定的形态和边界，肠管无此特征。

（6）肝总管梗阻导致肝内胆汁排除受阻，胆囊不能充盈，胆囊表现与餐后改变相似，如发现合并有肝内胆管的明显扩张，应考虑到肝总管梗阻的可能。

（7）胆囊先天发育不良或胆囊缺如。在以上几点均可除外的情况下，仍未发现胆囊，可考虑胆囊发育不良或缺如，但是该病的发生率是极低的，诊断胆囊缺如需十分慎重，应结合其他检查进行确认。

34. 胆囊结石的超声表现及误诊原因

胆囊结石的超声表现为：① 胆囊腔内团状或斑点状强回声，其形态固定，可在不同超声切面中得到证实；② 结石后方伴有声影，声影的表现可因结石大小及类型不同而有差异；③ 改变体位时结石强回声可依重力方向移动；以上 3 点是超声诊断胆囊结石的可靠依据。

超声检查是诊断胆囊结石的首选影像学检查方法，诊断正确率在 90% 以上，但临床上由于各种原因仍可能造成误诊。其中，导致胆囊结石假阴性诊断的原因有：① 胆囊泥沙样小结石，有时平铺于胆囊壁上，声影不明显；② 如结石嵌于胆囊颈部，周围无胆汁，结石与周围软组织间界面不如胆囊内结石明显，改变体位时不移动，且胆囊颈部长轴常与体部长轴方向不同，有时显示较困难；③ 胆囊底部结石，如为肠管所掩盖，有时难以显示；另外，如胆囊有明显的皱褶或分隔，胆囊底部胆汁不易排出，久之形成结石，且周围常无胆汁充盈，由于体部回声正常，如不仔细观察可将胆囊体部误为整个胆囊，漏诊分隔下方的胆囊底部结石；④胆囊充满型结石，结石的声影导致难以显示胆囊正常形态，而误为胆囊缺如；⑤ 如患者过于肥胖、胆囊位置异常、肠气过多等原因，导致超声显示胆囊困难，也可能导致漏诊结石。

导致胆囊结石假阳性结果的原因有：① 肠袢内气体的强回声与胆囊部分重叠，后方可有声影，因此误将气体回声诊断为胆囊结石；② 胆囊内浓缩的胆泥、脓团等沉积物，可移动，有时可误为结石，但通常无声影，诊断时应加以注意；③ 蛔虫残体，为蛔虫死亡解体后的碎片，为较长的中强回声，呈双线状，可为多段堆积在一起，可移动，通常无声影，易误诊为结石；④胆囊颈部或肝门部钙化灶，表现为强回声伴声影，有时可误为胆囊结石，此时应仔细区分病变的位置，注意观察该强回声双侧是否均为胆囊壁，以此作为鉴别依据；⑤ 胆囊切除或先天性胆囊缺如，由于没有胆囊，胆囊窝的位置为十二指肠占据，肠腔内气体回声可误为胆囊结石，而将肠壁误认为胆囊壁，但气体强回声的声影模糊，多切面观察可见气体强回声与肠腔其他部位相连续，仔细询问病史对正确诊断有重要意义；⑥ 部分容积效应、旁瓣伪像等也可造成误诊，应注意多切面观察。

35. 胆囊炎的超声表现

急性胆囊炎多为胆汁潴留导致细菌感染引起，多伴有胆囊结石，嵌顿于胆囊颈部的结石常为炎症诱因。炎症的不同阶段，声像图表现不尽相同，超声可对临床分型提供一定的诊断依据。单纯性急性胆囊炎的超声表现为胆囊增大，胆囊壁毛糙，胆囊张力高；化脓性胆囊炎可表现为胆囊显著增大，胆囊壁明显增厚，严重者可达 10mm，壁呈双边或多边表现，胆囊内部可见点状或斑块状回声；胆囊穿孔后，扩张的胆囊缩小，胆囊内部回声增多、杂乱，胆囊周边可见无回声区。另外超声检查可同时显示是否有结石存在，检查时超声莫非征阳性，也可作为诊断依据。

慢性胆囊炎早期，患者除有胆囊炎的症状外，胆囊的大小、形态和收缩功能多无明显异常，有时可见胆囊壁稍增厚，欠光滑，可合并有胆囊结石。典型的慢性胆囊炎超声表现为胆囊肿大，囊壁增厚、毛糙，胆囊内出现低回声或中等回声团，可移动及变形，无声影，为稠厚胆汁或胆泥。慢性胆囊炎后期可出现胆囊腔明显缩小甚至不显示，胆囊壁明显增厚毛糙，回声不均，胆囊壁常与肝脏分界不清，常伴有囊内结石。

36. 胆囊壁病变的超声诊断

胆囊壁的病变可分为弥漫性病变和局部占位性病变。

胆囊壁的弥漫性病变可由胆囊自身病变引起，如急性或慢性胆囊炎，胆囊腺肌症、胆囊癌等，也可由某些非胆囊自身疾病所致，如肝硬化导致的低蛋白血症、急性肝炎、右心衰、肾脏疾病、多发性骨髓瘤等。由其他疾病所导致的胆囊壁弥漫性增厚多为均匀性增厚，不合并其他胆囊及胆管病变，结合其临床表现和实验室检查可与胆囊自身病变所致囊壁增厚鉴别。急性或慢性炎症所致囊壁增厚，结合病史及临床表现常可诊断，但是慢性胆囊炎后期胆囊壁明显增厚是应注意与胆囊癌鉴别。胆囊癌可引起囊壁弥漫性增厚，常为不均匀增厚，早期不易与慢性胆囊炎鉴别。

胆囊壁小的占位性病变只累及局部胆囊壁，其他部位胆囊壁回声正常，常见病变包括以下几种：① 胆固醇息肉：是最常见的胆囊壁病变，常多发，可发生于胆囊各个部位，呈结节状，一般直径小于 10mm，基底部较窄或有蒂，多为中等回声；② 腺肌症：以局限型多见，多位于胆囊底部，呈团块状，基底部较宽，为中等或偏强回声，内部可有小的无回声区；③ 腺瘤：多为中等回声，呈结节状，有蒂或基底部较宽，常大于 10mm；④ 小结节型胆囊癌：中等回声多见，较大时可为低回声，多呈团块状，基底部较宽。另外，胆囊皱褶或分隔在某些切面可表现为局部胆囊壁占位并向腔内凸出，但多切面观察可明确其性质。上述胆囊小的占位性病变中，当病变直径小于 10mm，尤其是小于 5mm 时，首先考虑胆固醇息肉，病变直径在 10mm 到 13mm 之间时，倾向于腺瘤的诊断，如病变大于 13mm，应考虑到腺癌的可能。

37. 胆囊癌的分型与超声表现

胆囊癌从超声表现上可分为以下类型：①小结节型：是胆囊癌的早期表现，病灶小，呈结节状向胆囊腔内突起，多为中等回声，表面不光滑；②蕈伞型：基底部较宽，边缘不整齐，常多发并连成一片，呈蕈伞样肿块突入胆囊内，呈低回声或中等回声；③厚壁型：胆囊壁呈不均匀增厚，病变可为局限性或弥漫性增厚，早期仅轻度增厚时诊断较困难，需和慢性胆囊炎囊壁的不均匀增厚相鉴别；④混合型：表现为胆囊壁增厚伴有乳头状或蕈伞样肿块突入胆囊腔内，为蕈伞型加厚壁型的特征；⑤实块型：胆囊增大，囊腔消失，为不均匀低回声实性肿块取代，内部有时可见结石强回声伴声影，肿物与周围组织尤其是肝脏分界不清。除了胆囊癌的直接超声表现，胆囊癌还可引起以下间接表现：① 由于肿瘤压迫肝门结构导致肝内胆管扩张；② 肝实质受侵犯或出现转移灶；③ 肝门及胰头部淋巴结肿大。

38. 胆管结石的超声诊断和鉴别诊断

肝外胆管结石的超声表现为：① 结石强回声形态固定，多伴有声影，结石与胆管壁有明显界限；② 结石梗阻部位近端胆管及肝内胆管增宽，通常胆总管内径在 6mm 以上；③ 胆囊增大，常伴有胆囊内结石；④ 改变体位时结石位置可有移动。肝外胆管结石多位置较深，容易收到肠气的干扰，其诊断较胆囊结石困难，较小的结石，以及位于胆总管下段特别是壶腹部的结石容易漏诊。肝外胆管结石的鉴别诊断包括胆囊颈部或胆囊管结石、胆总管蛔虫、胆管内凝血块、胆管外手术瘢痕、胆管或壶腹部肿瘤等。

肝内胆管结石的超声表现为：① 肝内强回声团，回声强度常低于胆囊结石，多为斑块样；② 常为多发，通常沿胆管走向分布；③ 结石阻塞近端的胆管扩张；④ 长期阻塞的肝叶、段可发生萎缩，结构紊乱，胆管走形扭曲；⑤ 常合并胆囊的病变，如胆囊结石、胆囊炎症等。肝内胆管结石主要需与肝内钙化灶和肝内胆管积气鉴别。肝内管壁的钙化常呈等号样，炎症后的钙化灶常呈簇状，回声多强于肝内胆管结石，不沿胆管走行分布，肝内胆管不扩张。胆道积气多见于胆道术后，同时出现于多处胆管内，气体强回声形态不固定，无声影，伴有彗星尾，改变体位时可向胆管内位置较高处移动。不伴有近端胆管的扩张。

39. 胆道梗阻的超声表现及梗阻部位、病因的鉴别诊断

肝门处胆管与肝内胆管均与门脉及其分支平行，因此梗阻时超声表现为增宽的胆管与并行的门脉分支形成“平行管”征，胆囊是否增大与梗阻的部位相关。根据肝内、外胆管和胆囊的表现，可对梗阻部位进行判断：① 如胆总管扩张，提示胆总管下段梗阻，同时有肝内胆管扩张和胆囊增大，如胰管也同时增宽，提示胰头段以下胆管梗阻；② 如胆总管不扩张，胆囊增大且肝内胆管扩张，提示胆总管上端梗阻；③ 如胆总管无扩张，胆囊体积正常，肝内胆管扩张，提示肝总管梗阻；④ 如肝外胆管不扩张，胆囊正常，肝内胆管局部扩张，提示肝内胆管结石。

胆系的梗阻主要由结石或肿瘤引起。胆管结石表现为胆管内的强回声伴声影，通常与管壁分界清晰，管壁结构完整。肿瘤以恶性多见，多为中等或低回声，与管壁分界不清，管壁结构不完整，肿物的形态常不规整，边界不清晰。由恶性肿瘤引起的胆道梗阻，程度常比结石引起的梗阻严重，胆总管内径常达 1.5cm 以上。肝外胆管也可因肿大淋巴结等引起外压性狭窄，但胆道扩张程度不如胆道肿瘤所致梗阻严重，且胆管壁结构完整，胆管远端均匀性缩窄。

40. 先天性胆管扩张症的分型与超声诊断

先天性胆管扩张症是指胆总管的一部分呈囊状或梭状扩张，有时可伴有肝内胆管扩张的一种先天性胆管发育异常，可发生于胆管的任何部位，以胆管远端多见。幼儿期即可发病，女性多见。根据胆管扩张的形态及位置，可将本病分为以下类型：Ⅰ型为扩张型，较多见胆总管从起始部位到胰腺后段均呈囊性扩张，囊肿直径通常为 6～18cm，本型又可分为囊状扩张型和梭状扩张型。前者病变区呈囊状扩张，病变局限，分界清楚，多见于婴幼儿，后者病程较长，发展缓慢，病变区呈梭形，可同时合并肝内胆管不同程度的扩张，多见于年长儿或成年人。Ⅱ型为胆总管憩室型，较少见，胆总管侧壁扩张成憩室样，向外膨出。Ⅲ型为胆总管囊肿脱垂型，罕见，表现为胆总管末端扩张并疝入十二指肠内，可被误诊为十二指肠内息

肉或肿瘤。Ⅳ型多发扩张型，肝外胆管扩张同时合并有肝内胆管的扩张，又称为 Caroli 病。临床上Ⅰ型和Ⅳ型相对多见，Ⅱ型和Ⅲ型极其少见。超声诊断本病的关键是显示囊腔与正常胆管之间相通，其中囊状扩张型最易诊断。本病应与周围器官的囊性病变鉴别，如肝囊肿、肾囊肿、肠系膜囊肿等。

41. 胆管癌的超声表现

胆管癌多发生于肝门部左右肝管汇合处、胆囊管与肝总管汇合处及壶腹部，以腺癌为主。胆管癌的直接超声征象与其生长方式有关，如为乳头状或结节状胆管癌，在扩张的胆管远端可见软组织肿块，呈中等或低回声，突入管腔内，局部管壁不完整。如为浸润性癌，可见扩张的胆管远端呈鼠尾状，局部管壁增厚，与周围组织分界不清，容易漏诊。如为弥漫性或硬化性胆管癌，可表现为胆管壁不规则增厚，沿胆管浸润生长，无明显肿块显示，容易漏诊。

胆管癌的间接征象为病变近端胆系扩张，如为肝总管癌，表现为肝内胆管扩张而胆囊充盈差，胆总管不扩张；如为胆总管上段癌，则肝内胆管扩张，胆囊增大；如为胆总管下段癌，则肝内胆管扩张，胆囊增大，胰管扩张。另外，还可见肝肿大、肝门淋巴结肿大或肝脏转移灶。

42. 超声如何诊断胆系蛔虫

通常蛔虫寄生在人体小肠中下段，当寄生环境变化时，蛔虫可钻入胆道系统内，患者常有强烈的阵发性绞痛，无炎症体征。当蛔虫位于胆总管内，超声可见胆总管扩张，内可见双线状中强回声，为蛔虫的体壁，双线间的低回声区为蛔虫的假体腔，蛔虫与扩张的胆总管长轴切面形成“管中管”征，横切面呈“靶环”征；如蛔虫钻入胆囊内，可见双线状中强回声扭曲甚至呈团状；不论蛔虫位于胆囊还是胆总管内，如观察到蛔虫蠕动，即可确诊为胆系蛔虫。蛔虫死亡后，其残体可碎裂成数段，如位于胆总管中，回声与虫体存活时相似，但双线样回声可不连续；如位于胆囊内，常见多段双线样回声重叠在一起，堆积于胆囊内，改变体位时可移动，但无声影，需与胆囊内结石鉴别。

（徐仲慧）

三、胰　腺

43. 胰腺的解剖位置及正常声像图表现

胰腺位于腹膜后，大体径线为自右下至左上，即胰头低而尾部高，呈 15°～30°角，胰头埋于十二指肠内，胰体前方为胃后壁，后方为脾静脉及肠系膜上动、静脉，胰尾末端延伸直达脾门。

胰腺位于脾静脉和肠系膜上动、静脉的前方，这是胰腺定位的重要标志。横切面扫查，正常胰腺呈蝌蚪形、哑铃形及腊肠形 3 种形态，纵切面扫查，胰头呈椭圆形，胰体尾呈三角形。胰腺边界光滑整齐，但由于胰腺无真正的包膜，且位置较深，因此有时与周围组织的分界不十分清晰。胰腺内部回声多较肝脏回声稍强，呈均质中强回声。由于胰腺头部低而尾部高，故斜切断面呈右下、左上位，一般在15°～30°，最大可达45°。胰腺的动脉供应较复杂，主要来自腹腔干的分支及肠系膜上动脉，围绕胰腺周围分布并相互吻合形成复杂的血管网，且由于胰腺位置深在，彩色多普勒超声通常难以显示腺体内的血流信号。

44. 胰腺的超声测量及正常值

超声测量：通常测量胰腺的厚径，即前后径作为统一标准对胰腺的大小进行判断比较。于下腔静脉前方测量胰头；于肠系膜上静脉和脾静脉汇合处前方测量胰颈；于腹主动脉前测量胰体；于脊柱或腹主动脉左肾前左缘测量胰尾。胰腺形态的个体差异较大，因此不同部位的测值变化较大，不同年龄人群的胰腺大小也有一定差别，老年人的胰腺有不同程度的萎缩。综合国内外学者的报道，胰腺厚径，即前后径的正常参考值见表2。

表2 成人胰腺前后径正常值

部位	正常（cm）	可疑肿大（cm）	异常（cm）
胰头	<2.0	2.1～2.5	>2.6
胰体	<1.5	1.6～2.0	>2.1
胰尾	<1.2	1.2～2.3	>2.3
胰管	<0.2	0.2～0.3	>0.3

45. 超声扫查胰腺应注意哪些问题

超声扫查胰腺通常采用仰卧位，将探头置于上腹部显示胰腺全长的横切面。当胃肠气体较多或饮水后仰卧位较难显示胰腺全貌时，取30°～45°右侧半卧位或坐位，使气体上升，肝位置下移，以肝脏为声窗，便于显示胰腺。当胃内或结肠内气体较多或在空腹饮水后，可让病人左侧或右侧卧位探测胰头或胰尾。检查时应注意通过位于胰腺背侧的脾静脉、肠系膜上动、静脉来识别胰腺。当上腹部胃肠气体较多胰腺显示不清时，可用探头适当加压或嘱病人深吸气，使左肝下移推开横结肠，利用下移的肝脏作为透声窗，提高胰腺的显示率。

观察胰腺时，首先判断其位置、形态、体积、边界、内部回声、胰管是否正常，还应观察其周围组织及血管关系，如存在异常，进一步观察病变的位置、大小、边界、回声、血供、血管有无移位、有无胰管扩张、有无肿大淋巴结等。疑诊为胰腺炎时，还应注意有无胆囊结石、胆道系统梗阻、胰周或网膜囊积液、腹腔积液、肠麻痹等，给临床提供相应的佐证。

46. 急性胰腺炎的临床与超声表现

急性胰腺炎患者在发病前常有饮酒、饱食或胆石症发作史，还可有胰腺外伤，如活检和做 ERCP 等，此外，临近脏器的感染、败血症、病毒感染等原因也可诱发胰腺炎。临床特点为持续上腹痛，渐进加重，同时常伴腹胀，恶心、呕吐，发热，还可出现黄疸，电解质紊乱甚至休克等。实验室检查血、尿淀粉酶升高。

急性胰腺炎的早期超声改变不明显，典型者超声表现如下：

（1）体积：多为弥漫性体积增大，超声测量胰腺各部分前后径均超出正常范围。个别呈局限性球形肿大，多见于胰头和胰尾，严重时可增至正常 3～4 倍，可能与胰头副胰管或胰尾胰管梗阻形成局限性炎症肿胀有关。

（2）形态和边缘：早期患者胰腺的边界仍可显示为边缘光滑，形态规则，重症者则表现为胰腺边缘模糊不清、形态不规则，与周围组织分界不清。

（3）内部回声：水肿型呈均匀低回声；出血坏死型呈高低混合回声，内部可有无回声液化区或强回声的钙化灶；形成脓肿时，胰腺正常结构消失，内部呈不均匀的囊实性混合回声。

（4）胰管：轻度扩张或不扩张，当胰液外漏时扩张可消失或减轻。

（5）其他：胰周、小网膜囊或腹腔内较低的陷凹处如肾前旁间隙、髂窝、盆腔等处，可见局限性积液或游离性腹腔积液；胰周或胰腺内可形成假性囊肿。

（6）彩色多普勒超声（CDFI）：急性胰腺炎患者往往肠道气体对检查的干扰明显，再加上胰腺微循环障碍，彩色多普勒超声往往对诊断帮助不大，但也有报道显示急性胰腺炎时胰十二指肠上下动脉的流速明显减低，对部分二维超声表现不典型患者的诊断有一定帮助。

47．超声诊断急性胰腺炎时应注意与哪些疾病相鉴别

通常，急性胰腺炎的症状比较明显，且血清淀粉酶升高，临床诊断一般不困难。但超声诊断时，需与急性胰腺炎相鉴别的疾病包括慢性发作性胰腺炎，弥漫性胰腺癌等，诊断时注意结合临床表现，动态观察并注意周围组织器官的改变，仍可做出准确的诊断。此外，为了制定准确有效的治疗方案，需与其他急腹症相鉴别，如上消化道溃疡急性穿孔，急性胆囊炎，急性高位绞窄性肠梗阻，急性肠系膜血管栓塞等。超声不仅能够显示胰腺的声像图，还能同时显示其他相应器官的形态学改变以及一些并发症的早期征象，从而为鉴别诊断提出可靠的直接依据，并可进一步监测治疗疗效。

48．慢性胰腺炎的超声表现

慢性胰腺炎临床表现主要有反复发作性上腹痛，体重减轻，腹泻等，此外，还应注意有无黄疸，糖尿病等。慢性胰腺炎声像图表现特点如下：

（1）胰腺大小：其大小变化无一定规律，主要取决于胰腺炎的病理类型。近一半的慢性胰腺炎胰腺大小正常，其余大部分可有轻度肿大，部分或局限性肿大，少数缩小。肿大型多见于病程的早中期或急性发作期，而局部肿大多见于局限性胰腺炎，又称为肿瘤形成性胰腺炎。缩小型多见于病程后期以及病理过程纤维化明显的患者。

（2）形态和边缘：胰腺形态僵硬、饱满，边缘不整或有轻度结节分叶状，这是大部分慢性胰腺炎的主要超声表现，尤其在胰腺大小正常的病例中这一特征有重要的诊断意义。部

分病例胰腺边界模糊不清，甚至由于萎缩与周围组织相混淆而难以识别。

（3）内部回声：大多胰腺内部回声粗糙，增强，或可见斑点状、簇状、片状强回声，是胰实质钙化及纤维化的标志。若胰腺内部为重度纤维化时，可呈较均匀的低回声，还有极少数病例的内部回声无改变。

（4）胰管结石：由胰管分泌物淤滞、钙化而形成，对慢性胰腺炎有确诊价值。较大者后方伴声影，常位于扩张的主胰管内，较小者则多位于胰管分支内，多不伴声影。腹部超声对小钙化灶和结石的检出能力有限，内镜超声检查可提高胰内钙化灶和小结石的检出率，从而提高胰腺炎的诊断率。

（5）胰管的扩张：发生率较高，特别是钙化型胰腺炎常伴有结石形成，胰管扩张较明显，梗阻型以轻中度扩张较常见，为不规则扩张，粗细不均，典型的扩张为“串珠”样改变，萎缩性胰腺炎的胰管往往难以显示。

（6）胰腺假性囊肿：约25%的慢性胰腺炎合并假性囊肿形成，可发生在胰腺内或胰周，囊壁光滑，囊内呈无回声，如合并囊内出血或感染时，其内可见中等回声。

彩色多普勒超声：尚未检测到血流动力学的改变。

慢性胰腺炎临床诊断比较困难，超声能直接显示胰腺，根据胰腺钙化、结石等典型超声表现，对慢性胰腺炎的胰腺异常检出率与CT较为接近，既可显示胰腺实质，还可显示胰管，能较好地判断炎症的胰外浸润范围，对伴有并发症的中、重度病变有相对较好的敏感性，是疑诊患者首选的检查方法。

49. 超声诊断慢性胰腺炎应与哪些疾病相鉴别

影响影像学检查诊断慢性胰腺炎准确性的主要原因是漏诊与误诊为胰腺癌。

弥漫型胰腺癌由于癌细胞的弥漫性浸润及纤维组织增生，致使癌瘤与腺体组织界限不清，胰腺体积增大，在超声声像图上也表现为胰腺的弥漫性不规则肿大，边缘不规整，实质回声不均匀，与慢性胰腺炎的声像表现相似，故鉴别诊断较为困难。这时需结合临床及病史，注意仔细观察间接征象，如胆管、胰管扩张程度，周围脏器受压，淋巴结肿大等。

局限型胰腺炎也可形成结节状的肿块，但往往边界欠清，较规整，后方回声类型多样，胰管轻度扩张，贯穿胰腺，不规则，有时伴有结石，管壁增厚毛糙，回声增强。而胰腺癌瘤体边界较清晰，形态不规则，多呈低回声，较大者可呈高回声，如压迫主胰管可引起胰管中断现象及张力性扩张，胰管形态规则，管壁光滑。但是只凭超声征象鉴别是不可靠的，仍需结合临床及其他影响学结果进行综合判断，超声引导下胰腺的穿刺活检有助于明确诊断。

50. 胰腺假性囊肿的超声表现

胰腺假性囊肿常见病因为胰腺炎症、外伤、手术等，胰液、渗出液和血液等聚积，刺激周围组织，继而纤维组织增生包裹形成囊肿。临床表现主要为上腹痛、腹胀等消化道症状。

超声声像图表现为：胰腺实质内、表面或周边的单个或2~3个无回声区，大小不等，形态呈类圆形，或不规则形；囊壁较清晰，厚度不等，可有分隔，内有坏死组织或继发感染者内部可见点片状中低回声。囊肿常挤压周围器官，使其受压或移位，并与周围器官粘连。

51. 胰腺真性囊肿的超声表现

胰腺真性囊肿根据病因分为先天性、潴留性和寄生虫性。

(1) 先天性囊肿：常与多囊肝、多囊肾等并发。超声声像图表现为胰腺实质内单发或多发的无回声，囊肿一般体积不大，呈圆形或椭圆形，壁薄，囊液透声性好，当囊肿很小且多发时超声不能显示无回声时，可表现为胰腺回声的不均匀增强。

(2) 潴留性囊肿：常因胰管结石及慢性胰腺炎等引起的胰管阻塞而致。声像图表现为胰腺实质内体积较小的无回声，多位于主胰管附近或与之相连。此外，胰腺实质可有慢性胰腺炎的表现。

(3) 寄生虫性囊肿：棘球蚴病可发生于胰腺，声像图为胰腺内圆形无回声，囊中有囊及囊壁上不规则的点片状强回声是重要的特征。

52. 胰腺脓肿的超声表现

由坏死性胰腺炎的坏死组织、渗出液或囊肿继发感染形成，常由多种细菌感染引起。临床表现为上腹痛伴有发热及白细胞升高等。胰腺脓肿好发于胰体及胰尾，早期仅显示为局部边界模糊，回声不均等，进一步发展可见中心液化坏死区，慢性迁延则边界渐清晰，壁厚，内为无回声或低回声，内部可见分隔及中等回声点等，合并产气杆菌感染则可见气体的强回声。脓肿与囊肿、血肿等的鉴别常常还需要穿刺确诊。

53. 胰腺癌的超声表现

由于胰腺位于后腹膜，在出现症状前胰腺肿瘤通常已侵犯到胰外或已有播散转移，其早期诊断非常困难。胰腺癌多见于40岁以上，男性多于女性。70% ~80%的胰腺癌发生在胰头部，体、尾部次之，少数侵及全胰。疼痛、体重减轻和黄疸是胰腺癌的3大主要症状。

胰腺癌常见的声像图表现如下：

(1) 胰腺大小的改变：肿瘤较小时，胰腺增大可不明显。较大肿瘤或外生型肿瘤可见胰腺局限性肿大，胰头前后径大于2.5cm，胰体尾前后径大于2.0cm。全胰癌者胰腺呈弥漫性增大。

(2) 胰腺内肿物：胰腺内肿物是诊断胰腺癌的最直接的依据，通常，肿瘤大于1cm才易被发现。小于2cm的肿瘤多为均匀低回声，圆形，与正常组织无明显分界，后方回声衰减不明显。随肿瘤增大呈浸润性生长，且不均匀程度增加，内可见不均质高回声，部分可有钙化、液化，肿瘤境界不清，形态不规则，后方回声衰减。

(3) 胰腺边界的改变：肿瘤较小时胰腺轮廓改变不明显，较大时胰腺形态异常，轮廓不清，向周围组织呈蟹足样浸润，与周围组织及器官分界不清。

(4) 胰管扩张：当肿瘤侵犯或压迫胰管时可致胰管阻塞，呈均匀性扩张，内壁平整。如肿瘤位于胰头部，且副胰管通畅，胰管内径可正常。

(5) 彩色多普勒超声表现：直径小于4cm的胰腺癌内很少能检测出血流信号，肿瘤增大时可于周边部分检出低速血流，但远比肝癌、壶腹癌、肾癌和胰腺的其他类型的癌肿血流稀少。

54. 在临床中出现哪些情况时提示超声医生注意对胰腺癌的排查？超声诊断胰腺癌时应注意与哪些病变相鉴别

临床出现下列4种情况时应高度怀疑胰腺癌，也提示超声医生注意对胰腺癌的排查：①最近出现持续的上腹部疼痛，年龄超过35岁，经超声和内镜检查已排除胆石症或溃疡病者；②无法解释的体重下降，且超过自身体重的5%，特别同时伴有厌食和消化不良者；③有过一次急性或亚急性胰腺炎发作，而非胆结石或乙醇引起者；④最近有过伴有消化不良的糖尿病发作，而患者没有肥胖或家族史的潜在因素。

超声诊断胰腺癌时应注意与假瘤型胰腺炎、胰腺囊腺瘤或囊腺癌、胰岛素瘤、壶腹周围癌、腹膜后肿瘤、慢性胰腺炎、全胰癌等相鉴别。慢性肿块型胰腺炎与胰腺癌的鉴别诊断

（1）病史：慢性局灶胰腺炎有较长的病程，有慢性胆道感染和饮酒史，急性发作有剧烈腹痛。而胰腺癌以腹部不适，上腹隐痛，食欲减退，体重减轻为主。

（2）超声表现：慢性局限胰腺炎以局部增大为主，边界不光滑呈毛刺状，与正常胰腺组织相比回声性质不变，只是内部回声增强、不均；无膨胀性生长；肿块内有胰管贯通；随症状的减轻和加重，肿块的大小可发生变化。而胰腺癌在胰腺增大的同时，形态不规则，形似蟹足向外伸展，内部回声多数减低，后方衰减，可侵犯周围血管，胰周淋巴结肿大。

55. 胰腺癌引起的超声间接表现

（1）胆管扩张：胰腺癌和肿大的淋巴结浸润或压迫胆总管时，引起胆道梗阻、胆管扩张，胆囊增大。超声可见扩张的胆总管中断于胰腺的低回声肿物内，呈“鼠尾”征改变。

（2）胰周血管异常：肿瘤附近的血管被推移、挤压、变形，或管腔内瘤栓形成，周边侧支形成等。

（3）周围器官及组织的浸润：常侵犯的器官有十二指肠、胃、脾、胆囊等，器官表面的正常浆膜界面消失。胰周脂肪组织的浸润较难显示。

（4）淋巴结转移：胰周淋巴结肿大，多为1～2cm圆形或卵圆形低回声，较大者可相互融合或呈分叶状。转移淋巴结常位于腹膜后、腹膜、腹主动脉周围、肝门、脾门等。

（5）胰腺后腹膜增厚：腹膜后组织回声减低，增厚，提示腹膜后神经丛和肠系膜根部受侵犯。

（6）肝脏转移：肿瘤进展发生血行转移的常见征象即肝内转移灶，肝脏内出现不同回声类型的结节状病灶。

56. 胰腺囊腺瘤的临床与超声表现

胰腺囊腺瘤多见于中年女性，早期可无症状，瘤体较大时引起压迫症状如上腹胀痛、黄疸等。

根据囊腺瘤内部的结构不同，分为小房囊腺瘤和大房囊腺瘤。小房者内为蜂窝状多囊结构，多为浆液性囊腺瘤，声像图呈高回声，类似实性肿物，但后方回声增强，仔细观察多数

内部可见蜂窝状无回声区。大房者内呈大小不一的囊状结构，多为黏液性囊腺瘤，声像图呈多房无回声，壁较厚，不规则，部分可见乳头状突起，发生恶变时可出现周围浸润及转移等征象。

57．胰腺囊腺癌的临床与超声表现

胰腺囊腺癌的症状与体征多无特异性，尤其在肿块较小阶段，主要症状是上、中腹部隐痛或腰背痛，和上腹部肿块，继发囊内出血时腹块可骤然增大，腹痛加剧。胰腺囊腺癌声像图表现与囊腺瘤较难鉴别，但如出现囊壁的明显不规则增厚或较大的实性突起，以及边界不清的征象时则不能排除恶性可能，肿物较大时彩超可为诊断提供一定帮助。

58．胰腺囊腺瘤与囊腺癌超声表现可以从哪些方面进行鉴别

囊腺瘤与囊腺癌的鉴别比较困难，首先临床均可出现上腹部饱胀不适、隐痛、食欲不振、消瘦等无特征性的症状。血清癌胚抗原（CEA）、CA19－9等的检测，有一定的诊断价值，一般囊腺瘤患者血清CEA、CA19－9不增高，而囊腺癌患者可有增高。

囊腺肿瘤多发生于胰体、尾部。小的胰腺囊腺瘤呈多房或蜂窝状无回声，囊壁回声增强，也可表现为类似实性肿块的高回声或低回声病灶，但其透声性好，瘤体后方回声增强。大的囊腺瘤表现以囊性为主的肿物，呈类圆形或分叶状，内部呈无回声，可有分隔，并伴有实性部分的团块状高回声。囊壁回声增强，且不规则增厚，有的呈乳头状突向腔内。壁上可有点状强回声钙化，其后方伴声影。

胰腺囊腺癌的超声表现与囊腺瘤十分相似，但囊腺癌可显示边缘模糊、不整齐，内部回声杂乱，囊内乳头样增生明显，向邻近器官浸润性生长，周围淋巴结肿大；部分胰管可有轻度扩张。如肝内发现转移灶，则考虑囊腺癌。

彩色多普勒超声显示囊腺瘤血供较胰腺癌丰富，肿瘤内可检测到动脉血流信号；囊腺癌内血流信号较良性者更易检测到。

超声还可引导术前或术中经皮细针穿刺抽吸囊液，进行酶学、肿瘤标记物和细胞学检查，有更加特异的鉴别诊断价值。

59．胰腺胰岛细胞瘤的临床及超声表现

胰岛细胞瘤是很少见的疾病，分功能性和无功能性。好发于青壮年，女性多于男性。

功能性胰岛细胞瘤最常见，称胰岛素瘤，多为良性，10%～20%为恶性。典型的症状为低血糖发作，在清晨或傍晚空腹时或劳累后出现症状，与低血糖的程度有关。组织病理学不能确定其良恶性，而是依据其有无转移灶来确定。

无功能性胰岛细胞瘤一般无明显症状，多为偶然发现，发现时体积多较大，也可发生不同程度的出血和囊性变。

声像图表现：

（1）多为单发，胰腺实质内边界清晰、光滑的圆形低回声，少数为强回声或高回声。

（2）多见于胰体尾部，肿瘤外的胰腺组织及胰管等通常无明显改变，胰管受压时远端

可有轻度扩张。

（3）功能性胰岛细胞瘤一般体积较小，腹部超声不易显示，内镜超声有助于检出病变。

（4）肿瘤内部血流信号丰富。

（5）恶性胰岛细胞瘤体积较大，边界不整，有浸润性生长趋势，合并淋巴结和远处器官转移。

60．胰腺胃泌素瘤的临床与超声表现

胰腺胃泌素瘤好发于中青年男性，约1/2～2/3为恶性，临床表现为顽固性的上消化道溃疡，腹泻，脂肪泻及贫血等。实验室检查证实为高胃泌素血症。

超声显示肿瘤多位于胰腺头、尾部，胰体较少见，大多数为多发。肿瘤多呈低回声，边界清晰、规则，内部回声较均匀。胰管无扩张，彩色多普勒超声显示内部血流丰富。

61．胰高血糖素瘤的临床与超声表现

本病较少见，恶性者占80%。多见于50～60岁女性。临床主要表现为糖尿病，坏死性游走性红斑，贫血，体重减轻，静脉血栓，口炎和舌炎，实验室检查显示胰高血糖素升高。

声像图表现：肿瘤多位于体尾部，为不均匀高回声，边界清晰，内部血流丰富。

62．胰腺转移癌的超声表现

胰腺转移癌少见，邻近器官的肿瘤可通过直接扩散影响胰腺，也可经血行和淋巴管扩散至胰腺。直接扩散主要来自胃、结肠和肾，远处原发肿瘤的胰腺转移包括黑色素瘤、肺癌、卵巢癌、前列腺癌、肝癌、甲状腺癌、睾丸癌等。黑色素瘤浸润胰腺通常为非局限形式。大多数转移癌为实性病变，但来源于卵巢的囊腺癌和黑色素瘤可为囊性病变。超声检查于胰腺实质内或胰周可见圆形或类圆形的实性结节，多发或单发，回声类型与原发灶的组织特点相关，边界多清晰、规整，较大病灶可见胰腺形态的改变，转移灶压迫胰管时可见远端胰管的扩张，或见胰管穿行于多个转移结节中。低回声的转移癌无法与原发肿瘤鉴别。由于胰管梗阻，患者可患急性胰腺炎，这些患者最初可表现为胰腺假性囊肿和积液等胰腺感染的并发症。

63．壶腹周围癌的临床与超声表现

壶腹部肿瘤多为恶性，良性者极少见。患者多为中老年男性，临床最显著的特征为进行性加重的黄疸，同时可伴有上腹痛、上消化道出血、发热、食欲不振、恶心、消瘦等症状。

壶腹部位于胰腺与十二指肠之间，通常超声难以显示，发生壶腹周围癌时致胰胆管扩张，沿胆总管走行向下追踪有可能发现肿物，但当肿物体积较小时仍然有一定困难。壶腹周围癌超声显示多为类圆形低回声，边界不清，扩张的胆管在此低回声肿物处中断。一些间接征象可为病灶的定位提供诊断依据，如肝内外胆管的扩张，胆囊增大合并胆汁淤积，胰管全程扩张。此外，周围淋巴结肿大、血管受压移位等可提示病变的分期等。较大肿瘤内部彩超

可探及血流信号。

64. 胰腺实性假乳头状瘤的超声表现

胰腺实性假乳头状瘤占胰腺肿瘤的1.0%~2.7%，胰腺囊性肿瘤的4%。恶性率为7%~15%，转移的部位主要为肝、腹膜、淋巴结，也可局部侵犯脾、肝门静脉、十二指肠等。本病多见于20~30岁年轻女性，尤其是黑人和东亚女性。无特异的临床表现。

声像图特点为实性肿瘤内发生不同程度的囊性变，且囊性变的比例很高，甚至可表现为以囊性为主。实性区域为均匀的低回声，囊性区内分隔厚度不一，分布杂乱，隔上无血流信号。其他声像图特点包括边界清晰，以外生性生长为主，即使体积较大的肿瘤也不引起胰管及胆总管的明显扩张。彩超通常于内部难以检测到血流信号，且彩色多普勒表现与肿瘤大小、囊性变的程度、良恶性无明显联系。

胰腺实性假乳头状瘤应与以下胰腺肿瘤鉴别：

（1）囊腺瘤或囊腺癌，多见于中老年女性，囊腺瘤的囊腔较大时表现为“蜂窝样”无回声区，分隔相对细而均匀，囊腔小则表现为密集的点状高回声，类似回声较高的实性肿瘤；囊腺癌与囊腺瘤表现类似，但形态多不规则，实性成分增多，分隔厚度不均。

（2）胰岛细胞瘤，实性多见，也可有内部出血而表现为囊性，可伴有钙化及肝转移，该病多见于中老年人，无性别差异，肿瘤体积一般较小，以胰腺内膨胀生长为主。

（3）胰腺假性囊肿，患者多有胰腺炎或外伤病史，声像图一般为典型囊肿表现，囊壁可厚度不均并伴有周边散在钙化，囊内可由于出血、感染等出现回声。胰腺实性假乳头状瘤没有一例为完全薄壁囊性肿瘤，即使是以囊性为主的肿瘤也有一定的实性成分，尤其在肿瘤的周边部分一般均有实性区。

（4）胰腺癌，多见于老年男性，肿瘤形态多不规则，与周围组织分界不清，后方可有声衰减，内部的囊性变极少见，较易引起胰管、胆管扩张。

65. 某男，39岁，饮酒后突发上腹痛，伴恶心、呕吐、腹胀，体温37.8℃，平素体健，超声显示胰头3.1cm，胰体3.0cm，胰尾3.2cm，回声减低，尚均匀，边界略模糊，尚规整，胰管0.2cm，胰周未见明显异常，胰腺区彩超未见异常。胆囊及胆管未见明显异常。超声如何诊断

根据上述超声表现，胰腺弥漫性肿大，回声减低，结合病史中急性上腹痛的临床表现，首先提示诊断为胰腺炎可能性大，同时还应注意与全胰癌及慢性胰腺炎相鉴别。慢性胰腺炎有较长的病程，有慢性胆道感染和饮酒史，急性发作有剧烈腹痛。大多慢性胰腺炎的胰腺形态僵硬、饱满，边缘不整或有轻度结节分叶状，边界模糊不清。胰腺内部回声粗糙，增强，或可见斑点状、簇状、片状强回声，是胰实质钙化及纤维化的标志。部分病例可见胰管结石及胰管的扩张。而胰腺癌以腹部不适，上腹隐痛，食欲减退，体重减轻为主。胰腺癌在胰腺增大的同时，形态不规则，形似蟹足向外伸展，内部回声多数减低，后方衰减，可侵犯周围血管，胰周淋巴结肿大。

（吕　珂　齐振红）

四、脾

66. 正常脾的超声表现

正常脾的大小随年龄及含血量的多少而变化，个体差异较大。超声测量脾上下极，即最高点及最低点间的距离，正常 <11cm。如通过肋间斜切测量脾门至对侧的厚度，正常成年男性 <4.0cm，女性 <3.5cm。脾门处脾静脉内径正常 <0.8cm。正常脾回声较肝略低，明显高于肾回声。脾回声随着年龄增长可略增加，但不如胰腺明显。新生儿及儿童肝左叶可向左延伸与脾接触，此现象在成人中只有在肝左叶增大及脾大的患者中可以见到。此时脾肝之间通常可见清晰的分界，如果二者回声相同难以分清边界可通过观察是否存在肝门静脉分支确定是肝或脾。

67. 脾超声检查的临床意义

通过脾超声检查不仅可准确测得脾的大小，有助于对感染性疾病的判断；对于外伤病人还可通过超声无创、快速、有效地明确有无脾破裂；此外可以了解脾是否存在位置异常以及有无局灶性占位病变，并通过显示占位性病变有无钙化，回声性质，囊性或实性，彩色多普勒超声还可以显示病灶内的血供，从而判断病灶的性质，必要时还可以通过超声引导下组织穿刺活检明确诊断或起到引导治疗的作用。

68. 脾肿大的超声诊断

脾大小、形状不固定，个体差异较大，有的长、有的薄、有的短、有的宽。在感染性疾病状态下判断大小变化有时会显得很主观，尽管如此，通过超声的显示及测量可在临床触诊到之前早期得到比较客观的影像资料的比较。脾增大时可以向下延伸覆盖肾脏下极，有时甚至延伸至髂窝或腹中线右侧。脾肿大时，内部回声可无明显改变，或轻度增强。通常，具有以下特征之一者，可以考虑脾肿大：

（1）脾厚度，成年男性 >4.0cm，女性 >3.5cm，或脾最大长度 >13cm。

（2）无脾下垂的情况下，脾下极超过肋下，或脾上极达到腹主动脉前缘。

（3）仰卧位扫查，脾前缘贴近前腹壁，脾上极接近或越过脊柱左侧缘。

69. 脾肿大的常见病因有哪些，超声表现有何不同

（1）感染性原因造成的脾增大，主要有脓毒血症、亚急性心内膜炎、结核、伤寒、疟疾、肝炎、血吸虫病、棘球蚴病等。急性感染时的肿大脾内部回声较低，分布较均匀；急性感染时内部回声增强，欠均匀，脾门区脾静脉可有不同程度的增宽。

（2）充血性原因造成的脾增大，主要有右心衰竭、肝硬化、门脉高压、脾静脉血栓形成等。脾中重度肿大，边缘圆钝，包膜增厚，回声增强，脾静脉增宽甚至血栓形成。

（3）血液系统疾病造成的脾增大，主要有淋巴瘤、骨髓瘤、急慢性白血病、血小板减少性紫癜等。脾增大明显甚至形成巨脾，内部回声减低，分布不均，脾静脉一般无明显增宽。

（4）结缔组织疾病，主要有系统性红斑狼疮、类风湿性关节炎、结节性动脉周围炎等。脾轻中度肿大，回声增强，欠均匀，脾静脉增宽不明显。

（5）肿瘤原因，主要可见于肉瘤、血管瘤、软骨瘤、转移瘤等。因肿瘤增大脾脏的增大可以呈不规则形态，同时内部可见肿瘤的异常回声结构，彩超也可显示肿瘤的异常血供。

70. 常见的脾脏先天性异常有哪些

在胚胎第5周时，来源于胃背系膜内的细胞在胃背系膜内膨胀融合形成脾脏，表面由腹膜包绕。脾由分叶状逐渐变为无分叶状，然而在此过程中有部分大的分叶存留下来或某一分叶分离出来形成副脾；未发生融合的细胞团称为多脾。副脾大多位于脾门区，然而部分可以远离脾门区，影像学检查时偶可发现，应与其他占位性病变相鉴别。

其他常见的脾先天性异常包括无脾症、多脾症、先天性脾反位及游走脾。

71. 副脾的超声表现

副脾很常见，尸检中发生率近30%，位于脾脏之外，体积小，一般无重要意义，但因易误诊为其他病变，故有一定鉴别诊断意义。声像图特点为：多为单发，但约有10%的人有多个副脾，多位于脾门或脾缘内侧，少数可位于盆腔内。类圆形与脾等回声区，包膜光滑、边界清晰，体积1～2 cm^3，对相邻血管、器官无压迹，彩色多普勒内偶见点状血流信号。当脾切除术后，副脾增大或残存脾增大称“再生脾”。

72. 副脾需要与哪些疾病相鉴别

副脾很容易辨认，但有时和胰尾组织易混淆，或被诊断为淋巴瘤或淋巴腺病。最好的辨认方法为找到脾血管供应副脾的分支来判断组织的来源。脾门淋巴结或肿瘤的回声一般较脾回声稍低，如能多切面显示内部的结构，如淋巴门强回声结构或与胰尾相连的组织等，则有助于明确诊断。同时，还应与病史相结合注意腹腔内其他器官组织的改变来为诊断提供线索。

73. 脾囊肿的超声诊断，脾囊肿应与哪些疾病相鉴别

本病少见，有真性囊肿（内壁衬有分泌细胞，如单纯囊肿，多囊脾）和假性囊肿（炎症、出血后、脾梗死后）两大类。包虫囊肿由细粒棘球蚴引起，可归属于真性囊肿，但较特殊，流行病区相对多见。

脾囊肿声像图特点有以下3点：①脾内出现无回声区，囊壁光滑，边缘锐利，其后壁和后部组织回声增强；②囊肿位置可以比较表浅也可以位于脾实质内，囊肿体积可以很大，引起脾实质的受压畸形，似乎脾组织位于囊肿的周围；③真性囊肿内部为无回声，一般为单

发，多囊脾极少见；假性囊肿可以出现弥漫性细小点状回声。有组织细胞碎片沉渣时，亦可在囊底部出现较粗的点状或斑片状回声。包虫囊肿声像图具有特征性表现，常有分隔样回声（子囊），与肝包虫表现相似，本病多与肝、肺包虫囊肿同时存在。

74. 脾血管瘤的超声表现

脾血管瘤是脾最常见的良性新生物，在肿瘤较小时，通常没有症状，仅在体检或外科手术时偶尔发现。较大的脾血管瘤，可能发生威胁生命的并发症，并偶有肉瘤样变。有学者将脾血管瘤的超声表现分为以下 3 种类型：①界限清晰的透声性病变，后方回声增强；②均质中高回声；③混合性低至无回声区，后方回声稍增强。目前，脾血管瘤被认为是先天性畸形或属于血管平滑肌脂肪瘤，当脾血管瘤长大时，会出现症状，尤其在女病人中多见，目前虽然此疾病被认为在术前较难诊断，但已有大量术前非创伤性诊断报道。

75. 脾血管瘤需与哪些疾病相鉴别

当超声发现脾脏内多发低回声占位性病变后，需要考虑存在以下几种疾病可能：陈旧性血肿、淋巴瘤、脾脏淋巴血管瘤、脾梗死（在不同阶段表现可能有所不同）、转移瘤、脾脓肿，有时脾囊肿也可以有类似表现。脾血管瘤内多回声欠均，并可见网状结构，内部通常无明显血流信号或边缘少许动静脉血流信号，随访无明显变化；而陈旧性血肿则边界较清晰，内部可见条索状结构，彩超无血流信号，随访中体积可有不同程度的缩小；未液化的脾脓肿多呈片状中低回声，内部回声不均，彩超可在周边探及血流信号或见正常血流信号穿行其中，随访中可有进一步液化或缩小、回声改变等。脾淋巴瘤可表现为均质低回声，边界清晰，周边及内部可有较丰富的血流信号，同时应注意脾门处有无肿大淋巴结为诊断提供帮助。脾转移癌的回声依原发灶的不同而不同，多发者常见，部分可见“牛眼征”，彩超多为乏血供者，少数周边可探及高速动脉血流信号。脾动脉或其分支引起的脾梗死通常为楔形、三角形或不规则形，内可见钙化，脾表面可向内呈不规则凹陷。

76. 脾梗死的超声表现

脾梗死好发于淤血性脾肿大，原发性血小板减少性紫癜，真性红细胞增多症和慢性白血病患者伴脾大者。当脾动脉或其分支发生阻塞，如血栓形成、动脉硬化血管闭塞、脱落栓子、血管受压闭塞、外伤等造成其供血区发生缺血坏死性改变。脾梗死表现为脾内单发或多发性病变，前者呈局限性回声减低区，典型者病灶呈楔形，底部朝向脾包膜，也可不规则；后者呈蜂窝状回声减低区。有时，可在脾实质内出现比较弥漫的不均匀回声减低区；当组织液化坏死时，尚可出现无回声区或假性囊肿。彩色多普勒超声有助于显示脾脏缺乏血流灌注的梗死区及其形态特征，并提供有关脾动脉血流的异常信息，从而有助于本病诊断。陈旧性脾梗死病灶常因纤维化、瘢痕化和钙化产生强回声和声影，病变体积趋于缩小，此类孤立的钙化灶无临床意义。

77. 脾静脉栓塞的超声表现

脾静脉由于炎症、肿瘤或外伤感染导致血栓形成或狭窄阻塞致使出现淤血性脾肿大、食管胃底静脉曲张和消化道出血等临床表现，酷似肝硬化门脉高压表现。声像图特征有以下几点：①弥漫性脾肿大；②脾静脉扩张迂曲，管腔内可见实性栓子回声；③彩色多普勒超声可显示脾静脉内局部充盈缺损；④部分病例可见胃底静脉及胃左静脉增宽。

78. 脾破裂的超声表现

腹部钝挫伤累及脾而发生脾破裂，合并有慢性病变（如血吸虫病、疟疾、黑热病、传染性单核细胞增多症、淋巴瘤等）的脾更容易破裂。根据病因可分为外伤性脾破裂、自发性脾破裂和医源性脾破裂。

脾破裂的声像图特点为：①脾实质内或被膜下回声异常，轻者仅有脾实质内回声强弱不均，范围也可以较局限，较重者可有单发或多发片状无回声或低回声区，也可以呈不规则形，边缘常不整齐，代表脾实质内血肿或多发小血肿；②脾广泛破裂时，包膜或边缘不连续，此征象可与脾周围积液或腹腔积液合并存在，为脾轮廓局部中断（代表脾破裂，部分性或完全性）的直接征象；③包膜下血肿表现：多数呈梭形或不规则形无回声或低回声，位于脾包膜下方，当血肿内回声增强时，代表凝血块形成，机化时回声进一步增强，还可以产生不规则索条状分隔样结构或多房状结构；④腹腔内游离积液征象。

79. 脾淋巴瘤的超声表现

恶性淋巴瘤患者多有脾弥漫性肿大（弥漫性浸润），脾实质内回声正常或偏低，分布欠均匀；少部分患者脾实质内显示单个或多个散在分布的低或弱回声，无包膜，内部回声均匀，后方无增强效应，肿瘤融合或呈分叶状，内部也可以液化形成无回声区，彩超常可显示病灶周边及内部的丰富血流信号；肿瘤呈小结节弥漫分布时呈蜂窝状低回声，间有高回声条状分隔。脾淋巴瘤病变常是全身性淋巴瘤的表现，故常与其他病变同时存在。

80. 脾脏结核的超声表现

患者常有脾外结核病史，继发于血行播散或结合杆菌侵入脾内形成的结核病灶。声像图显示脾中、重度肿大，形态无明显改变；病灶很小时仅显示脾实质内回声不均；病灶较大时，脾实质内可见单个或多个不规则形干酪样坏死形成的类圆形或不规则弱回声区，边界尚清，部分内可见不规则形纤维化、钙化的强光点、光斑，后方伴声影。当干酪样坏死合并增殖性改变时，内有大小不等质地不均的稍强回声区，无声影，并有不规则的无回声区或混合性回声区。部分病例还可见脾门区的肿大淋巴结。

81. 脾转移瘤的超声表现

脾实质内单个或多个圆形或不规则形病灶，内部回声随原发肿瘤类型不同呈多样表现，回声分布均匀，部分周围可见环形无回声带，呈“牛眼征”，彩超常呈缺乏血供病灶，部分见肿瘤周边动脉血流信号，较大者内部亦可有较丰富的动脉血流信号。当怀疑有脾脏转移瘤时，要注意进一步检查其他脏器寻找原发病灶。

82. 脾萎缩的超声表现

随着年龄增长，脾体积可逐渐减小，因此老年人的脾常可有萎缩，此外，慢性消耗性疾病、吸收不良、酒精重度和甲状腺功能亢进时，均有可能发生脾萎缩。脾萎缩与恶性肿瘤、胃肠疾病等有一定关系，且可伴有免疫功能低下。

脾萎缩声像图特点：脾位置常偏高、偏后，但形态、轮廓多无明显异常；脾各径线测值较正常均明显减小；脾实质回声稍高但分布均匀，彩超显示其内血流信号减少。

83. 超声扫查不到脾脏的主要原因

常见的原因主要为脾脏解剖位置异常，尤其是在患者身体肥胖或桶状胸的患者当中，有时脊柱侧弯或膈疝的患者也会出现此情况。无脾或脾小也是扫查不到脾的原因之一，主要的原因有放射治疗后、脾梗死、脾发育不良或多脾综合征。手术切除也是不可忽视的原因之一。

先天性脾缺如非常少见，此疾病的患者非常容易发生败血症。先天性脾缺如的患者通常合并有其他器官发育异常。超声在脾区仔细扫查不到脾，在除外脾萎缩和游走脾的情况下，可以提示本病的可能，但最后诊断需要放射性核素扫描确定。

84. 某男性，32岁，平素体健，查体时超声发现脾大小及形态未见异常，脾实质内中高回声区，2.3cm×1.9cm，边界清晰，内似呈网状结构，彩超未见明确血流信号，余腹腔内未见明显异常。该病灶应如何诊断

该病灶位于脾实质内，呈实性中高回声，没有浸润性生长的征象，且没有明确的血流信号，因此，首先考虑良性病变中最常见的脾血管瘤，可结合其他各项检查无明显异常发现的基础上建议患者定期随诊，或接受增强CT、超声造影、核素检查，以近一步确定病灶性质。本例需与陈旧性血肿、淋巴瘤、脾梗死、转移瘤等鉴别。陈旧性血肿边界较清晰，内部可见条索状结构，彩超无血流信号，随访中体积可有不同程度的缩小。脾淋巴瘤可表现为均质低回声，边界清晰，周边及内部可有较丰富的血流信号，同时应注意脾门处有无肿大淋巴结为诊断提供帮助。脾转移癌的回声依原发灶的不同而不同，多发者常见，部分可见“牛眼征”，彩超多为缺乏血供者，少数周边可探及高速动脉血流信号，应该寻找原发病灶。脾动脉或其分支引起的脾梗死通常为楔形、三角形或不规则形，内可见钙化，脾表面可向内呈不规则凹陷。

（夏　宇　苗　莉）

五、胃肠道

85. 胃的超声检查方法

(1) 仪器：应用腹部超声诊断仪，凸阵探头，成人多用3.5MHz，肥胖者可选用2.5 MHz，体瘦者或儿童可选用5 MHz。

(2) 检查前准备：检查前禁食8~12小时，X线胃肠造影需在超声检查后进行。饮水500~800ml或口服胃肠超声造影剂400~600ml，临床怀疑胃肠道梗阻、穿孔、出血者除外。

(3) 检查方法：患者依次采用左侧卧位、坐位（或站立位）、右前斜位及右侧卧位，对贲门、胃底、胃体、胃窦、幽门作系统观察。患者吸气鼓下腹并适当加压可获得更佳的声像效果。如还需检查小肠，应每隔5~10分钟检查一次，直到盲肠区。

86. 正常胃的声像图特点及超声观察内容

充盈良好时，胃壁连续性好，5层结构清晰可见，3条强回声线和两条低回声线相间平行排列，从内向外依次是：第一层强回声为黏膜层及黏膜下层产生的界面回声，第二层低回声为黏膜肌层，第三层强回声为黏膜下层，第四层低回声为固有肌层，第五层强回声为浆膜层及浆膜外组织产生的界面回声。胃壁内外两条强回声之间为胃壁厚度，正常胃壁厚3~5mm，幽门处胃壁厚度成人小于6mm、新生儿或幼儿小于4mm。胃的正常容积为1~3L。观察胃时应注意以下情况：①管壁的连续性和厚度，层次是否清晰，回声有无改变；②管径是否正常，管腔内是否有异常回声和液体潴留；③评价胃的蠕动和排空功能。

87. 结肠的超声检查方法

(1) 仪器：应用腹部超声诊断仪，凸阵探头，成人多用3.5MHz，肥胖者可选用2.5 MHz，体瘦者或儿童可选用5 MHz。

(2) 检查前准备：检查前排便，乙状结肠和直肠检查需要充盈膀胱。需要保留灌肠者，前一日晚餐进流食，睡前服轻泻剂，晨起排便后清洁灌肠。

(3) 检查方法：患者取右侧卧位，经肛门置管，然后取仰卧位灌注生理盐水。逆行沿直肠、乙状结肠向上直至盲肠的顺序观察。

88. 正常充盈肠管的声像图特点及超声观察内容

小肠位于上腹和脐周，通常蠕动较快：十二指肠在液体充盈后腔内为键盘形或梯子形液体柱，可见碎屑样回声，与胃腔相通，第一段（球部）位于肝左内叶脏面下方，胆囊内侧，第二段（降部）内侧为胰头，第三段（水平部）位于胰头下方，在下腔静脉与腹主动脉前方横过，第四段（升部）较短，在胰体、尾侧连接空肠；充盈的空肠呈管状，内可见键盘形的皱襞，位于左上腹和中腹部；回肠位于中下腹和右下腹。皱襞更平滑一些，但弯曲较多，沿肠管长轴扫查，容积显示该段肠管两侧弯折处的管壁。

结肠位于腹腔周边，通常蠕动缓慢：升结肠和横结肠可见小囊状结肠袋，前者更接近管状；直肠位于盆腔深处膀胱后方。

89．消化性溃疡的超声表现

消化性溃疡是消化道最常见的疾病之一，发病部位以胃小弯的角切迹、幽门管和十二指肠球部多见。声像图表现为：①空腹检查可以发现胃或十二指肠球部壁局限性增厚，厚度常小于1.5 cm，范围局限；②充盈状态下，典型的胃溃疡周围可见黏膜层及黏膜下层局限性增厚，中央有较平滑的溃疡凹陷；③幽门管溃疡以水肿充血的局限性壁增厚为主要特点，常伴胃排空延迟；④十二指肠球部溃疡表现为局限性管壁增厚，球部变形，液体充盈欠佳、通过球部迅速（激惹现象），溃疡面有局限性凹陷，溃疡内有气体贮存时表现为壁间小点状强回声。

90．胃癌的超声表现

病变局限于黏膜层和黏膜下层的早期胃癌，经腹超声检查较困难。进展期胃癌可为弥漫增厚型、溃疡型、肿块型等，主要超声表现包括：①胃壁局限性或弥漫性不规则增厚，厚度超过1.0cm，多呈低回声；②溃疡型可见“火山口”征；③弥漫增厚型断面呈“假肾征”；④胃壁层次不清晰、紊乱或中断；⑤病变局部僵硬，蠕动缓慢或消失，胃窦及幽门部肿物可致胃排空减慢或胃潴留；⑥转移征象：超声可见胃周淋巴结转移或肝转移。

91．胃良性肿瘤的种类及超声表现

常见的胃良性肿瘤包括平滑肌瘤和脂肪瘤。

胃平滑肌瘤是胃壁的局限性肿物，一般呈类圆形或分叶状，质地较硬，内部呈均匀低回声，透声性好，但无明显包膜，肿块边界清晰，基底较平滑，可有小溃疡。声像图类型可分为：①腔内型：肿物向腔内生长，但位于黏膜下，黏膜层连续并隆起，局部管腔变窄；②壁间型：肿物同时向腔外生长，胃腔变形不明显；③外生型：少见，突出于胃轮廓之外，可误诊为肝脾肿物，胃腔受压变形不明显。胃脂肪瘤是少见的胃良性肿瘤，来源于黏膜下层。患者多无临床症状。声像图表现为黏膜下层的边界清晰的高回声肿物，小的肿瘤仅可在超声内镜检查时发现，有时容易误认为胃内容物。

92．肠梗阻的超声表现

肠梗阻可分为机械性梗阻和麻痹性梗阻，前者又可分为绞窄性和非绞窄性。随梗阻原因、部位、病程长短及有无绞窄的不同，声像图表现多样：①梗阻部位以上的肠管明显扩张，其内大量液体充盈，小肠内径大于3.0cm，结肠内径大于5.0cm；②梗阻近端蠕动频繁，伴液体高速流动、逆向流动及“气过水”征；麻痹性肠梗阻蠕动减弱或消失；③肠壁的改变：肠管纵断面黏膜皱襞清晰，可伴水肿增厚，呈“鱼刺”征，肠袢弯曲时可表现

"咖啡豆"征；④从非绞窄性梗阻转化为绞窄性梗阻时，可见肠蠕动由增强迅速减弱直至消失，肠间积液由少量迅速转为大量。

93．阑尾的超声检查方法

通常采用3.5～5.0 MHz凸阵探头及5.0～7.5 MHz线阵探头。女性患者应充盈膀胱，以除外妇科疾病。另外也应对腹部脏器进行全面的超声检查。

检查时嘱患者指出最痛点，然后用3.5～5.0 MHz凸阵探头以横断面开始在髂血管和前腹壁间仔细扫查，采用逐渐加压的手法，必要时可用双手。

大肠通常可见结肠袋状回声和粪块强回声；小肠通常蠕动较快，无明显结肠袋；而阑尾在横切面上呈"同心圆"样，纵切面上呈"多层管"样结构，一端为盲端，无明显蠕动，压痛较明显。发现阑尾后，再应用线阵探头仔细观察管腔、管壁和周边情况。

对结肠后位的阑尾，可从侧腹部进行加压扫查。但应认识到即使在应用高频探头的情况下，也仅可发现30%的正常阑尾。

94．急性阑尾炎的超声表现

急性阑尾炎的病理学特点为白细胞的管壁全层浸润，除阑尾周围脓肿外，其余各阶段难以从超声鉴别。主要声像图表现有：①阑尾直径增大，呈腊肠形，直径大于6mm，其内常可见粪石强回声及后方声影；②正常情况下阑尾和其他肠管一样可被压扁，而在炎症存在时，管壁僵硬，探头加压不能压扁，腔内有时可见积脓所致的点状强回声；③阑尾周围网膜脂肪组织由于炎症浸润，回声增强并不可压缩；④彩色多普勒超声显示阑尾炎时血流信号可增多，但缺少血流信号并不能除外阑尾炎；⑤阑尾穿孔时，有时可发现阑尾浆膜层连续性中断，阑尾区出现低回声团块及无回声区。

95．急性胃肠道穿孔的超声表现

急性胃肠道穿孔时，超声可见以下征象：①腹腔内游离气体：分别采用左侧卧位及右侧卧位，在肝、脾前方可见随体位移动的游离气体强回声；采用头低脚高位，可见下腹充盈的膀胱前方发现游离气体回声；②腹腔内游离液体：超声观察子宫直肠窝或直肠膀胱窝，可以敏感的发现游离液体，细菌性腹膜炎时液体较多；③其他征象：胃肠蠕动减弱或消失，腹部回声不均的包块，穿孔部位周围局限性的液体聚集等。

96．肠套叠的超声表现

一段肠管套入另一段肠管时为肠套叠，多见于小儿。小儿肠套叠多单纯性，多数发生在两岁以下的婴幼儿，而成人肠套叠往往继发于肿瘤。常见肠套叠部位为：回盲部，横结肠，乙状结肠。声像图特点为：沿肠套叠的长轴扫查，可显示多重平行肠管回声，壁较正常肠管略厚；沿肠套叠的短轴扫查，可见多环的同心圆样结构。外环为远端的非套入肠管，没有管壁增厚现象，中间和内部两个环状结构是被套入的近端肠管，管壁充血增厚，中环和内环之间可见强回声的肠系膜，彩色多普勒超声检查可在此部位了解血流的改变，以判断肠壁的血液循环情况。

诊断肠套叠时，需同时结合病史、临床症状及体征。

97. 先天性肥厚性幽门狭窄的超声表现

先天性肥厚性幽门狭窄多见于新生儿，幽门肌过度生长肥厚致使幽门管狭窄，胃内容物潴留，男婴发病率高于女婴。声像图表现为：幽门肌层全周性、均匀性增厚，短轴呈均匀性“靶环”征，长轴呈梭形或橄榄形。超声检查对先天性肥厚性幽门狭窄有较高的敏感性和特异性，是本病确诊的最佳和首选方法。

98. 男性，35 岁，餐后腹痛，超声如何检查，排除是否来自肠道疾病

应检查以下部位，排除相应疾病：①胃：观察胃壁的连续性和厚度，层次是否清晰，回声有无改变及管腔内是否有异常回声和液体潴留，除外消化性溃疡和胃癌；②回肠末段、回盲部和升结肠，观察管壁层次、回声、管腔有无扩张或狭小，除外炎性病变如克罗恩病、溃疡性结肠炎等；③空腹检查胆道系统，除外炎症和结石。

99. 女性，30 岁，右下腹痛伴有包块 1 年，如何检查，排除是否来自肠道疾病

应注意观察以下部位：①回盲部和阑尾：管壁是否清晰，有无增厚紊乱，肠管周围有无异常回声，除外炎症及包块形成；②充盈膀胱后检查子宫和卵巢，除外子宫肌瘤和附件区肿物；③充盈膀胱后观察右肾和输尿管，除外泌尿系占位性病变。

（欧阳云淑）

第八章 肾上腺

1．肾上腺皮质醇增多症的临床特点与超声表现

肾上腺皮质醇增多症又称库欣综合征，以女性多见。典型的临床症状表现为满月脸、水牛背、向心型肥胖、水肿及多毛等。多数库欣综合征由皮质增生引起，少数由皮质腺瘤或腺癌引起。其超声表现为：

（1）肾上腺皮质增生：超声常常无法分辨增厚的皮质，因此声像图上往往不能显示肾上腺皮质增生，但皮质明显增生时，声像图上可以表现为肾上腺区呈椭圆形或钝圆三角形低回声区。

（2）肾上腺皮质腺瘤：声像图上在肾上腺区可见圆形或椭圆形的低回声区，有包膜，边缘回声增强，瘤体多在3cm左右。

（3）皮质腺癌引起者，多数病灶大于3cm（常见6～8cm）生长迅速，边界不规整，瘤体可呈分叶状，内部回声不均。

2．原发性醛固酮增多症的临床特点与超声表现

原发性醛固酮增多症简称原醛症，是体内醛固酮分泌增多和肾素分泌被抑制引起的综合征。典型的临床症状以高血压、低血钾为特征，低血钾主要表现为肌无力及多尿。本病主要病因为肾上腺皮质腺瘤，为发生在皮质球状带的醛固酮瘤。超声表现为：

（1）以单发多见，约10%为双侧发病。

（2）瘤体通常较小（2cm左右），有时仅1cm，超声检查时应仔细寻找。

（3）瘤体多为圆形或卵圆形，边界规整，内部为均匀低回声。

（4）由于瘤体较小，超声检查未发现病灶时，不能排除本病，应进行CT、MRI等检查。

3．嗜铬细胞瘤的临床特点与超声表现

嗜铬细胞瘤是发生于肾上腺髓质的肿瘤，90%以上为良性，有5%～10%表现为恶性特征，可转移到肝脏、淋巴结、肺脏等脏器。临床上嗜铬细胞瘤好发于青壮年，由于其分泌儿茶酚胺，主要症状为高血压。高血压表现分为阵发性与持续性两种。阵发性高血压多见于女性，以发作性心悸、气短、剧烈头痛、大量出汗和恶心、呕吐等为典型症状，发作通常持续15分钟左右。嗜铬细胞瘤的超声表现包括：

（1）肿瘤呈圆形或椭圆形，大小3～5cm，轮廓、边界清晰规整。

（2）边缘可见包膜样强回声。

（3）内部为均质低回声，合并出血、坏死时可见无回声区。

（4）彩超显示：瘤体内可见散在分布的血流信号。

（5）对疑有恶性者，应仔细观察肝脏等部位是否有转移灶。

4. 异位嗜铬细胞瘤的好发部位及超声表现

嗜铬细胞瘤主要发生在肾上腺髓质，但是交感神经系统的其他部位亦可发生，如主动脉旁的交感神经节。发生于肾上腺以外的异位嗜铬细胞瘤约占嗜铬细胞瘤的10%～15%，常见的异位部位包括肾门周围、腹主动脉旁、髂动脉旁，膀胱内及胸腔等。异位嗜铬细胞瘤的超声表现与肾上腺区的嗜铬细胞瘤声像图特点一致。因此，临床高度怀疑嗜铬细胞瘤但肾上腺区未见病灶时，应仔细寻找以上可能的异位部位，以避免漏诊。

5. 肾上腺囊肿的超声表现

肾上腺囊肿为内皮性，起源于血管上皮或淋巴管上皮。临床上本病很少见，一般无症状，常在查体时被超声所发现。超声表现为肾上腺区无回声区，囊壁薄而光滑，后方回声增强，钙化时可见囊壁上有强回声点，合并出血或感染时，囊内有细小中强回声点，呈漂浮状。

6. 肾上腺肿瘤与肝肿瘤及肾脏肿瘤的超声鉴别要点

肾上腺肿瘤与肝脏后叶的肿瘤，由于部位的邻近，有时易混淆，特别是瘤体较大时鉴别比较困难。主要的鉴别点如下：

（1）肿瘤边界：肾上腺肿瘤周边有脂肪组织囊，所以往往边界为强回声带，而肝脏肿瘤边界回声则较弱或有声晕。

（2）呼吸时肿瘤与肝脏的运动关系：呼吸运动时肾上腺肿瘤与肝脏之间有相对运动或彼此活动不同步；而肝脏肿瘤则与肝脏活动完全同步。

（3）肿瘤的位置：多个切面、多体位扫查可发现肾上腺肿瘤位于肾上腺区域，而肝脏肿瘤则不完全符合肾上腺区域肿瘤的特点，如不完全位于肝脏、下腔静脉与右肾上极的三角区内。

肾上腺肿瘤与肾脏上极的肿瘤由于部位的关系也易混淆，尤其是瘤体较大时鉴别比较困难。主要的鉴别点包括两方面：①从肿瘤位置上鉴别，强调多个体位、多个切面联合扫查，将不难发现肾上腺肿瘤位于肾上腺区，而肾脏肿瘤则不完全符合肾上腺区的特点，当然，有时鉴别会比较困难；②嘱患者深吸气时，观察肿瘤与肾脏之间，看二者是否有相对运动。通常肾脏肿瘤会随肾脏一起移动（同步运动），而肾上腺肿瘤则呈相对运动。当肾上腺肿瘤侵犯到肾脏时，二者会出现同步运动。此外，肾上腺肿瘤边缘回声较强也可帮助鉴别。

（仲光熙）

第九章 泌尿及男性生殖系统

1. 肾下垂与游走肾的定义，并简述它们的超声诊断标准与鉴别诊断

此二者均为肾位置异常，系肾本身的发育异常，肾本身没有形态结构等改变。肾下垂系指肾的活动度较大，立位时肾明显低于正常位置，但于卧位时可回复至正常。其形成的先天因素有肾窝过浅，下侧宽大，肾周围固定结构松弛等，后天因素为体质消瘦，腹肌薄弱，腹压低等。

如果肾固定不牢，肾筋膜、肾蒂非常松弛，肾被腹膜包裹，可在腹腔内大幅度活动，甚至跨越中线至对侧腹腔即为游走肾。

超声诊断标准：

（1）肾未完全位于肾窝（肾下垂），或完全不在肾窝内（肾下垂或游走肾）。游走肾活动度更大，可在腹腔内各处找到，跨越中线到腹腔对侧时可出现一侧无肾，对侧同时出现两个肾。通常经背部或经腹壁测量肾活动度，如果肾活动度大于3cm 即为肾下垂。

（2）肾的声像图显示其大小、形态和结构无异常。

（3）该肾可回纳于该肾窝中。

鉴别诊断：

（1）与肾形态异常鉴别：肾下垂与游走肾均为肾活动度增大或过大，但本身结构无异常，可由其移动部位判断。

（2）与异位肾鉴别：肾下垂与游走肾可还纳到原肾窝，但异位肾的位置不能改变。

（3）游走肾与腹部肿瘤鉴别：腹部肿瘤有可能出现“假肾征”与肾脏相混淆，但检查其肾窝内仍有肾存在；游走肾的原肾窝内则空无肾，且该肾的大小、形态、结构则无异常。

2. 肾脏的先天异常及超声表现

肾脏先天性异常包括数目、大小、形态、位置、轴向、血管和肾盂的异常。常见的肾脏先天性异常有：

（1）肾缺如，包括双肾缺如和孤立肾，前者出生后不久即死亡，后者健侧肾脏往往有代偿性增大。

（2）肾发育不全，由于胚胎期血液供应障碍，肾脏不能充分发育，形成一个小的肾脏，肾内结构仍然清晰，实质回声较薄，肾窦回声存在。

（3）重复肾，肾脏外形轮廓无明显异常，其肾盂、输尿管上端及肾血管明显分开，输尿管有部分或全部重复，前者呈“Y”字形分叉，出口在正常位置；后者为两条输尿管，下部肾脏中输尿管在膀胱内的开口为正常位置，而上部肾的输尿管往往异位开口，并合并狭窄，造成输尿管和肾盂积水，女性还常伴有尿失禁。

（4）融合肾，分同侧融合和对侧融合，同侧融合肾又称横过型融合肾，对侧融合肾又分为马蹄肾，“S”形肾和团块肾。

（5）异位肾，肾脏可形成于泌尿生殖嵴的任何部位，若形成后未能上升到正常位置，即为异位肾，以髂腰部、盆腔和对侧多见，极少进入胸腔。

（6）肾旋转异常，多见于延肾脏长轴发生的旋转畸形。在正常发育过程中，肾脏应向中线方向旋转90°，若旋转不足90°称为旋转不良，肾盂指向前方；若旋转超过90°称为旋转过度，肾盂指向后方；若肾脏向相反方向旋转，使得肾盂指向外侧，则称之为反向旋转。沿肾脏前后方向或短轴的异常旋转少见。异常旋转多同时合并肾脏异位和融合畸形。

（7）分叶肾，肾脏呈永久性胎儿样分叶，两个或多个肾叶之间存在永久性分隔，使得没有融合的肾叶类似于肾脏肿块。

（8）肾脏先天性囊肿性病变，有婴儿型多囊肾，青年型多囊肾，成人型多囊肾，多囊性肾发育不全及多房性肾囊肿等。

3．海绵肾的病理表现，超声检查有哪些特点

海绵肾又名肾小管特发性扩张或非尿毒症性髓质囊性病、髓质海绵肾等。为先天性常染色体隐性缺陷，散在性发病，但有家族性倾向。好发于40～60岁，男性较女性多见。本病系肾乳头管先天性发育障碍，进入肾小盏处类似括约肌的结构肥厚收缩，使乳头管和集合管均呈弥漫性扩张，呈囊状，在髓质形成囊肿。病变只限于椎体，病灶处多有钙质沉积，呈细小结石。

超声检查不能显示微囊肿，可见肾脏大小、形态大致正常，肾皮质回声正常，双肾肾椎体回声增强，呈放射状球形排列，但无“声影”。

4．肾脏囊肿分哪几种类型

肾脏囊肿分为先天性肾囊性异常，单纯性皮质囊肿，肾盂旁囊肿，肾盂囊肿，肾髓质囊肿。先天性肾脏囊性异常又可分为婴儿型多囊肾，青年型多囊肾，成人型多囊肾，多囊性肾发育不全，多房性肾囊肿病。单纯性肾皮质囊肿又可分为单发性肾囊肿，多发性肾囊肿，出血性及感染性肾囊肿，囊壁钙化型肾囊肿，胶冻样肾囊肿，含胆固醇结晶肾囊肿。

5．单纯性囊肿的典型超声表现，并简述多房性囊肿的鉴别诊断

单纯性囊肿为最常见的肾囊肿，其典型超声表现为：

（1）位于肾的实质部，常突出于肾表面。

（2）一个或多个球形或椭球形无回声区，壁菲薄，光滑，清晰。

（3）后方回声增强。

（4）囊肿的两侧壁出现侧方细窄声影，即边界效应。

（5）合并出血、感染或钙化时，囊内出现相对应的中强回声点、分隔或附壁钙化灶。

多房性肾囊肿的鉴别诊断：

（1）与多发性单纯肾囊肿鉴别：二者均多发病于单侧，病变以外的肾组织均正常。但

单纯肾囊肿是基于一个孤立的囊肿结构发展的，尽管多发，仍保持各自的结构，是多个孤立囊肿组合。多房性肾囊肿是在一个大的囊状结构中形成纤维组织分隔，从而可见很多形态不规则的小囊腔。

（2）与多囊肾鉴别：多囊肾绝大多数为双侧发病，病变弥漫，波及整个肾实质，典型者的囊与囊之间无法发现正常肾脏组织。多房性肾囊肿通常发生于单侧肾脏，病变尽管很大，但部位局限，囊肿周围可有压迫变形，但仍可见正常肾脏组织。

6. 不典型性肾囊肿有几种，简述超声表现

单纯肾囊肿的不典型表现有形态的变化（形态不规则），囊肿壁的改变（囊壁增厚、钙化等），囊肿内容物的改变（囊肿出血、感染、胶冻样内容物、含固醇结晶等）。

（1）形态不规则的肾囊肿：不表现为常见的球形或类球形，而是其他不规则形状，如多角形等，可与其他不典型表现伴随出现。

（2）囊壁增厚的肾囊肿：囊肿壁增厚，可不规则，回声增强，囊肿形态常合并不规则表现。

（3）囊壁钙化型肾囊肿：囊肿的原有声像图特征仍保持，病变处囊壁有强回声光斑或光带，单发或多发，沿囊壁走向分布并贴附于囊壁。前壁的钙化声影不能显示，后壁的钙化可有声影，但较小者声影不清晰或不显示。

（4）出血性肾囊肿：囊内出血量的多少，时间的长短决定了囊内回声的改变，少量出血对声像图无影响，较多出血以及时间较久的出血可在囊内出现细小点状回声或絮状回声，甚至可使囊肿被膜显示不清，囊内呈低回声，后方回声增强也不明显。病程更久的出血性肾囊肿内除液性成分外还有不规则的机化凝血块，表现为囊实混合性结构，即无回声区内出现中等回声或强回声等不规则实性回声。

（5）感染性肾囊肿：初期囊内仍保持透声性良好的无回声，囊壁也无改变，时间较长囊肿液体混浊，透声性差，可见散在点状或碎片状回声，发展至脓肿还可有囊壁的不规则增厚。

（6）胶冻样肾囊肿：仍为透声良好的无回声，除非混杂有其他物质，与典型单纯肾囊肿并无区别。

（7）胆固醇结晶囊肿：囊内出现散在飘动的细小点状回声。

7. 成人型多囊肾的临床及声像图特点

成人型多囊肾属常染色体遗传性肾脏疾病，多在30～50岁发病，男女发病均等，临床上可出现血尿、腹痛、腹部肿块等，60%～70%有高血压及肾功能不全，还可有肾盂肾炎史。

成人型多囊肾表现为双肾明显增大，表面不规则；肾实质内见许多大小不等的囊泡样无回声，囊壁多光滑整齐；合并囊内出血时可见无回声内有均匀回声点；囊肿壁形成钙化时可见弧形强回声伴声影；肾窦区不完整，被囊泡压迫变形。约30%的患者，肝脏内可同时发现有多发囊肿，也可并发脾和胰腺多发囊肿，但相对少见。

8. 婴儿型多囊肾的临床及超声表现

婴儿型多囊肾为常染色体隐形遗传性疾病，以发病年龄不同分为围生期型，新生儿型，婴儿型，少年型。肾皮质呈多发囊样改变，肾脏体积增大，切面呈蜂窝状，病儿在胎儿期受母体胎盘的透析作用可以生存，但生后数日内即因肾功能缺乏导致少尿、无尿以致死亡。此病常合并其他畸形，如 Potter 面容（眼距宽，缩额，扁鼻，低位大耳），先天性肝纤维化病变，胰腺或肺部囊性变等。

超声表现：肾脏饱满，弥漫性增大，外形尚正常，肾内结构欠清晰，肾实质广泛地被小囊泡填充，呈蜂窝状，或肾实质广泛出现成簇、成团的强回声，弥漫分布。

9. 肾盂源性囊肿临床及超声表现

肾盂源性囊肿发自于肾盂，也称肾盂周围囊肿，实际并非囊肿，而是肾盂、肾盏憩室，为原始小肾盏囊样扩张形成。多为一侧肾脏发病，临床表现：多数患者症状轻微，或有腰部不适及腰痛，或长期镜下血尿。

超声表现：肾脏外形如常，结构清晰；肾窦近旁见囊性结构，与单纯肾囊肿相似，圆形，边缘整齐，清晰，光滑，透声良好；病变一般不大，为 1～2cm，很少大于 4～5cm；不向肾表面扩展；内部可形成钙乳，即囊腔内低位有强回声分布，上面形成水平面，此征象对诊断很有价值。

10. 肾血管平滑肌脂肪瘤（错构瘤）的超声表现及鉴别诊断

肾血管平滑肌脂肪瘤又称错构瘤，良性间叶瘤，肌血管瘤等，其超声表现有两种类型，一种为边界清晰的强回声团，多呈圆形，常位于或接近肾表面，后方无衰减，另一种往往为肿瘤较大且伴有出血的表现，边界欠光滑，由强回声及低回声间隔构成，呈洋葱形剖面，后方可有声衰减。

肾血管平滑肌脂肪瘤发病部位常贴近肾被膜，呈边界规整的圆形，无声晕，后方回声无改变或略增强，周边组织无明显受压，且内部一般很难探测到血流信号。鉴别诊断有：强回声型肾癌约占 30%，边界稍模糊，形态欠规整，周边有声晕，后方回声有衰减，周边组织有受压现象，部分内部及周边可探及血流信号。

11. 肾细胞癌临床表现及超声表现

肾细胞癌男性多于女性，发病年龄以 45～60 岁多见。临床上，30% 患者无症状，常为超声或 CT 检查时偶然发现。本病主要症状为无痛性血尿、血沉加快，以及其他恶性肿瘤的常见症状，如消瘦，体重减轻，低热，贫血，高血压等表现。进展期，可出现腹痛，腹部可触及肿块。肿瘤引起蔓状静脉丛回流障碍或侵犯下腔静脉后，可出现精索静脉曲张和下肢水肿。最常见的肾细胞癌为透明细胞癌。

肾细胞癌的典型超声表现：

（1）肾内占位性病灶，圆形或椭圆形，常向肾表面隆起，同时有肾窦受压表现。

（2）小肾癌边界尚清，较大者边界欠清，形态略不规则，病灶周边可有低回声晕，由于压迫周围肾实质而出现假包膜征象。

（3）肾癌的内部回声多样，瘤体小者多呈较强回声，较大者多呈中低回声，如内部出现坏死、液化、出血等可出现混合性回声。

（4）肾静脉、下腔静脉、肝脏、对侧肾及腹膜后淋巴结等均可有转移征象。

肾癌的彩色多普勒超声表现大致可分为抱球型，星点型，丰富血流型，少血流型，而病灶周边的正常血管走行可有受压移位、中断等现象。有作者认为肾内的恶性病灶70%周边可探及高速动脉血流，而90%以上的良性改变缺乏这一特征；同时一些炎性病变周边也会出现较丰富的高速血流信号，从而造成假阳性。而肾变异的特征是肾内的正常树枝状血流分布及走行无改变。

12. 不典型囊肿与囊性肾细胞癌鉴别诊断

肾囊肿为规则的球形或椭球形无回声，边界光滑、清晰，而囊性肾细胞癌多数形态欠规则，边界不清，壁厚薄不均，内可有分隔，合并出血等还可有强回声点。彩超在后者的囊壁及内部分隔上可能会探及血流信号。此外，如发现肾静脉、下腔静脉内有栓子形成，腹膜后淋巴结肿大等高度可疑的转移征象时，更提示肾内囊性占位的恶性可能。

13. 肾母细胞瘤的临床特点与超声表现

肾母细胞瘤是儿童最常见的肾脏恶性肿瘤，2～4岁多见，发现时往往已较大，平均直径12cm，5%～13%的患儿肿瘤为双侧性。肿瘤本身早期缺乏症状，多以偶然发现肿物就诊。肿瘤增长很大时，由于压迫周围组织器官出现相应的压迫症状，如胃肠系统的呕吐、便秘、肠梗阻；大血管压迫造成下肢水肿，静脉曲张；压迫胸廓出现气短等。晚期瘤体侵袭破坏可有疼痛，此外可有低热、镜下血尿、高血压等，但易被忽视。

超声表现：

（1）肾增大，形态失常。

（2）肾实质区发现圆形实性回声团，多为中等回声，边界规则，整齐，内部结构较均匀，但光点较粗，周边可有低回声带。

（3）肿瘤发生缺血、坏死时，可见其内形态不规则的无回声区。

（4）肿瘤向外生长时，可见相应的肾组织、被膜及周围组织破坏的声像图表现。

14. 肾盂癌的临床、超声表现及鉴别诊断

肾盂癌多发生于40岁以后的中老年，男性多于女性，单发或多发，也可与输尿管、膀胱等多部位并发。临床表现：无痛性、间歇性、肉眼全程血尿为本病最常见的症状，占90%；除非肿瘤生长部位阻碍了尿液的排出，否则不会造成肾积水。

肾盂癌的典型超声表现为肾窦内的实性低回声区，部分肾窦强回声中断或扩张，或直接看到分离的输尿管、肾盂内有不规则实性肿物存在。

肾盂腔内血凝块在扩张的无回声暗区内形成不规则中强回声光团，与肾盂肿瘤十分相似，但前者在病人体位变动时可有移位，后者则不会因为病人体位变动而发生变化。

15. 肾假性肿瘤超声表现与鉴别要点

肾假性肿瘤包括肾柱肥大，肾脏局部的隆起，肾梗死灶，肾脏局灶炎性病变，黄色肉芽肿性肾盂肾炎等。

肾柱肥大的超声诊断：

（1）肾脏大小、形态、结构均基本正常，但于亚肾融合处的肾脏表面，被膜凹陷形成切迹。

（2）沿切迹向内至肾实质内可见线状强回声，即亚肾线。

（3）与皮质相连的肿块样回声如拇指般突入肾窦中，常见于肾脏上、中部交界处，回声与肾皮质相近，其大小、范围差异很大，形态规整，边缘整齐。

（4）肾脏血流分布及走向均未见异常。

肾柱肥大需与肾癌鉴别。首先肾柱肥大很少造成肾脏结构或外形的改变，其内回声均匀，与皮质回声一致。其次，彩超可见其内血管走行与正常肾柱一致，周边无血管受压移位。此外，肾柱肥大还需与肾血管梗死形成的“假瘤”及分叶肾、囊性占位病变等鉴别，依据其与肾皮质相连，并与其回声一致，内部血流无改变的特征进行鉴别。

肾脏的外形常平滑，但是左肾的外侧，在脾脏的下缘处常会形成隆起，这种现象是正常的变异，称为“驼峰征”。应用彩超可见隆起处的肾皮质内放射状排列的小叶间动脉走行正常，从而可判断为正常肾脏的变异，与肿瘤相鉴别。

16. 哪些情况下可能出现肾窦回声分离，如何与肾积水鉴别

肾窦回声分离是肾盂腔内充盈尿液，尿液产生过快过多，尿路的阻力增高，肾盂腔张力松弛造成肾盂腔积尿引起，如非病理情况下的女性妊娠晚期、尿路造影术后、服用利尿药或解痉药后、大量饮水、憋尿过度等。非尿路阻力增高所致的肾窦分离于排尿后常可消失或减轻，尿路梗阻所致的肾窦分离一旦阻力解除也自然消失。

肾窦分离为生理性的，肾盂及输尿管以下无梗阻因素，横切面肾盂腔短径间距在1.5cm以内，多为双侧，圆钝型，排尿后减小或消失。早期轻度的肾盂积水声像图与之相近，但是病理性的，一定有致积水的病因存在，发现时肾盂腔短径间距短径间距多在1.5cm以上，多为单侧，排尿后无改变。肾积水病因如不解决，积水程度会进行性发展，因此动态观察肾盂分离的变化也可鉴别二者。

17. 轻、中、重度肾积水的超声诊断标准

轻度肾积水：

（1）肾大小、形态均无明显改变。

（2）肾窦回声中出现液性无回声区，形态依肾盂、肾大盏的走向规律分布，并无分支。

（3）肾窦分离程度短径超过1.5cm，腔隙增大且饱满。

（4）肾实质回声正常。

（5）肾门以下可检出梗阻部位与梗阻原因。

中度肾积水：

（1）肾大小与形态依积水的发展程度出现相应变化。

（2）肾窦回声中肾盂、肾盏因积水而变形，各积水的肾盏独立分开，并在肾实质间也出现分支，形成“花朵征”，“手套征”。

（3）肾实质可有轻度受压的改变。

（4）肾以下尿路常可发现梗阻的部位与原因。

（5）有输尿管扩张时可见肾盂积水于之连续。

重度肾积水：

（1）肾增大，形态失常。

（2）肾窦回声为大的无回声区所取代，肾盂积水与肾盏积水相互融合、扩张。

（3）肾实质出现受压、萎缩变薄，或位于外围包绕肾积水，或嵌入积水中形成分隔。

（4）可以找到与之连续的输尿管。

囊肿型肾积水：

（1）肾区无正常肾图像。

（2）肾区为巨大的囊性结构取代。

（3）囊内发现肾组织的残存痕迹，如受压、分隔的肾实质。

18. 肾结石的临床表现，其典型的超声表现与超声诊断及鉴别诊断

肾结石的主要临床症状为腰痛和镜下血尿，血尿可在运动后出现结石落入输尿管时可引起肾绞痛。

典型的结石为肾窦回声内的强光斑或光团，光点等，后方伴声影。当结石造成尿路梗阻时，可于梗阻的上方发现积水。

肾小结石与弓状血管钙化的鉴别可由发生部位和病变形态等判断。结石的强回声出现于肾盏、肾盂内或边缘，且其回声点多呈圆形或椭圆形。弓状血管位于肾实质皮髓质交界处，不会发生于肾窦，且钙化沿管壁形成，呈短条状，平行等号状。彩色血流显像对鉴别有帮助。

19. 肾包膜下血肿与肾周血肿的超声特点

肾包膜下血肿往往为肾轻度损伤所致，超声表现为肾稍大，肾被膜完整，平滑而连续，肾内结构基本正常，肾实质与肾窦回声无明显改变，损伤局部肾被膜下可见较小的无回声或低回声区，同时常可见该处被膜被血肿挤压外凸，肾实质则向内凹陷，血肿较局限，围绕肾脏呈弧形、月牙形或楔形等。

肾周血肿往往为肾裂伤甚至断裂等较严重损伤所致，超声表现肾脏有不同程度的结构改变甚至模糊不清，肾包膜回声连续性中断，肾周间隙内出现形态各异的无回声或低回声区，多位于肾脏后外侧，也可包绕肾脏，但很少越过中线，血肿较大时可出现肾脏移位。

20．移植肾急性排异的二维及彩超表现及超声诊断标准

移植肾急性排异发生在移植后的第一周，肾体积在几天内迅速增大而呈球形，肾厚度明显增大，其前后径大于5.5cm，但这并不具有特异性，因为肾静脉栓塞，细菌性肾盂肾炎等皆可引起移植肾肿大。急性排异还可出现髓质椎体肿大，回声减低；皮髓质界限不清；肾窦回声减低；多发性肾皮质局部低回声区等。急性排异时彩超显示肾内彩色血流明显减少，血流呈断续、星点状或斑片状。有报道认为急性排异时，肾动脉的 RI≥0.85 诊断敏感性为73.3%，特异性为90.9%；RI≥0.75 诊断敏感性为85.7%，特异性为80%。

21．肾静脉血栓形成的临床及超声表现，血栓与瘤栓如何鉴别

肾静脉血栓的形成因素包括，①血液高凝状态（如脱水、妊娠或应用口服避孕药等）；②肾静脉或下腔静脉受压梗阻或损伤（如肿瘤压迫、外伤等）；③循环不良（如慢性心衰）等。临床上急性肾静脉完全性血栓主要表现为急性腰痛、血尿、蛋白尿、少尿及急性肾功能衰竭。慢性肾静脉不完全血栓表现为慢性腰痛、血尿、蛋白尿等。

超声显示：急性完全性肾静脉血栓可见肾静脉内充满实性低回声，肾静脉内径增宽，彩超其内无血流信号；慢性血栓形成时，血栓可呈中等回声，肾静脉内径无增宽，彩超无血流信号或可见部分再通血流。

肾静脉瘤栓发生与肾恶性肿瘤时。较大的肾癌具有较易侵犯肾静脉形成瘤栓的特点，且肾静脉瘤栓常向下腔静脉蔓延，因此，对于大于3cm 的肾脏实性占位病变应注意观察肾静脉及下腔静脉情况。瘤栓与血栓的区别在于前者肾内可发现肿物，且瘤栓内常可探及动脉血流（新生肿瘤血管）信号。

22．输尿管囊肿的超声特点与鉴别诊断

输尿管囊肿是一种先天性异常，为输尿管末端在膀胱内呈囊肿样膨出。超声可见于膀胱三角区出现囊肿，囊壁为纤薄回声，有膨大与缩小的节律性改变。小于4mm 的囊肿，这种改变不明显，往往囊壁皱缩，且伴有肾积水，腹压增加或侧腰部受压时，此皱缩的囊肿会突然膨大。若合并结石，可在囊肿内见到结石的强回声并伴有声影。

23．膀胱憩室的超声表现与鉴别诊断

膀胱憩室常发生在膀胱后方和两侧，单发或多发，膀胱三角区一般不发生憩室，声像图可见膀胱的侧方、后方或上方圆形无回声区，向外突出，颇似囊肿，壁薄、光滑。膀胱憩室与膀胱相通，可在膀胱充盈时寻找憩室口，应用彩超可在憩室开口处观察到尿流的彩色信号；并比较排尿前后囊腔大小，一般膀胱憩室在排尿后缩小，此外应注意其内有无感染、肿瘤、结石等。

膀胱憩室应与盆腔的许多囊性病变鉴别，如包裹性积液、输尿管扩张、输尿管囊肿、淋巴囊肿、尿性囊肿、精囊囊肿、卵巢囊肿、肠腔淤滞、盆腔血肿、肠系膜囊肿、脐尿管囊肿

等，但只要发现囊性病变与膀胱相通，膀胱憩室的诊断即可确定。

24. 膀胱结石的临床症状及超声诊断

膀胱结石临床主要症状是排尿时剧烈疼痛，尿频、尿中断和脓、血尿。继发性膀胱结石多有下尿路梗阻，前列腺增生症、尿道狭窄、膀胱颈梗阻、膀胱憩室等，使肾结石下落到膀胱后滞留形成。

膀胱结石的超声诊断应符合以下标准：

（1）膀胱腔内强回声团或强回声斑，数目、形状不一，常见为单发扁圆形。

（2）强回声后方有声影。

（3）强回声可随体位移动，位于较低位置。

25. 膀胱炎的临床表现及超声特点，如何与膀胱肿瘤鉴别

膀胱炎的主要临床表现为膀胱刺激征，尿频、尿急和尿痛，亦可有血尿或脓尿，排尿困难、耻骨上区痛等。膀胱炎的超声表现主要为膀胱壁的改变，急性期膀胱壁，结构模糊，内壁不平整，膀胱腔内透声性略差，有云雾感；慢性期膀胱壁增厚，结构尚清晰，但不光滑，膀胱腔内可有沉积的点状等回声或稍强回声形成，表面有水平面，随体位变化。

腺性膀胱炎多位于膀胱三角区，也可波及膀胱其他部分，病变位于膀胱壁黏膜，不向深层浸润，对膀胱壁无破坏；较小者呈结节状或乳头状突起，较大者基底宽阔，形态扁平，表面粗糙，呈强回声或内部可见囊泡样结构的不均质回声；部分可合并结石、憩室及下尿路梗阻。

具有典型声像图的腺性膀胱炎根据其强回声或内部可见囊泡样结构时，较易与膀胱肿瘤鉴别。而声像图不典型者则较难与肿瘤鉴别，可借助彩超观察病灶内的血流情况，肿瘤内常可探及树枝样伸入其内的动脉血流信号，而腺性膀胱炎则很少探及血流信号。

26. 膀胱癌的超声特点及鉴别诊断

膀胱癌的超声特点为膀胱壁上局限性异常突起，可有蒂或宽基底，附着于膀胱壁，不随体位移动；等回声或较强回声，大小形态不一，表面不规整；对膀胱壁的侵犯程度不同其回声也有不同，膀胱壁结构可以是完整、缺损或中断的；肿物内常可探及树枝样伸入其内的动脉血流信号。

膀胱癌应与以下病变相鉴别：

（1）与异物鉴别：膀胱内异物往往有相应的病史，多为强回声，随位移动，形态根据异物的不同而有特殊表现，内无血流信号。

（2）与凝血块鉴别：凝血块可随体位变化，多不附着于膀胱壁，内无血流信号，但应注意二者同时存在的可能。

（3）与膀胱结石鉴别：膀胱结石可随体位移动，后方伴有明显声影，可与肿瘤钙化鉴别。

（4）与凸向膀胱的前列腺增生组织相鉴别：多切面扫查尤其是纵切扫查清晰显示前列

腺与膀胱的解剖关系可资鉴别。

27. 前列腺增生的超声表现

前列腺增生的超声表现为：

（1）前列腺增大：各径线超过正常值。

（2）前列腺形态改变：增生的前列腺前后径增大比横径的增大更明显，使其接近球形；但前列腺边界清晰、整齐，两侧对称，除增生结节或结石外，内部回声呈均匀的低回声。

（3）前列腺向膀胱凸出：左右叶增生者呈僧帽状，中叶增生者使得膀胱颈部后唇凸起呈樱桃状。

（4）内腺外腺比例异常：内腺增大，外腺受压，内外腺比例为2.5∶1 直至7∶1 或以上。

（5）出现增生结节：结节呈球形，低或中等回声，边界整齐清晰。

（6）前列腺结石：内腺与外腺之间出现弧形排列的结石。

（7）膀胱壁小梁、小室形成。

（8）残余尿和尿潴留的出现。

（9）彩超显示其内血流略丰富，有时可见增生结节旁有动脉血流环绕。

28. 如何鉴别前列腺增生与前列腺癌

前列腺增生与前列腺癌的主要鉴别点如下：

（1）前列腺癌多位于外腺，且早期多为形态欠规整，边界欠光滑的低回声；而增生结节 则位于内腺，且多数边界光滑，形态规整，内部呈中等回声，周边可有低回声，或为稍高回声结节。

（2）前列腺癌质硬，加压不变形；增生结节质较软，加压可变形。

（3）前列腺癌的增大程度不如前列腺增生，一般仅 I 度增大。

（4）前列腺癌的 PSA 增高。

（5）对可疑病灶做超声引导下穿刺活检可明确病理性质。

29. 慢性前列腺炎有哪些超声表现

一部分慢性前列腺炎的超声表现与正常无异。另一部分可有一些非特异性的声像图特征：前列腺内回声不均匀，可见多种回声区；前列腺包膜可能增厚或模糊，但依旧保持连续性，无中断现象；前列腺内常有斑点状强回声，其大小和分布不一。慢性前列腺炎的诊断应将超声表现与患者临床及实验室检查相结合全面考虑。

30. 前列腺癌的临床及超声特点

前列腺癌 70% 发生于周缘区，20% 发生于移行区，仅有 10% 发生于中央区。而前列腺增生则主要发生于内腺（移行区及尿道周围区）。

血清前列腺特异抗原（PSA）是一种具有很高敏感性的前列腺癌的实验室方法，其正常值为小于4.0ng/ml。若继续升高，又排除前列腺炎等疾病，再结合直肠指检及超声检查，在部分病人中可以帮助鉴别出前列腺癌病灶。另一重要的手段即为超声引导下穿刺活检，对可疑病灶可明确诊断，指导治疗。

前列腺癌的超声表现有以下特点：

大多位于外腺，病灶较小时通常为低回声，较大时可表现为低回声、强回声或混合性回声；周缘区隆起或不对称，包膜有扭曲或中断现象；探头加压不变形；前列腺癌的血流较丰富，但经治疗后可减少；前列腺癌的腺体增大程度不如前列腺增生症，因此向膀胱凸出也不明显；浸润膀胱颈部、膀胱三角区、膀胱直肠隔和（或）直肠壁时出现相应征象。

31．先天性睾丸异常类型及超声表现

睾丸发育不全：睾丸囊性发育不良是少见的良性病变，常伴有肾脏发育不良，声像图表现为双侧或单侧睾丸缩小，或呈囊性，对侧睾丸可有代偿性增大。

无睾症：睾丸缺如，多发生在右侧，多伴有同侧肾脏缺如，阴囊内无睾丸，腹股沟也无睾丸，腹部也无睾丸。

隐睾：约50%出现下降不良或隐睾，30%合并疝气，20%伴有积液，附睾炎，静脉曲张，多表现为圆形等回声团，直径约5mm。

超声可确定睾丸的大小、位置、数量及血供情况，同时可发现并存的其他畸形。

32．隐睾症临床表现及声像图特征

隐睾症是指睾丸下降不正常，即未下降至隐囊内。约有70%位于腹股沟部，30%位于腹腔。

超声表现：腹股沟部或肾脏下极至腹股沟环之间腹膜后，充盈的膀胱周围，可见一卵圆形的低回声区，内部回声均匀。超声可准确诊断腹股沟的正常睾丸，对萎缩的腹股沟睾丸显示率较低，腹腔内睾丸的显示率更低。

33．急性睾丸炎的超声表现

病变睾丸增大，表面光滑；内部回声均匀或可见小点状、片状低回声；彩色多普勒显示睾丸内部血流分布增多，血管数量及长度的增加；脉冲多普勒显示睾丸内动脉流速增快，睾丸动脉阻力指数（RI）在睾丸及附睾炎时明显降低，RI低于0.5。炎症治疗后睾丸附睾内血流减少恢复正常。

34．附睾炎的超声表现

附睾肿大，以附睾尾部明显。急性期内部回声减低，慢性期内部回声可增强，欠均，伴有少量鞘膜积液。CDFI：显示血流信号增多、丰富。

35．睾丸肿瘤分类，超声表现的特点

睾丸肿瘤可分为原发性与继发性，原发性睾丸肿瘤又可分为生殖细胞肿瘤与非生殖细胞

肿瘤，多属恶性。

生殖细胞肿瘤是临床上最常见的睾丸肿瘤，占原发睾丸肿瘤的90%～95%，95%左右为恶性，其中以精原细胞肿瘤最常见。非精原细胞瘤包括睾丸畸胎瘤、胚胎癌、绒毛膜上皮癌，后两者恶性度高，预后较差。

超声表现：睾丸增大，其中精原细胞瘤、恶性淋巴瘤、白血病表现为睾丸的均匀增大，形态不变，其中肿瘤可表现为部分形态改变或整个睾丸不规则。内部回声分布均匀，呈中等至低回声，伴有坏死时可见小的无回声区，畸胎瘤与胚胎癌都表现为强弱不等回声及无回声。畸胎瘤可见更多的不均匀的实质性回声，非霍奇金淋巴瘤显示为低回声占位；恶性淋巴瘤表现为均匀的点状回声、或纹状低回声环，强回声线由睾丸纵隔向外辐射；转移性睾丸肿瘤，表现为睾丸肿大，内可见多发的圆形肿物，内部回声为低，中等回声，肺癌，鼻咽癌等可发生睾丸转移。CDFI表现：肿瘤内血流增加，部分为弥散性血流增加，部分为局部血流增多。淋巴瘤和白血病浸润的区域血流信号增加而与浸润的大小无关，淋巴瘤和白血病无论大小均表现多血流信号。有时与炎症鉴别困难。

36. 附睾结节的超声表现及鉴别

附睾结节应考虑下列疾病：急性附睾炎，慢性附睾炎、附睾结核、附睾囊肿、附睾肉芽肿、附睾肿瘤。

超声鉴别：

急性附睾炎表现：附睾肿大，回声不均。CDFI：附睾充血，流速增快，阻力指数减少。

慢性附睾炎表现：附睾轻度增大，不规则，回声略增加，不均匀，血流信号无明显增加。

结核性附睾炎：表现附睾肿大，尾部明显，不规则，为低回声、强回声或混合回声，可见钙化灶，大部分回声明显不均，CDFI表现血流信号减少。

附睾囊肿：包括真正的附睾囊肿和精液囊肿，超声无法区别，超声表现附睾内无回声区。

附睾肉芽肿：在头和尾部可见明显边界无回声或强回声区域，有时可见强回声包膜。

附睾肿瘤：包括附睾肉瘤，头部强回声肿块，同时伴有纵隔淋巴结肿大。附睾平滑肌瘤是慢性生长的肿瘤，表现为无痛阴囊肿块。

37. 鞘膜积液分型，超声如何鉴别

鞘膜积液是指鞘膜囊内积聚过量液体。超声表现为囊肿样无回声，当伴有炎症或出血时，无回声区内可见点状强回声。本病又分睾丸鞘膜积液、精索鞘膜积液、睾丸精索鞘膜积液、先天性鞘膜积液（又称交通性鞘膜积液）等，分别叙述如下：

睾丸鞘膜积液最为常见。超声表现：阴囊肿大，睾丸周围被无回声区包绕，体位改变而液体不移动。

精索鞘膜积液的超声表现：主要在精索段包绕积液，积液呈圆柱状。

睾丸精索鞘膜积液的超声表现：是在睾丸及精索处均能发现鞘膜积液。

交通性鞘膜积液的超声表现：因先天性发育不全，多发生1岁半以内儿童。即在鞘膜突与腹腔间形成狭窄通道，长大后常自行闭合。

38．睾丸微小钙化灶的病因及超声表现

本病的病因是睾丸精细管微小钙化灶所致。超声表现：可显示多发性强回声点，因钙化点太小，后方常无声影，可在睾丸萎缩时出现，发现率仅为0.05%～0.06%。微小钙化常伴发于睾丸恶性肿瘤。

39．睾丸扭转的临床及超声表现

睾丸扭转青少年多见，发作时，阴囊持续性疼痛，伴有恶心、呕吐、既往可能有急性阴囊痛史，但可自行缓解。阴囊皮肤发红，肿大，疼痛及触痛。超声表现：睾丸肿大，内部呈中等回声或低回声，周围伴有少量积液，晚期形成睾丸坏死。CDFI：睾丸实质内无血流信号，为超声表现的重要特征。

40．精索静脉曲张的临床及超声表现

精索静脉曲张发病率高，多发于男性青壮年。左侧精索静脉曲张发病率可达95%，因为左侧精索静脉直线垂直汇入左肾静脉，由于回流阻力大，故左侧精索静脉曲张发生率高。临床表现：阴囊患侧胀痛，不适，常引起男性不孕症，触诊有蚯蚓状增厚区。超声表现：睾丸精索处可见多个管状结构，有时呈无回声囊状扩张。CDFI：精索处静脉曲张呈迂曲状，频谱为静脉血流信号。CDFI 结合 Valsalva 试验，可见精索静脉内径，超过2mm时，即可诊断精索静脉曲张。

（仲光熙）

第十章　妇　　科

1．子宫内膜息肉超声表现

子宫内膜息肉是由内膜腺体及间质组成的肿块，向宫腔突出，是妇科常见的一种宫腔良性病变。子宫内膜息肉的原因，可能与炎症、内分泌紊乱，特别是体内雌激素水平过高有关。单发较小的息肉一般无临床症状，多发息肉或较大的息肉可引起月经过多、月经不规则、月经间期出血或绝经后出血等症状。

超声特征：

（1）宫腔内见形态规则的中强回声团块，蒂部与宫壁相连。

（2）一个或多个。

（3）该处宫腔线弯曲。

（4）内部回声较均匀，少数伴囊性变者内部可见蜂窝状小的无回声区。

（5）CDFI 可见滋养血管自蒂部伸入肿块内。

鉴别诊断：黏膜下肌瘤、内膜增生、内膜癌等。

其他检查：宫腔超声造影检查通过宫腔内注入少量生理盐水，能清晰衬托出宫腔形态及内膜息肉轮廓，诊断更易明确。宫腔镜检查能直视宫腔，发现并切除息肉，具有诊断及治疗效果。

注意事项：应选择在月经干净后 3 ~4 天进行超声检查，此时内膜处于最薄的时期，而且功能层内膜为低回声。

2．子宫内膜癌超声表现

子宫内膜癌是起源于子宫内膜腺体的恶性肿瘤，是妇科常见恶性肿瘤之一。好发于更年期和绝经期，多见于肥胖、高血压、糖尿病、未婚、少产的妇女。子宫内膜癌发病一般认为与雌激素对子宫内膜的长期持续刺激有关。临床症状主要为不规则阴道流血及排液增多。

超声特征：

（1）子宫内膜呈非均匀性增厚，边界不规则。大多数的内膜癌表现为弥漫性或局限性不规则的中强回声，少数可以是等回声或低回声。

（2）宫腔线紊乱、中断。

（3）癌组织浸润肌层时，增厚的内膜与肌层的低回声分界消失或不清，肌层局部变薄。

（4）伴宫腔积液时，宫腔可见无回声区，积脓时无回声区内有点状回声。

（5）彩色多普勒（CDFI）显示癌的周边及内部有较多的点状或和迂曲条状彩色血流信号，呈低阻型动脉频谱。

（6）晚期子宫内膜癌，常可于子宫的一侧或双侧探及肿块、腹腔积液或有远处转移病灶等征象。

鉴别诊断：子宫内膜增生、子宫内膜息肉。

其他检查：分段诊断性刮宫，是确诊内膜癌最常用最可靠的方法。

3. 子宫肌瘤的超声表现

子宫肌瘤是女性生殖器最常见的良性肿瘤，由子宫平滑肌组织增生而成。多见于中年妇女。大多数患者无明显症状，仅是在妇科检查时偶然发现。根据生长部位的不同分为：浆膜下肌瘤、肌壁间肌瘤及黏膜下肌瘤。子宫肌瘤的临床症状与肌瘤的生长部位、生长速度、大小等有关。主要症状为：①月经改变，如月经周期缩短、经量增多、经期延长；②压迫症状，如尿频、排尿障碍、便秘等；③疼痛，肌瘤本身不引起疼痛，一般最常见的症状是下腹坠胀、腰背酸痛等；肌瘤发生红色变性时，腹痛剧烈且发热；浆膜下肌瘤蒂扭转时可出现急腹症；④阴道分泌物增多；⑤贫血；⑥不孕。

超声特征：

（1）子宫的形态和大小：肌瘤为多发或位于子宫表面时，子宫体积增大、形态失常；单发的小肌瘤位于肌层内，子宫形态和大小无异常。

（2）宫腔线位置：宫腔线可因肌瘤的压迫变形、移位，黏膜下肌瘤宫腔线不规则，宫腔内见中等或低回声区。

（3）肌瘤的回声特征：子宫肌瘤声像图以低回声为主，根据平滑肌组织及纤维组织的构成和排列不同，其回声分布有所差异。以平滑肌组织成分为主的肌瘤，回声低，后方有声衰；纤维组织增多时，肌瘤的回声相对增强；肌瘤较大时会发生囊性变，相应部位出现低回声区或无回声区。若肌瘤有钙化时，钙化部分呈强回声带，后方伴声影。较大的肌瘤内呈漩涡状回声，并伴有不同程度的衰减。

（4）彩色多普勒血流显示：彩色血流信号多分布在肌瘤病灶的周围，呈“环状”特征。

鉴别诊断：黏膜下子宫肌瘤应与子宫内膜息肉相鉴别，肌壁间子宫肌瘤应与子宫腺肌瘤和子宫肉瘤相鉴别，浆膜下子宫肌瘤应与卵巢实性肿瘤、子宫畸形等相鉴别。

其他检查：大多数肌瘤通过临床及超声检查都能确诊。宫腔镜检查可辅助诊断及治疗黏膜下肌瘤，腹腔镜检查可诊断及治疗浆膜下及肌壁间子宫肌瘤。

4. 子宫肉瘤的超声表现

子宫肉瘤是一种罕见的高度恶性的女性生殖器肿瘤，来源于子宫肌层或肌层内结缔组织。根据不同的组织发生来源分为：平滑肌肉瘤、内膜间质肉瘤和恶性苗勒管混合瘤。好发于围绝经期妇女，早期症状不明显，最常见的症状是不规则阴道流血，部分患者自诉下腹部包块在短时间内迅速长大。

超声特征：

（1）子宫肌层或盆腔单发巨大占位：病灶位于肌层内，使子宫不规则增大，或取代子宫肌层结构，显示为盆腔占位。平均直径 >8cm，多呈分叶状或不规则形态，边界不清。

（2）常见的病灶内部回声有两类：均匀中、低回声和不均质混合回声，内部失去漩涡状的典型平滑肌瘤样回声。

（3）肿瘤内部、周边血流信号显著增多，流速增快，血管形态不规则，排列杂乱，管径粗细不均。

（4）探及高速低阻动脉频谱。

鉴别诊断：子宫肌瘤。

其他检查：分段诊刮、磁共振。

5. 卵巢滤泡囊肿超声表现

卵巢滤泡囊肿是来源于排卵前卵泡的囊肿，卵泡腔内积聚过多卵泡液。大多数是垂体—卵巢轴的功能紊乱所致。一般无临床症状。

超声特征：

（1）一侧卵巢内见无回声区，壁薄、内壁光滑，囊液透声好。

（2）直径多为 3 ~ 5cm。

（3）随诊可消失。

鉴别诊断：上皮来源卵巢肿瘤。

其他检查：一般发现后应超声随诊，观察至消失。

6. 卵巢黄体囊肿超声表现

成熟卵泡在排卵后，即形成黄体。黄体囊肿来源于排卵后中央出血过多的月经黄体或妊娠黄体，由于出血过多黄体的退化延迟，形成黄体囊肿。一般无临床症状，少数可发生破裂，表现为急腹症。

超声特征：

（1）卵巢内单发的无回声或混合回声区，形态规则。

（2）平均直径 5. 5cm。

（3）囊肿壁偏厚。

（4）早期急性出血时，囊内容物可表现为强回声，常被认为是实性肿物；血块凝集收缩时，囊内强回声血块边缘不规整，与囊壁之间出现裂隙状无回声区；血块开始溶解时可以见到低回声网状结构。

（5）CDFI：囊肿周边有环绕血流，频谱呈低阻，而血块内无血流信号。

（6）随访 1 ~ 2 月往往自行消失。

鉴别诊断：卵巢黄素化囊肿、卵巢巧克力囊肿、上皮来源卵巢肿瘤。

其他检查：无需其他影像学检查。

7. 卵巢黄素囊肿超声表现

卵巢黄素囊肿是指卵泡囊肿壁上卵泡膜细胞发生黄素化，往往为双侧性或多发性。见于滋养细胞疾病、外源性 HCG 造成卵巢过度刺激时，一般为其他疾病伴发表现。

超声特征：

（1）双侧卵巢增大，分叶状，内见多个大小不等的无回声区，呈多房状。

（3）小囊直径1～4cm不等。

（2）囊壁薄，囊液透声好。

鉴别诊断：多囊卵巢、卵巢滤泡囊肿。

其他检查：结合患者病史及超声检查通常能确诊，无需其他影像学检查。

8. 多囊卵巢超声表现

多囊卵巢综合征是以慢性无排卵、闭经或月经稀少、不孕、肥胖、多毛和卵巢多囊性增大为临床特征的综合征，是内分泌功能紊乱所引起卵巢病理改变。多见于年轻女性。

超声特征：

（1）卵巢增大，多为双侧性。

（2）同一超声切面卵泡数≥10个，卵泡直径2～10mm，无优势卵泡。

（3）卵巢包膜增厚，卵泡在卵巢包膜下沿卵巢的周边排列。

（4）卵巢髓质面积增大、回声增强。

鉴别诊断：卵巢黄素囊肿。

其他检查：腹腔镜检查。

9. 卵巢肿瘤的超声表现

卵巢肿瘤组织形态极其复杂，依发生率的高低依次为：表面上皮来源肿瘤、生殖细胞肿瘤、性索－间质肿瘤和转移性肿瘤。

临床表现：

（1）良性卵巢肿瘤的临床表现：早期肿瘤较小，多无症状。中等大的肿瘤常引起腹胀不适。巨大的肿瘤占据盆、腹腔出现压迫症状，腹部隆起，可触及肿块。

（2）恶性卵巢肿瘤的临床表现：早期多无症状。出现症状时往往已达晚期。短期内可引起腹胀、腹痛、腹部肿块及腹腔积液。

超声特征：

（1）浆液性肿瘤：①中等大小，双侧多见；②大体形态可分为3种：单房囊肿型（或有少量纤细分隔的多房囊肿，交界性和恶性者分隔增多，厚度薄厚不均）；乳头型（良性者乳头数少；乳头数目增多、形态不规则往往提示肿瘤为恶性）；实性型少见；③恶性者CDFI在囊肿壁、分隔、乳头可探及较丰富的低阻血流信号；④恶性者常合并腹水。

（2）黏液性肿瘤：①常为单侧性；②体积较大；③多房囊肿，分隔较多而且厚，囊液透声欠佳，内部充满点状回声。恶性者分隔薄厚不均，囊肿壁不规则增厚，壁上可见乳头；④恶性者CDFI在囊肿壁、分隔、乳头可探及较丰富的低阻血流；⑤恶性者常合并腹腔积液。

（3）成熟性囊性畸胎瘤，又称皮样囊肿，好发于儿童及青少年。①囊实性包块，内有强回声团后方伴声影，是囊性畸胎瘤的特征性表现。以毛发和油脂为主要成分的囊性畸胎瘤表现为整团的强回声，后方伴声影，常被误认为肠气而漏诊；②点状或短线状的强回声，常由杂乱的毛发造成；③ 脂－液分层；④ 块状强回声后方伴声影，常由骨骼或牙齿造成。

（4）非成熟性畸胎瘤：是少见的卵巢恶性肿瘤，常见于青少年。包含3个胚层来源的组织，肿瘤以实性为主，结构杂乱。声像图无特异性。

（5）性索－间质肿瘤：①多为单侧低回声实性肿块，内部可见多个小囊状无回声分布；②形态规则，边界清晰；③部分肿瘤能分泌雌激素，可见子宫内膜增厚。

（6）纤维瘤：①多为单侧低回声实性肿块，部分可伴后方回声明显衰减；②形态规则，边界清晰；③CDFI 内部可见短条状血流。

（7）卵巢转移性肿瘤：卵巢转移癌的原发部位多为胃肠道及生殖器官。① 为双侧性；② 实性肿物多见，边界清晰，外缘往往不规则呈结节状；③ 部分内部有黏液分泌而呈囊实性；④ 常伴腹腔积液。

鉴别诊断：

卵巢肿瘤良恶性鉴别：因卵巢肿瘤组织学的种类繁多，除典型的畸胎瘤、浆液性囊性瘤和黏液性囊腺瘤、纤维瘤外，超声检查通常无法判断组织学构成。根据卵巢肿物二维声像图上的形态学特点，可以对一部分肿瘤的性质做出良、恶性鉴别。但是非赘生性囊肿合并出血、不典型的卵巢子宫内膜异位症囊肿以及盆腔炎时声像图变异很大，与卵巢肿瘤不易鉴别。另外，实性肿瘤应与浆膜下子宫肌瘤相鉴别。

其他检查：磁共振、腹腔镜。

注意事项：

（1）卵巢肿物的随访：发现卵巢肿物后，要根据患者的不同情况，做出随访计划。要考虑患者的症状以及肿瘤标志物和激素水平。超声声像图上相似的病灶，出现在绝经期妇女还是未绝经妇女，临床意义大不相同。同样是在未绝经妇女中，服用口服避孕药的妇女出现卵巢囊肿，处理方法亦不同于其他妇女。一般直径 2.5～6cm 的单房囊肿可随访，观察其变化。

（2）彩色多普勒超声在卵巢肿瘤鉴别诊断中的价值：多普勒超声可以观察肿瘤的血流分布与形态，探测高速低阻血流，提供更多的诊断信息，有助于提高诊断的正确率。然而，仅凭血管存在与否不能判断卵巢肿瘤的良性与恶性；而且，良性与恶性肿瘤血流分布与形态、血流的各项参数之间有较大的重叠。所以彩色多普勒超声必须与二维超声相结合，才能做出恰当的诊断。

10. 输卵管积液超声表现

输卵管积液多是因经期卫生不良、分娩、流产、以及妇科手术后发生炎症而引起，也可因为邻近脏器的炎症引起，如阑尾炎，腹膜炎等。输卵管炎症较轻时，伞端及峡部粘连闭锁，浆液性渗出物积聚形成输卵管积水；有时输卵管积脓变为慢性，脓液渐被吸收，浆液性液体继续自管壁渗出充满管腔，亦可形成输卵管积水。

输卵管炎症急性期时患者常有腹痛病史，而一般输卵管积脓变为浆液性即输卵管积液或积液被机体吸收后，炎症往往早已痊愈，所以输卵管积液的患者平时多无腹痛症状，不孕往往为输卵管积液的唯一表现。

大体表现为：输卵管呈轻度或中度肿大，伞端可部分或完全闭锁，并与周围组织粘连。积液输卵管表面光滑，管壁甚薄，输卵管系膜不能随积液输卵管囊壁的增长扩大而相应延长，故积液输卵管向系膜侧弯曲，形似腊肠或呈曲颈的蒸馏瓶状，卷曲向后，可游离或与周围组织有膜样粘连。

应用3.5～5MHz经腹超声探头或5～9MHz经阴道超声探头，对双侧附件区进行全面扫查，观察附件区囊性包块的形态、大小、囊壁、分隔、血流及卵巢情况等。

超声特征：

(1) 子宫一侧或双侧出现弯曲条状或“腊肠”状囊性包块。

(2) 边界清，囊壁较厚，厚度较均匀，壁上可见不全分隔状突起。

(3) 包块一侧常可见到正常卵巢声像。

(4) CDFI囊壁上可见点状血流信号。

鉴别诊断：卵巢肿瘤。

其他检查：子宫输卵管碘油造影、腹腔镜检查。

11. 输卵管癌超声表现

原发性输卵管癌为女性生殖系统的少见肿瘤，其发病率仅占妇科恶性肿瘤的0.5%。多发生于绝经后。病因不明，70%患者有慢性输卵管炎，50%有不孕史，推断慢性炎性刺激可能是发病诱因。该病早期诊断困难，易与原发性卵巢癌相混淆。临床上常表现为阴道排液、腹痛、盆腔肿块，称作输卵管癌“三联征”，对围绝经期妇女有上述症状时应考虑到输卵管癌的可能性。

超声特征：

(1) 附件区显示块状或“腊肠”型包块。

(2) 声像图表现为3种类型：混合性、偏实性、类囊性。

(3) 部分患者在包块旁可探及卵巢回声。

(4) CDFI：肿物实性区域可探及低阻血流信号。

鉴别诊断：输卵管积液、输卵管脓肿、卵巢癌。

其他检查：阴道脱落细胞学检查、诊断性刮宫、宫腔镜检查、腹腔镜检查。

12. 急性盆腔炎超声表现

女性盆腔生殖器官及其周围的结缔组织、盆腔腹膜发生炎症时，称为盆腔炎。包括子宫内膜炎及子宫肌炎、输卵管卵巢炎、盆腔结缔组织炎及盆腔腹膜炎，可一处或几处同时发病。盆腔炎大多发生在性活跃期，有月经的妇女。感染的主要途径是上行性感染。典型症状为下腹疼痛伴发热，可以出现膀胱或直肠刺激症状。

超声特征：

(1) 子宫内膜炎时声像图无特异性表现，往往仅有非特异性的内膜增厚，不规则，或有少量的宫腔积液。宫腔积脓时超声检查可见宫腔扩张，宫腔无回声区内见点状回声。子宫肌炎时，可见子宫增大，肌层回声减低不均。

（2）单纯性卵巢输卵管炎：脓肿未形成时，仅表现为输卵管增粗，增粗的输卵管表现为附件区卵巢旁弯曲条状低回声结构，与子宫相连；卵巢增大、回声不均，卵泡结构模糊，卵巢内血流丰富。

（3）输卵管卵巢脓肿：输卵管脓肿表现为弯曲条状或“腊肠”状囊性肿块，囊壁厚度较均匀，囊内为不均质低至无回声，是因脓肿内含脱落细胞、脓细胞等所致。卵巢脓肿常为圆形或椭圆形，囊壁较厚，内为不均质低至无回声，其边缘隐约可见正常卵巢结构，但结构较模糊。两者常粘连形成混合性肿块，难以区分。CDFI 囊壁可探及点条状血流信号。

（4）盆腔积脓：脓液渗出积聚于子宫旁或直肠窝，局部出现形态不规则、密度不均的不均质低至无回声区；子宫浆膜面增厚，回声减低，轮廓不清；卵巢边界模糊难辨结构。脓肿广泛时弥漫分布于盆腔甚至腹腔内，呈不规则形或多角形，包绕子宫附件。

鉴别诊断：宫外孕、卵巢囊肿及肿瘤。

其他检查：宫颈分泌物细菌培养、腹腔镜。

13．慢性盆腔炎超声表现

慢性盆腔炎是女性盆腔生殖器官及周围结缔组织、盆腔腹膜发生的慢性炎症。一般为急性盆腔炎未能彻底治愈，或因体质较差、抵抗力低下，病程反复所致。其主要临床表现为下腹部坠胀、疼痛及腰骶部酸痛、月经周期紊乱、白带增多及不孕等。

超声特征：

（1）输卵管增粗或积液：增粗的输卵管表现为附件区卵巢旁弯曲条状低回声结构，与子宫相连；输卵管积液表现为子宫一侧或双侧出现弯曲条状或“腊肠”状囊性包块。

（2）输卵管卵巢囊肿：因卵巢周围炎使卵泡破裂受阻而形成卵泡囊肿，或卵泡破裂时细菌乘隙而入，形成炎性积液，以后又与输卵管积水贯通而成输卵管卵巢囊肿。表现为附件区形态不规则囊性包块。

（3）盆腔结缔组织炎：附件区片状或结节状中低回声区，边界模糊不清。

鉴别诊断：子宫内膜异位症、陈旧性宫外孕、卵巢囊肿或肿瘤。

其他检查：腹腔镜检查。

14．结核性盆腔炎超声表现

由结核杆菌引起的女性生殖器炎症，称结核性盆腔炎。多见于 20～40 岁女性。结核性盆腔炎往往继发于身体其他部位的结核。输卵管结核占女性生殖器结核的 90%，并且多为双侧性。结核性盆腔炎临床表现各异，可表现为不孕、月经失调、下腹坠痛等。

超声特征：

（1）以混合回声肿块或囊性肿块多见，囊性肿块内透声差，多可见中低回声分隔，混合性回声肿块中有时可探及强回声钙化灶。

（2）肿块形态不规则，边界模糊，与周围组织粘连，分界不清。

（3）CDFI 显示包块或囊肿周边及内部血流信号稀少。

（4）腹膜不均匀增厚，或可见低回声结节。

（5）女性盆腔结核病变的超声表现复杂而多样，缺乏特异性，需结合病史、临床、体征及实验室检查进行综合分析而作出诊断。

鉴别诊断：非特异性慢性盆腔炎、子宫内膜异位症、卵巢肿瘤。

其他检查：子宫输卵管碘油造影、腹腔镜。

15. 子宫腺肌症/瘤超声表现

子宫腺肌症是指子宫内膜腺体及间质侵入子宫肌层。多发生在30~50岁经产妇。其发病机制尚未完全阐明。异位的子宫内膜弥散于子宫肌壁，后壁多见，肌纤维弥漫性反应性增生。临床主要表现为继发痛经进行性加重，经期延长及月经量多。妇查时扪及增大而质硬的子宫。

超声特征：

（1）子宫增大，形态饱满，前后壁肌层多不对称，后壁肌层较前壁增厚多见。

（2）肌层内可见多个小的不规则腔隙伴特征性的栅栏状侧方身影（腔隙为肿块内部由积血小囊所致大小为数毫米的低回声或无回声区）。

（3）可见局限性中低回声肿块，位于子宫前壁或后壁，以后壁居多，单发多见，边界不清，周边无包膜及声晕。

（4）宫腔线多数无受压变形改变。

（5）子宫大小和内部回声在月经前后比较可发生变化。

（6）可伴发卵巢巧克力囊肿。

鉴别诊断：子宫肥大、子宫肌瘤。

其他检查：腹腔镜。

16. 卵巢巧克力囊肿超声表现

卵巢巧克力囊肿是子宫内膜异位症最常见的一种类型。卵巢内的异位内膜因反复出血而形成单发或多发囊肿，但以单发多见，称为卵巢子宫内膜异位囊肿。囊肿内含暗褐色黏糊状的陈旧血，似巧克力棕色液体，故又称为卵巢巧克力囊肿。囊肿大小不一，一般直径在5cm以下。患者可出现痛经、持续性下腹疼痛、月经失调、不孕和性交痛等症状。

超声特征：

（1）附件区见无回声囊性结构，周边可见少许正常卵巢组织。

（2）1/3~1/2的卵巢巧克力囊肿为双侧性，与周围组织粘连紧密，部分双侧卵巢囊肿可相互粘连。

（3）囊肿壁厚，光滑，部分壁上可以见到点状或团状中强回声。

（4）囊肿内充满均匀的点状回声。内部可有或无分隔。

（5）彩超无特异性表现。

鉴别诊断：黄体囊肿、畸胎瘤、其他卵巢肿瘤、盆腔脓肿。

其他检查：腹腔镜。

17. 宫腔妊娠物残留超声表现

宫腔妊娠物残留是早、中期流产后的常见并发症，临床表现为流产后不规则或持续阴道流血。

超声特征：

（1）部分宫腔线模糊或不连续。

（2）宫腔可探及团块状中强回声，以宫底近宫角位置多见，大小 1～3cm，边界不清，内部回声欠均匀。

（3）CDFI：中强回声内部或其周边肌层探及低阻动脉血流。

鉴别诊断：宫腔内血块、妊娠滋养细胞肿瘤、内膜息肉、内膜癌。

其他检查：宫腔镜。

18. 输卵管妊娠超声表现

输卵管妊娠为最常见的宫外孕，约占宫外孕的 90%。输卵管妊娠以受精卵在输卵管壶腹部着床最常见，占输卵管妊娠的 60%；其次为峡部占 25%；伞部、间质部妊娠少见。输卵管妊娠的临床表现与受精卵着床部位、有无流产或破裂以及出血量多少与时间长短等有关。主要临床表现是：停经、腹痛、阴道不规则出血、晕厥休克等。

超声特征：

（1）子宫增大，但小于停经月份。

（2）子宫内膜增厚，回声增强，宫内未见妊娠囊。

（3）附件包块声像图特征：①孕囊型（未破裂型），此型多在早期发现。附件区可探及完整环状中强回声孕囊，部分孕囊中可见胎芽及胎心搏动，CDFI 周边探及半环状血流信号，脉冲多普勒显示为高速低阻血流频谱；②流产型：表现为附件区混合性回声包块，无回声区或低回声（血块）中可见孕囊回声；③破裂型：表现为附件区混合性包块，形态不规则，以低回声（血块）为主，孕囊显示不清，仔细观察可探及绒毛中强回声结构；④陈旧型：表现为盆腔内形态不规则、边界清晰或模糊、内部回声增强不均的混合性包块。

（4）不同程度的腹盆腔积液及血块回声。应全面扫查子宫直肠陷凹、双侧髂窝、结肠旁沟、上腹肝周围、肝肾间隙、脾肾间隙等部位。未破裂型盆腔积液较少，甚至没有。

鉴别诊断：宫内早孕先兆流产、盆腔炎、阑尾炎、卵巢肿瘤。

其他检查：腹腔镜。

19. 葡萄胎超声表现

葡萄胎亦称水泡状胎块，是指妊娠后胎盘绒毛滋养细胞异常增生，终末绒毛转变成水泡，水泡间相连成串，形如葡萄而得名。葡萄胎分为完全性葡萄胎和部分性葡萄胎两类，其中大多数为完全性葡萄胎，且具较高的恶变率，少数为部分性葡萄胎，恶变罕见。葡萄胎的真正发病原因不明。

临床表现：停经后阴道流血，子宫异常增大、变软等。目前多数患者在无临床症状时，因停经常规行超声检查而诊断。

超声特征：

（1）子宫增大，宫腔扩张，肌层变薄。

（2）宫腔内充满混合回声，与子宫肌层分界尚清，以中低回声为主，其内弥漫分布大小不等的小囊状无回声。

（3）完全性葡萄胎时，未见胎芽结构，部分性葡萄胎可见正常胎芽结构。

（4）宫腔积血征象：宫腔内可见不规则无回声区或血块的低回声区。

（5）部分可合并双侧卵巢黄素化囊肿。

鉴别诊断：稽留流产。

其他检查：清宫做病理检查。

20. 侵袭性葡萄胎超声表现

侵袭性葡萄胎是指葡萄胎组织侵入子宫肌层局部，少数转移至子宫外，因具恶性肿瘤行为而命名。侵袭性葡萄胎来自良性葡萄胎，多数在葡萄胎清除后6个月内发生。临床表现为葡萄胎清除后阴道不规则出血，子宫复旧延迟，HCG下降不满意或升高。

超声特征：

（1）子宫增大，肌层回声不均。

（2）子宫肌层内见混合回声病灶，内部回声较杂乱，中低回声内见规则或不规则无回声区，病灶与正常肌层分界不清，病灶处肌层变薄，部分病灶可穿破浆膜层。

（3）CDFI显示子宫肌层及宫旁血流信号增加，病灶周边探及丰富环状血流，内部见不规则条状血流，部分病灶内见不规则血窦，频谱多普勒显示有高速低阻动脉血流。

（4）部分可合并双侧卵巢黄素化囊肿。

鉴别诊断：妊娠物残留、宫角妊娠等。

其他检查：组织学诊断。

21. 绒毛膜上皮癌超声表现

绒毛膜癌上皮癌（简称绒癌）是一种高度恶性肿瘤，早期就可通过血运转移至全身，破坏组织及器官，引起出血坏死。妊娠期绒癌50%继发于葡萄胎，可以发生于流产或足月产后。临床表现为不规则阴道出血及其转移灶表现。伴有HCG显著升高。

组织学上绒癌与一般癌肿有很大区别，绒癌没有一般所固有的结缔组织性间质细胞，也没有固有的血管。镜下见增生的滋养细胞和合体滋养细胞侵犯子宫肌层和血管。在癌灶中心部，往往找不到癌细胞，而是大量的出血坏死。边缘部可见成团的滋养细胞，但不能找到绒毛结构。

超声特征：

（1）子宫增大，肌层回声不均。

（2）子宫肌层内见中等回声病灶，部分内部可见不规则无回声区，病灶与正常肌层分界欠清。病灶处肌层变薄，部分病灶可穿破浆膜层。

（3）CDFI 显示：子宫肌层及宫旁血流信号增加，病灶周边探及丰富环状血流，中心部分无明确血流信号，频谱多普勒显示有高速低阻动脉血流。

（4）部分可合并双侧卵巢黄素化囊肿。

鉴别诊断：妊娠物残留、宫角妊娠等。

其他检查：组织学诊断。

22．子宫发育异常超声诊断

女性生殖系发育异常多于青春期后发现，患者常因原发性闭经、腹痛、流产或早产而就医。

超声特征：

（1）先天性无子宫：膀胱充盈后，超声作纵向、横向扫查，均不能显示子宫的图像，常合并无阴道，但双侧卵巢发育可正常。

（2）始基子宫：超声显示子宫为一很小的低回声区，纵径 <2cm，无内膜回声。常合并无阴道。

（3）子宫发育不良：又称幼稚子宫，青春期后的妇女，子宫各径线均较正常为小，前后径 <2cm，宫颈相对较长，宫体宫颈比例≤1。子宫常呈极度前屈或后屈位，其内膜较薄。

（4）双子宫：双宫颈、双阴道纵切时可见两个独立完整的子宫，均有完整的内膜、肌层和浆膜层。横切面见两个子宫之间有凹陷。两宫体并列呈“蝴蝶状”。宫颈及阴道完全分开。亦可见双子宫、双宫颈合并单一阴道，或阴道内有一纵隔。

（5）双角子宫：子宫下段有部分融合，而子宫上段仍完全分开，有单独的内膜，肌层和浆膜层。子宫横切面见子宫底部增宽，中间有一凹陷，呈“马鞍形”，形成左右双角。

（6）纵隔子宫：横切面时子宫底部平滑，子宫横径增宽，其内可见两个宫腔内膜回声，中央有一条状中等回声的隔。若两部分内膜均延续至宫颈，为完全性纵隔子宫；若在宫腔中部或下部双侧内膜回声汇合，则为不完全性纵隔子宫。当一侧宫腔妊娠或有积液时，更易于识别。

（7）残角子宫：于正常位置子宫一侧探及低回声结构，直径 2～4cm，其内中心可见内膜回声，部分伴有残腔内积液。

鉴别诊断：双角子宫应注意与纵隔子宫相鉴别，残角子宫应与浆膜下肌瘤、卵巢实性肿瘤、宫外孕包块等相鉴别。

其他检查：宫腔镜、腹腔镜。

（苏　娜　齐振红）

第十一章 产 科

一、正常妊娠

1. 正常女性生殖系统的解剖结构及超声检查方法

（1）女性内生殖器包括阴道、子宫、输卵管及卵巢，输卵管及卵巢合称附件。阴道为肌性管道，壁富伸展性，上端包绕宫颈，下端开口于外阴。子宫呈倒置梨形，位于盆腔中央，在正常情况下维持在前倾前屈的状态。成年女性子宫长 7 ~ 8cm，宽 4 ~ 5cm，厚 2 ~ 3cm。子宫分底、体、颈 3 部。宫体外层为浆膜层，中间为肌层，内层为子宫内膜。正常育龄女性子宫内膜厚度不超过 14mm，呈周期性变化；正常绝经后妇女子宫内膜呈线状，厚度不超过 4mm。子宫前与膀胱、后与直肠相邻，因而超声检查时膀胱充盈有利于子宫及附件显示。

（2）女性生殖系统常用的超声检查方法有两种：经腹部膀胱充盈超声检查法，经阴道超声检查法。阴道探头频率较高，可直接放入阴道内紧贴穹隆或宫颈，使盆腔器官处于声束近场区，对子宫、卵巢病变的显示及血流探测较经腹部超声更清晰。

2. 如何进行早孕期的超声检查

妊娠 11 周以前进行超声检查应提前饮水 500 ~ 800ml，适度充盈膀胱。妊娠 11 周之后无需充盈膀胱，中、晚孕时如无胎盘前置、低置或宫颈功能不全者也无需充盈膀胱。孕妇平卧，选用频率 3.5 ~ 5MHz 凸阵探头经腹检查子宫及两侧附件区域。在保证图像清晰的前提下尽量采用低能量输出。

早孕期的检查内容：

（1）胚胎的数目、孕囊的位置、大小、孕囊内有无胚胎及胎心搏动。首先判断孕囊在子宫内或附件区，判断孕囊内有无胚胎。如孕囊内没有胚胎，则应注意孕囊内有无卵黄囊以判断是否为真孕囊。实时成像可以观察胎心搏动，经腹超声检查胎芽长 >9mm（经阴道超声胎芽长 >5mm），应该可以观察到胎心搏动。

（2）测量胎芽长度或胚胎头臀长（CRL）。

（3）观察子宫、附件区和子宫直肠陷凹。了解有无子宫肌瘤和附件区肿物，及其位置、大小；子宫直肠陷凹有无积液。

早孕期的检查注意事项：

（1）多方向扫查确定有无妊娠囊。

（2）妊娠囊或胚胎大小与闭经时间不符者应复查超声，动态观察。

（3）单纯宫腔内孕囊样“环状”回声，不能作为早孕的诊断依据。闭经、流产刮宫、宫外孕时均可出现假孕囊样回声，多观察几个切面即可确诊。

（4）妊娠囊着床后，子宫肌壁厚薄不一，易被诊断为子宫肌瘤合并妊娠。

3. 早孕期筛查的常用超声标记包括哪些？如何进行标准测量

（1）胎儿颈部皮下组织厚度（Nuchal Thickening NT，Nuchal skinfold NF），妊娠 11～14 周期间，采用经腹部或经阴道超声检查，在胚胎矢状断面测量胎儿颈背部的透明区厚度。

（2）胎儿腹腔内局限性强回声（Hyperechoic bowel），早孕期间观察到胎儿腹腔内显示与骨骼回声相近的强回声。

（3）胎儿鼻骨长度（Nasal bone length），16～24 周时可在胎儿头部矢状切面测量鼻骨。鼻骨随孕周增长，足月时可长达 12mm。

（4）胎儿静脉导管血流（Ductus venosus blood flow），用彩色多普勒超声较易探到静脉导管血流频谱。此项检查要求仪器及技术水平较高，否则不易探查准确。

4. 早孕期筛查超声标记有何诊断意义

近年来在超声筛查胎儿染色体异常方面做了一些研究，观察到某些声像图上特异的表现与胎儿某些染色体异常（如 21－三体）有密切相关，并将这些特异表现称之为声像图上的遗传标记（Genetic markers）。在做胎儿超声检查时如发现有此现象可做为线索，但不能作为唯一的诊断依据，尤其仅有单项结果时更不能轻易诊断，必须结合孕妇年龄及临床高危因素等。联合分析判断是否必须进行侵入性检查如羊水穿刺、脐带穿刺等检查，最终仍以核型分析结果为准作出最后诊断。

5. 早孕期间因产妇月经不规律而无法准确估算孕周时，如何应用超声检查协助估测孕周

（1）头臀长（CRL）：胚胎的长轴（卵黄囊不包括在内）。适用于 6～12 周计算胎龄。误差范围大约 3～5 天。计算公式妊娠龄（周）＝CRL（cm）＋6.5；或妊娠龄（天）＝CRL（mm）＋42。

（2）双顶径（BPD）：利用双顶径预测或估计孕周，一般采用查表方法。

6. 正常中晚孕期间常规超声检查的主要内容及注意事项

（1）胚胎的数目、胚胎是否存活、胎位和胎先露。中、晚孕时比较容易确定胚胎的数目，如果是多胎妊娠，应了解胎盘的数目、胎盘之间是否有分隔，胚胎之间的大小差异、羊水的差异。如观察到胎心率和/（或）心律异常，应在报告中注明。观察 2～3 分钟仍无胎心搏动，可诊断胚胎死亡，胎动消失不能断定胚胎死亡。

（2）测量双顶径（BPD）、股骨长（FL）、腹围（AC）。

（3）胎儿的解剖结构：侧脑室、后颅凹（包括小脑半球和小脑延髓池）、唇、四腔心

（包括与胸腔的相对位置）、脊柱、胃泡、肾脏、膀胱、脐带腹壁入口处、前腹壁的完整性。

（4）羊水量，胎盘的位置、形态、与宫颈内口的关系；脐带及脐血流情况

上述结构是筛查胎儿畸形的基本切面，受胎位、羊水量、孕妇体型影响无法清晰显示，应该在报告中注明。发现可疑异常时应进一步重点检查。

7. 评价胎儿生长发育的常用生物学参数及其诊断意义

胎儿生长发育的常用生物学参数包括：双顶径（BPD）、股骨长（FL）、腹围（AC）。胎儿生长评估是贯穿整个中晚期妊娠的超声检查任务和目的。通过评价胎儿各参数大小的变化，了解胎儿宫内生长发育状态，从而为进一步的产科观察和治疗提供依据。评估的次数应根据临床要求，一般中期妊娠时可以间隔4～6周一次；晚期妊娠间隔可以适当缩短。测量上述生物学参数的切面也是筛查胎儿畸形的基本切面，可以筛查某些严重胎儿结构异常，如脑积水时头围和双顶径增大等。

8. 超声测量胎儿生长发育的生物学参数的标准方法

（1）双顶径（BPD）或头围（HC）测量标准切面：横切胎头，显示胎头呈椭圆形，经过第三脑室和两侧丘脑的横断面，颅骨光环完整且两侧对称。

（2）腹围（AC）测量标准平面：是晚期妊娠评价胎儿生长发育、估计体重、观察有无宫内生长迟缓的最佳指标。标准测量平面为胎儿上腹部横切面，呈圆形或椭圆形，左侧显示胃泡，前方中央见左门静脉转向右门静脉，背部为脊柱横切面。在该平面上测量腹围，包括皮肤及皮下脂肪厚度。

（3）股骨长度（FL）测量：为纵切股骨、显示整条股骨干，包括两端，测量时不包括股骨头与骨骺。

9. 应用多参数进行胎儿生长发育的评估及临床意义

胎儿生长评估是贯穿整个中晚期妊娠的超声检查任务和目的。通过评价胎儿各参数大小的变化，了解胎儿宫内生长发育状态，从而为进一步的产科观察和治疗提供依据。评估的次数应根据临床要求，一般中期妊娠时可以间隔4～6周一次；晚期妊娠间隔可以适当缩短。如果发现胎儿生长速度异常可以根据实际情况增加检查评估次数。

10. 中晚孕期胎儿心脏超声检查的基本内容包括哪些

超声系统检查时，胎儿心脏的检查可以仅仅观察四腔心观，有条件（仪器和手法）可以增加左右心室流出道观的观察，通过该平面的观察基本上可以了解胎儿心脏的发育情况，发现严重的胎儿心脏先天性畸形。但是，对小的心脏畸形（小的室间隔缺损、房间隔缺损）或不引起四腔心结构改变的畸形（如矫正型大血管转位、右位心等），超声产前诊断较为困难。

11．胎儿羊水评估的超声测量方法及评估标准

羊水测量方法：孕妇平卧，探头尽量垂直于水平面，垂直测量羊水的深度。测量时探头不能加压，并避开脐带和胎儿肢体。测量方法包括以下两种：

（1）羊水最大深度：寻找羊水最深处，垂直测量得到，正常值4～8cm。

（2）羊水指数（AFI）：以孕妇脐为中点，将子宫划分为右上、右下、左上、左下4个象限，分别测量各象限的羊水深度，而后相加得羊水指数。正常值8～18cm。判断羊水多或少时应结合孕期。

12．正常胎盘及脐带的超声表现

胎盘由胎儿面的绒毛膜和母体面的底蜕膜共同构成。常见的附着部位为子宫腔上部的前壁或后壁，以后壁更多见。早中孕时正常胎盘为均匀中低回声，中晚期妊娠为中等回声，晚孕时根据成熟度的不同可有分隔或钙化，根据不同回声情况胎盘可以分级为0级、Ⅰ级、Ⅱ级和Ⅲ级。胎盘的大小主要通过测量胎盘厚度来评价，正常胎盘厚度较均匀，随孕周而增长，大致应为妊娠周数±10mm。

二、异常妊娠及产科疾病

13．女性患者，32岁。G1P0，平素月经规律。停经50天，阴道出血3天，妇科急诊检查提示患者尿HCG（+）。超声应如何诊断

育龄女性停经50天伴阴道出血时，应行经腹部或经阴道超声检查除外宫内早孕先兆流产或宫外孕出血。判断孕囊着床位置，宫内孕囊需观察囊内有无胚胎，判断胚胎数目、孕囊位置、大小、有无胎芽及胎心搏动。

（1）早孕先兆流产的超声表现：子宫颈口未开，妊娠物未排出，仍有可能继续妊娠。宫内早孕，宫腔内积血，子宫内见胎囊，可见胎心搏动，胎囊周围可出现无回声区（积血），胎囊可下移呈水滴状。

（2）宫外孕的超声表现：宫腔内无孕囊，可出现宫腔积液或假胎囊回声，附件区囊性或囊实性包块；宫外孕包块内未破裂可见胎囊及胎芽，约20%可见胎心搏动，此时可以明确诊断；宫外孕包块破裂时，可显示为环状中强回声或不均匀中低回声包块；子宫直肠陷凹多可探及积液，积液量大时，内可见点状强回声；宫外孕诊断应结合血HCG，宫外孕血HCG升高，但一般低于正常妊娠。

14．双胎妊娠的超声检查内容及注意事项

超声诊断双胎妊娠的类型，主要通过观察羊膜囊和绒毛膜囊的数目来确定。超声区分双胎妊娠的羊膜囊和绒毛膜囊在早期妊娠最准确。而中晚期妊娠时可通过观察胎儿生殖器、胎盘数目等方式判断。双胎妊娠中约80%是双绒毛膜囊，可见两个胎盘，因此如超声显示两

个独立的胎盘则可确诊为双绒毛膜双胎妊娠。双胎及多胎妊娠时，胎儿先天性畸形的发生率较单胎妊娠高且围生期死亡率高。另外双胎妊娠中孕妇的并发症和早产发生率亦较多，应注意产前检查。

15. 双胎妊娠超声检查发现两个胎儿生长发育差异较大，应考虑哪些情况

双胎妊娠超声检查如果发现两个胎儿生长发育差异较大，最常见的情况是双胎输血综合征。另外，各种原因引发的双胎或双胎之一宫内发育迟缓（IUGR），也可以引起两个胎儿生长发育的差异。双胎输血综合征（TTTS）和双胎之一宫内发育迟缓均可引起较严重的胎儿并发症，严重者可致胎死宫内，因此产前诊断时应注意监测。

16. 超声检查常见的胎儿神经管畸形包括哪些

（1）无脑儿：无脑儿是胎儿中枢神经系统缺陷中最常见的一种畸形，是超声最早可辨认的胎儿畸形之一。

（2）脑积水：各种原因导致脑脊液循环通路受阻，脑脊液在脑室系统内过多积聚称为脑积水。表现为头颅增大，脑室扩大。脑沟变浅，脑组织变薄。分脑室系统积水和脑室外系统积水。胎儿侧脑室宽度在孕 14 ~ 40 周相对恒定，均≤11mm。

（3）脊柱裂：脊柱裂是因为两部分椎弓融合障碍而造成脊柱缺损，好发于腰骶椎，脊膜与脑脊液、脊神经节段可从缺损处向外膨出，常伴发脑积水。

（4）另外无脑畸形、露脑畸形及前脑无裂畸形等也较为常见。

17. 无脑畸形的超声表现

无脑畸形常见的超声表现是：

（1）胎儿无颅骨光环。

（2）脑组织萎缩或缺如。胎头像一尊泥塑的头像又称烧瓶头或蛙头等，胎儿头端呈一“瘤结”状物，眼球突出似青蛙眼，胎儿面部可显示正常的鼻及唇的回声。

（3）常合并脊柱裂和羊水多。脊柱裂发生率约占 50%。

18. 露脑畸形的超声表现及诊断标准

（1）胎儿颅骨大部分缺失。

（2）脑组织大部分突出到颅骨外，妊娠 10 周以后已可以见到露脑畸形，脑组织明显突出到颅骨外，飘在羊水中，妊娠越早大脑半球的结构越清楚，两个大脑半球分开时，形成典型的“米老鼠”征。

（3）中孕期可能因脑组织较长时间在羊水中浸泡和胎儿手可抓到脑组织，这时漂在羊水中脑组织结构杂乱。

19. 前脑无裂畸形的超声表现及诊断标准

无脑畸形常见的超声表现如下：

（1）无大脑镰及大脑正中裂。

（2）脑室为单腔侧脑室或为一个融合的前角，后角可见分隔，第三脑室常不能辨认。

（3）胼胝体、透明隔缺如。

（4）丘脑融合。

（5）脑缺损类似积水性无脑畸形。

（6）常合并小头畸形。

（7）可合并喙鼻、独眼、双眼融合或眼距过短，正中唇裂、心脏等多种畸形。

（8）彩色多普勒超声（CDFI）：可显示颅底 Willis 动脉环畸形，常为一支大脑前动脉，一支大脑后动脉。

20．女性患者，30 岁，孕 22 周。外院 3 天前行产前超声检查，发现胎儿侧脑室宽 2.0cm，应如何进行超声诊断

超声检查发现胎儿侧脑室增宽至 20mm，首先应考虑脑积水的诊断。各种原因导致脑脊液循环通路受阻，脑脊液在脑室系统内过多积聚称为脑积水。胎儿侧脑室宽度在孕 14～40 周相对恒定，均≤11mm。根据程度不同，超声表现如下：

（1）轻度侧脑室扩张：侧脑室宽度 12～14mm。孤立的轻度侧脑室扩张往往无病理意义，但是在少部分病例，轻度侧脑室扩张是各种病因造成的脑部损害的早期表现，所以对轻度侧脑室扩张的胎儿应采取随诊观察。

（2）侧脑室积水：侧脑室宽度≥15mm。脉络丛悬垂于侧脑室中，不与侧脑室壁相接触。侧脑室积水可能为导水管阻塞或交通性脑积水导致的孤立性脑积水，或是伴有其他神经系统畸形的脑积水，如神经管缺损。

21．产前超声曾怀疑胎儿小脑延髓池增宽，应考虑哪些胎儿发育异常，如何进行超声检查

产前超声检查发现胎儿小脑延髓池增宽，最可能的诊断为胎儿 Dandy－Walker 畸形，声像图表现如下：

（1）第四脑室明显扩大，后颅窝增宽为无回声区。

（2）连接两侧小脑半球的蚓部结构不显示。

（3）小脑两半球分离、体积变小，因第四脑室扩张小脑半球向前外侧移位。

（4）双侧侧脑室及第三脑室对称性扩大。

（5）可合并脑膜膨出或其他脏器畸形。

22．脉络丛囊肿的超声表现

脉络丛囊肿是胚胎发育过程中脉络膜丛形成的囊肿。高危人群发生率约为 0.94%。其发生与胎儿染色体异常有一定的相关性，据报道发生率 0.5%～5% 不等，特别是与 18－三体有一定的关系。声像图表现：胎儿颅内侧脑室切面脉络丛的高回声结构中显示无回声区，双侧较多见，可为单发或多发，囊肿大小不等，形态不一，直径多在 8～18mm。脉络丛囊

肿合并其他器官畸形可能和染色体异常有关，提示应进行染色体检查；如双侧脉络丛囊肿均大于10mm，即使没有合并其他器官畸形，也应进行胎儿脐带血或羊水染色体检查。

23. 胎儿脊柱裂的超声表现

胚胎时期神经管闭合过程中发生障碍，后神经孔闭合不全，则可发生脊髓裂，可伴有相应节段的脊柱裂。不同类型脊柱裂的常见声像图表现如下：

（1）隐性脊柱裂：病变脊柱处纵切两排并行排列强回声间距稍宽，缺损局部隆起，皮肤回声正常，无囊性膨出。横切时椎体与椎弓形态改变，椎弓成U字型或V字型。

（2）脊髓脊膜膨出：脊柱表面见囊状或混合性肿物膨出，膨出部分脊柱横切椎弓与椎体形态异常，椎弓成“U”或“V”字形。纵切椎体病变处的骨化中心连续性中断，病变部位皮肤包裹膨出肿物。

（3）开放性脊柱裂：纵切与冠状切面椎体与椎弓间距明显增大，伴部分椎弓或椎体缺失，脊柱部分骨化中心回声连续中断，伴脊柱变形、前凸或后凸。横切椎弓正八字形结构发生改变，呈“U”或“V”字形或倒“八”字形，脊柱表面皮肤缺失，甚至向内凹陷。

（4）可同时合并脑积水及羊水过多。

24. 最常见的胎儿颜面部异常是什么？如何进行超声检查

常见的胎儿颜面部异常是唇腭裂，目前临床上有许多分类方法，常见类型有：

（1）单纯唇裂：又可分为单侧唇裂和双侧唇裂。

（2）单纯腭裂：亦可分为单侧与双侧腭裂。

（3）单侧完全唇裂伴牙槽突裂或完全腭裂。

（4）双侧完全唇裂伴牙槽突裂或完全腭裂。

（5）正中唇腭裂：常合并有全前脑无裂畸形与中部面裂综合征，唇中部、上腭中部缺失，裂口宽大，鼻发育异常。

（6）不规则唇裂：唇裂不规则，多在不寻常的部位出现，除唇裂外，常伴有其他部位的严重异常，如裂腹、缺肢、脑膜膨出等。

25. 产前超声检查可诊断哪些胎儿胸腔异常

产前超声检查胎儿胸腔，在矢状面和冠状切面可观察胎儿肺、心脏、胸膜腔、横膈、大血管、胸腺、纵隔等的异常。常见的发育异常包括：

（1）先天性肺发育不良：胎儿胸围减小、胸廓面积减小、心/胸比值增大、胸围/腹围比值减小、胸围/股骨长比值；肺发育不良多由羊水过少、骨性胸廓小、胸腔内肿瘤、心脏扩大等异常引起，故伴有其他相应异常改变。

（2）先天性肺囊性腺瘤样病变：是一种肺组织错构畸形。组织学上以支气管气道异常增生、缺乏正常肺泡为特征，提示正常肺发育受阻。

（3）先天性膈疝：是指膈肌发育缺陷导致腹腔内容物疝入胸腔，其发生率为1/万～4.5/万。疝入胸腔的脏器常为胃、小肠、肝、脾等，压迫肺，引起肺发育不良，膈疝常合并心脑畸形。

26. 先天性肺囊性腺瘤样病变的超声诊断及鉴别诊断

先天性肺囊性腺瘤样病变根据解剖特征可分为3型：Ⅰ型：大囊型（囊肿直径2～10cm）；Ⅱ型：中囊型（囊肿直径<2cm）；小囊型（囊肿直径<0.5cm）。其常见声像图表现：

（1）胸腔实性强回声或囊实混合回声团块，囊肿直径大小不等，但微小囊型者则表现为实性强回声。

（2）先天性肺囊性腺瘤样病变常占据大部分胸腔，导致同侧和对侧正常肺组织明显受压，引起发育不良。常引起心脏和纵隔受压和移位，严重引起胎儿腹腔积液及全身水肿。

（3）部分患者可见肿块随孕周的增大而缩小。

（4）应注意与先天性膈疝、隔离肺、食管重复畸形、神经源性肿瘤等鉴别。

27. 产前超声检查可诊断哪些胎儿消化系统畸形

胎儿消化系统畸形是常见的先天畸形，消化系统畸形包括消化系统的闭锁或狭窄，如食管闭锁、胃幽门梗阻、十二指肠闭锁与狭窄、小肠梗阻、小肠闭锁、肛门闭锁等。胎儿消化系统畸形常伴有其他结构异常或染色体畸形，高分辨率实时超声仪对腹腔内许多先天畸形能做出产前诊断。

28. 女性患者，35岁，孕21周，孕11周+4天。行常规产前超声检查时，胎儿未见异常。本次超声检查发现：胎儿腹围切面可探及两个圆形无回声区，纵切面二者局部连通。应如何进行超声诊断

超声检查发现胎儿腹部两个圆形无回声区时，应首先考虑十二指肠闭锁的诊断。十二指肠闭锁是最常见的一种小肠闭锁畸形，典型闭锁部位是十二指肠降部近壶腹部。十二指肠闭锁常伴有肝、胆、胰、心脏畸形和羊水多。声像图特征性表现包括：①“双泡征”：胎儿腹部横切面见两个无回声区呈“双泡征”，较大者为胃泡，较小者为十二指肠闭锁近端扩张部，某个切面二者可贯通；②羊水过多呈渐进性；③多伴有其他畸形。

29. 胎儿肾积水的超声检查及诊断标准

胎儿肾积水可由泌尿道梗阻性病变和非梗阻性病变（如膀胱输尿管反流）引起，最常见的原因是肾盂输尿管连接处梗阻、膀胱输尿管反流、膀胱输尿管连接处梗阻、后尿道瓣膜以及重复肾中的梗阻。肾盂宽度的标准测量方法是超声横断面测量胎儿肾盂前后径。肾盂扩张的超声诊断如下：

（1）妊娠22周前肾盂宽度<4mm。

（2）32周前肾盂宽度<7mm。

（3）肾积水时，肾盂前后径≥14mm，肾盏扩张，互相贯通。

（4）产后应行肾功能检查及排泄性膀胱尿路造影除外梗阻和膀胱输尿管反流。

30. 超声检查发现胎儿肾脏体积异常时，应如何进行诊断

引起胎儿肾脏体积异常最常见的疾病是多囊肾。多囊肾分为常染色体隐性遗传性（婴儿型）多囊肾（ARPKD）和常染色体显性遗传性（成人型）多囊肾（ADPKD）。

（1）ARPKD产前超声的主要表现有：双侧肾脏对称性、均匀性增大。晚孕期胎儿双侧肾脏常显著增大，可达正常肾脏的3～10倍，充满整个腹腔。双侧肾脏回声增强，回声增强主要在肾髓质部分，而周围皮质部分则表现为低回声。ARPKD则常在24周后出现羊水中度或严重过少。

（2）ADPKD产前超声表现与ARPKD相似，亦表现肾脏增大，回声增强，但与ARPKD相反的是，ADPKD可较好地显示低回声的肾髓质，且肾髓质无明显增大。ADPKD不引起胎儿肾功能不全，羊水在正常范围，父母一方有多囊肾超声表现是诊断胎儿ADPKD有力证据。

31. 女性患者，30岁。妊娠25周，既往于妊娠12周、20周行超声检查共2次，均未显示胎儿膀胱充盈，本次复查仍未见胎儿膀胱充盈，且羊水过少，羊水指数4.5cm。该胎儿可能存在哪些发育异常？应如何进行超声检查

胎儿双侧肾缺如是泌尿系统最严重的畸形，常导致严重羊水过少。羊水过少，胎儿受压及活动受限，进一步导致典型的Potter综合征，如耳低位、眼距过远、小下颌畸形、扁平鼻、内眦上赘、皮肤皱褶、四肢挛缩、足内翻畸形、短头畸形、肺发育不良等。

双肾缺如的主要超声表现为严重羊水过少、胎儿膀胱不显示、双侧肾脏不能显示、肾上腺“平卧”征。彩色多普勒血流显像不能显示双侧肾动脉，在盆腔两条脐动脉之间不能显示充盈的膀胱。

32. 胎儿脐膨出的超声表现及诊断标准

胎儿脐膨出是较少见的先天性前腹壁发育不全，脐膨出的发生率为1/3000－1/10000，男性较女性略多，约为3∶2。脐膨出常同时伴发其他畸形，发生率20%～50%，可能存在心脏、肾脏、胃肠道、面部、神经管及肢体畸形。另外，脐膨出可发生很多染色体综合征，如13－三体、18－三体、21－三体染色体综合征。声像图表现为：

（1）胎儿前腹壁脐部皮肤强回声中断、缺损，脐部可见一膨出物，其内容物（肠管、肝脏等内脏或腹水）被一膜性囊所包裹。

（2）多伴有其他畸形和染色体畸形。

33. 胎儿裂腹畸形的超声诊断及鉴别诊断

胎儿裂腹畸形也称内脏外翻，是脐旁部分腹壁全层完全性缺失而致内脏脱出的先天性畸形。发生率为1/3000。腹壁裂口可位于脐旁左侧或右侧，绝大多数（80%）位于右侧。腹裂的脏器外翻主要是肠外翻，其他可能外翻的器官包括胃、胆囊、膀胱、子宫、卵巢等。裂

腹畸形声像图表现为：

（1）胎儿腹部横断扫查，脐带入口一侧的腹壁皮肤强回声线连续性中断，腹腔内脏器通过裂口外翻至胎儿腹腔外，漂浮于羊水中，其表面既无腹膜又无皮肤覆盖。

（2）羊水过多，羊水内可有较多低回声光点翻动。

（3）常伴有多发畸形。

（4）裂腹畸形需与胎儿脐膨出进行鉴别诊断，脐膨出的疝出物包裹一层疝囊，较薄，为腹膜或羊膜和腹膜，且在两层之间为华腾胶形成的网状无回声，裂腹畸形突出物表面既无腹膜，又无皮肤覆盖，脐带腹壁入口位置正常。

34. 前置胎盘的超声表现

前置胎盘是晚期妊娠出血的常见原因之一，发生率约0.5%～1%，主要危险因素包括剖宫产史、流产史、年龄大、多产的孕妇。无痛性阴道出血是前置胎盘主要症状，多发生在妊娠晚期。声像图特点：

（1）超声是胎盘定位首选方法，检查时要适度充盈膀胱，如膀胱过度充盈压迫子宫下段可产生“前置胎盘”假象。

（2）根据胎盘下缘与子宫内口关系分为3类：胎盘完全遮盖子宫内口为中央性前置胎盘（完全性前置胎盘）；胎盘部分遮盖子宫内口为边缘性前置胎盘（部分性前置胎盘）；胎盘最下缘与子宫内口的距离 $<2cm$（低置胎盘）。

（3）后壁前置胎盘因胎头遮挡常显示不清，除经腹检查法外，可采用经会阴切面协助诊断。

35. 女性患者，33岁。妊娠30周伴妊娠期高血压病，血压160/100mmHg，剧烈腹痛6小时，伴阴道出血，胎心监护未见明显异常。应如何进行超声检查及诊断（胎盘早剥病因，临床表现，超声诊断，误诊分析）

胎盘早剥为妊娠中、晚期出血原因之一。主要的临床表现包括：妊娠中、晚期突然出现腹痛、伴或不伴阴道出血、贫血、胎心异常或消失等，本例患者符合胎盘早剥的临床表现，进行超声检查并结合临床表现有助于做出诊断。胎盘早剥的声像图表现如下：

（1）正常胎盘与子宫肌层之间，如均匀一致低回声网状结构消失，胎盘及子宫肌壁间出现不规则无回声或低回声，或局部增厚。其异常回声范围的大小与剥离程度有关，若大部或全部剥离，则胎盘增厚明显。

（2）胎盘内出血时羊水内有光点浮动。

（3）正常胎盘与子宫肌层之间均匀一致低回声网状结构消失，胎盘与子宫肌壁间出现不规则无回声或低回声区，或局部增厚，异常回声范围的大小与剥离程度有关。

36. 胎盘植入的超声表现

胎盘植入是指绒毛组织侵入子宫肌层或突破子宫筋膜层侵犯周围膀胱、直肠等，导致大出血等严重的并发症。胎盘植入的好发部位为子宫瘢痕、黏膜下肌瘤、子宫下段或宫角处等。超声表现为胎盘植入处胎盘周围的子宫肌层失去正常均匀低回声结构，或厚度变薄（≤2mm，正常1~2cm），超声显示：可见植入胎盘处呈混合回声区，CDFI：植入处伴有较丰富的血流信号。

37. 羊水异常的超声诊断标准

超声显示：羊水为无回声区，清亮，晚期羊水内可出现颗粒状胎脂。超声检查发现羊水过多或过少时，应注意有无合并胎儿畸形。

（1）羊水过少：中孕后羊水量少于300ml。声像图表现为：①羊水的最大深度≤3cm，或羊水指数（AFI）<5cm；②宫内拥挤：子宫壁、胎盘与胎体紧密接触，胎儿各结构因缺乏羊水的衬托，而显示困难；③合并胎儿畸形者有相应表现。

（2）羊水过多：羊水量多于2000ml，约25%合并有胎儿畸形。超声表现：①羊水的最大深度≥10.0cm，或羊水指数（AFI）>18cm；②胎儿与子宫壁的距离增大；③合并胎儿畸形者有相应表现。

38. 超声检查发现羊水少可能提示哪些异常

羊水少最常见于：

（1）泌尿系统畸形：双侧肾脏发育不良、双侧泌尿道梗阻、后尿道瓣或闭锁等。

（2）肾前性病变：子宫胎盘功能不全所致IUGR、胎膜早破、过期妊娠等。

（3）其他原因：胎儿染色体异常、前列腺素抑制剂类药物的使用、绒毛活检术后等。羊水少可导致胎儿肺发育不良，出现时间越早预后越差。

39. 羊水过多常与哪些胎儿发育异常相关

羊水多常见于：

（1）妊娠糖尿病所致巨大儿。

（2）羊水吞咽或吸收障碍：胃肠道狭窄或闭锁（特别是上消化道如食管或十二指肠闭锁），但下消化道如肛门闭锁通常不引起羊水多。其次有小颌畸形、腭裂、膈疝、脐疝等。

（3）中枢神经系统病变。

（4）其他原因：如胎儿心脏畸形、肾脏肿瘤、单侧肾盂输尿管连接处狭窄、肌肉骨骼系统异常、胎儿水肿、双胎输血综合征、胎儿大于孕周、药物影响等。多数晚孕时羊水轻度增多的胎儿并无超声可见的结构异常。

40. 超声检查发现羊膜腔内有条带样回声，可能产生的原因是什么

（1）子宫纵隔：多为不全纵隔，隔较厚，两侧均为羊膜及绒毛膜结构，不与胎儿肢体相连，不影响胎儿生长发育。

（2）宫腔粘连：可能继发于宫内感染或穿刺等，超声特点与子宫纵隔相似。

（3）羊膜带：即破损的羊膜，当超声发现胎儿躯体畸形且周围可见细光带相连时可

诊断。

（4）双胎残留：当双胎之一早期死亡并逐渐被吸收后，残留的羊膜、绒毛膜等可能表现为羊膜腔内的条带样回声。

41．何为羊膜带综合征？如何进行超声诊断

羊膜带综合征是由于羊膜腔破损，部分羊膜缠绕、粘连、毁坏部分胎儿躯体导致的胎儿畸形。胎儿任何部位均可能出现畸形，包括体表压缩环、部分肢体缺失、非中线部位的脑膨出、非常见部位的唇腭裂、并指畸形等。超声检查若发现胎儿非对称或非常规部位的畸形，且周围与条带相连则可诊断。

42．胎儿发育过程中，常见的脐带异常包括哪些？如何进行超声诊断

（1）脐血流异常：脐动脉血流异常表现为中孕期舒张期血流信号消失；或S/D值异常增高（孕26～30周时>4.0，孕30～34周时>3.5，孕34周后>3.0），提示胎盘功能受损的可能。脐静脉血流异常彩超表现为在中、晚孕时出现异常搏动性，或出现反向血流信号，多见于各种病因导致的胎儿心衰及右心功能失常。

（2）单脐动脉：脐带内只能见到一条脐动脉和脐静脉，脐动脉管径较粗，确诊需显示胎儿膀胱，在紧贴膀胱处只能见到一侧与髂内动脉延续的脐动脉回声，注意需与位于膀胱周围的两侧髂外动脉鉴别。单脐动脉胎儿畸形的发生率增高，不合并其他畸形者不影响预后。

（3）螺旋异常：脐带血管部分或全部节段成平行排列，失去正常螺旋结构，可致IUGR、宫内死亡、早产等。

43．胎儿晚孕期发生脐带绕颈时，超声检查应注意什么

脐带缠绕于胎儿颈部时称为脐带绕颈，二维超声表现为颈部皮肤表面“U”形（绕颈1周）或“W”形（绕颈2周）切迹；彩超于颈部横断面可见环状的脐带血管。诊断时需注意：

（1）如不用彩超显示，有时可能将堆积于颈部的脐带误诊为绕颈。

（2）彩超不仅能确定是否绕颈，而且能够判断缠绕的松紧程度，并通过测量脐动脉的血流频谱监测脐带绕颈对胎儿的影响情况。

（杨　萌）

第十二章 儿 科

1. 肝糖原贮积症超声表现

肝糖原贮积症是一种先天性糖代谢异常，是由于肝细胞内缺乏葡萄糖-6-磷酸酶，使糖原分解障碍，造成肝内糖原贮积。由于患儿不能利用糖原，血糖较低，机体只能利用蛋白质和脂肪来提供能量，从而使患儿生长发育迟缓。

肝糖原贮积症患儿多数身材矮小，腹膨隆，智力水平正常；随着年龄增长，机体对能量的需求不断提高，患儿低血糖症状进行性加重。查体可表现为肝大、无触痛和黄疸，脾不大。

肝糖原贮积症的超声表现为：肝脏明显增大，表面尚光滑，肝回声弥漫性增强，回声细密，分布不均，后方回声衰减，肝内的管道结构管径变细，甚至显示不清。CDFI：血管变细，以肝静脉受累为主。

2. 肝母细胞瘤超声表现

肝母细胞瘤是来源于胚胎性肝组织的恶性肿瘤，占儿童期恶性肿瘤的60%，多见于5岁以下婴幼儿，男＞女。

患儿出现消瘦、贫血等全身性症状，肝脏肿大，由于儿童腹壁较薄，由腹部即可触及包块；随着病程进展，肝功能受累，患儿出现黄疸、腹水、肝功衰竭的相应症状和体征；如果肿瘤过大，瘤体破裂，可造成急腹症，腹腔内出血。

肝母细胞瘤的超声表现为：肝大，肝内可见不均质实性回声，70%的肝母细胞瘤位于肝右叶。肿瘤较小时，边界尚清晰，肿瘤较大时，边界不清；肿瘤呈分叶状，内部回声不均，当其内部出现坏死，声像图上可表现为不规则低回声或无回声区。CDFI：肿瘤周边血供较为丰富，中心血供相对较少，血管走行不规则，粗细不均。肿瘤可造成周边血管或胆道系统移位、受压。

3. 胆道系统先天异常超声表现（先天性胆道闭锁、先天性胆管扩张症）

（1）胆道闭锁分为先天性和获得性，前者由胚胎期胆道发育障碍引起，后者与新生儿肝炎有关。由于胆道闭锁、胆汁淤积，引起肝组织弥漫性损伤、纤维组织增生、肝细胞再生，进而形成肝硬化、门脉高压。

胆道闭锁发病较早，最初表现为黄疸，黄疸持续不退，进行性加重，大便呈白陶土样，尿色呈深黄色。化验检查显示血直接胆红素升高，凝血酶原降低。查体可见肝大、质地变硬，脾大，腹腔积液。

超声表现为：闭锁远端胆道呈条索状，无管腔，闭锁近端胆道可轻度扩张。如闭锁发生在肝总管以上，胆囊萎缩呈条索状增强光带；如闭锁发生于胆总管以下，则可见较小的胆囊和部分胆总管。随病程延长，胆管壁逐渐增厚，回声增强，呈树枝状分布。肝回声粗糙、不均，呈肝硬化改变。

（2）先天性胆管扩张症包括：先天性胆总管囊肿和肝内胆管先天性囊状扩张症（Caroli's disease），以及混合性病变。

先天性胆总管囊肿属于常染色体隐性遗传性疾病，由于胆管壁薄弱，影响胆汁排出，胆管内压力增高，形成囊肿。临床表现为黄疸，腹痛，右上腹包块，症状间歇性发作，出现感染时可以有发热。超声表现为：胆总管明显扩张呈球形或梭形，扩张胆总管有时走行迂曲，甚至压迫胰管，造成胰管扩张。部分患者伴有胆囊或胆管内结石。

肝内胆管先天性囊状扩张症又称为卡路里病，病变可累及全部或部分肝内胆管，上述扩张肝内胆管胆汁排出不畅，常并发炎症和结石。临床表现发热、上腹痛、肝大，但是黄疸并不常见。超声表现为：肝大，肝内可见大量囊状或柱状无回声，与胆管走行一致。门静脉分支可被扩张胆管包裹，出现“腔内门静脉征”。可伴有肝内胆管结石，或由于肝内胆管炎症，使得胆管壁回声增强。

4. 先天性肥厚性幽门狭窄超声表现

本病是幽门管壁肥厚、增生，以管壁环形肌为主，管腔狭窄，进而引起不完全性机械性梗阻。占新生儿消化道畸形的第三位，男∶女 =5∶1。由于新生儿的胃贲门松弛，且常呈横位，当幽门梗阻时，容易发生呕吐。其临床主要症状为呕吐，呈喷射性，呕吐物为胃内容物，主要是奶块，不含胆汁。呕吐进行性加重，反复呕吐，造成脱水，并影响患儿生长发育。查体发现患儿上腹部膨隆，可见胃形和蠕动波，并在右上腹触及橄榄形肿块。

超声表现为：选择频率较高的探头（5~7MHz），在患儿饮水后取右侧卧位，使胃窦及幽门处充盈液体，可在中线偏右侧纵切面显示位于右肾上极前方及胆囊下方的幽门部长轴，转动探头可显示其横断面。正常小儿幽门管壁厚度约为 1~2mm（一般 <3mm），长度约 15mm。先天性肥厚性幽门狭窄患儿，幽门壁厚 >4mm，幽门管长度 >16mm，直径 >14mm，呈一低回声或中等回声包块，内部回声不均，长轴切面有时可见“双轨征”。

5. 先天性肛门－直肠闭锁超声表现

先天性肛门直肠畸形是新生儿消化道畸形的第一位，男性略多于女性。临床分为 3 型：①直肠末端位于肛提肌以上者为高位型，主要是直肠闭锁，但肛管存在；②末端位于肛提肌水平，并被耻骨直肠肌环绕者为间位型，其中男性伴直肠尿道球部瘘，女性伴直肠阴道瘘或直肠前庭瘘；③末端位于盆底肌下方者为低位型，包括肛门隔膜、肛门狭窄、直肠会阴瘘。一种更为简便易行的方法是根据直肠盲端距肛门皮肤的距离进行分类，大于 2cm 者为高位，小于 2cm 者为低位。

先天性肛门直肠畸形的临床特点是，肛门处无肛门开口，患儿出现腹胀、呕吐、哭闹不安等肠梗阻症状。合并瘘管者，肠梗阻症状不明显。男性最常合并直肠尿道瘘，因此可从尿道口排出粪便；女性以直肠阴道瘘或直肠前庭瘘常见，粪便可从阴道口或会阴部排出。

超声检查可以准确判断直肠末端距肛门皮肤的距离，对临床制订手术方案有重要价值。选择高频探头，从会阴部检查，可见梗阻近端直肠扩张，直肠盲端呈弧形，与肛门皮肤之间无交通。伴有瘘管时，直肠前壁连续性中断，与尿道或者阴道上部之间可见管状低回声或无回声相交通，位置较低的瘘管，可通过超声测量其长度及管径。

6. 肠扭转超声表现

肠扭转可由先天和后天因素造成，先天因素主要是先天性肠旋转不良，后天因素主要是肠道的重力作用。先天性肠旋转不良是在胚胎期肠道以肠系膜动脉为轴心的旋转不完全或旋转异常，使肠道位置异常，肠系膜附着不全，是造成新生儿肠梗阻常见原因之一。

在妊娠第10周胎儿的生理性中肠疝还纳回腹腔的过程中，肠系膜根部逆时针旋转，结肠从腹腔腹面跨过，盲肠从左下腹移动到右下腹，十二指肠从背面经过，部分成为腹膜后器官。如果这一旋转不完全或异常，使肠系膜的背部固定缺失或缩短，引起围绕缩短的肠系膜根部发生肠扭转并造成肠系膜上动脉梗阻。其病理类型包括：①肠旋转不良：盲肠和升结肠位置异常，造成不完全肠梗阻；②肠扭转：盲肠、升结肠和小肠一起扭转；③空肠上段膜状组织压迫、屈曲，造成不完全肠梗阻。

先天性肠旋转不良患儿均有十二指肠不完全梗阻，67%同时有肠扭转，33%同时有空肠上段膜状组织压迫、屈曲。超过1/4的有症状的患儿伴有其他畸形，特别是心脏畸形。后天性肠扭转多由肠道蛔虫造成。

先天性肠旋转不良占新生儿肠梗阻的10%左右。最突出的症状为呕吐，多在出生后3~5天出现，呕吐物含有大量胆汁，患儿大便较少。肠扭转患儿多为完全性肠梗阻，呕吐严重，不排大便，甚至便血。患儿营养状况差，发育迟缓。

超声表现为：新生儿肠旋转不良时胃及十二指肠降段中部以上扩张，以下肠管变窄。婴儿、儿童肠旋转不良时胃及十二指肠无明显扩张，部分发作时稍扩张，其超声诊断的主要依据是肠系膜血管扭转，从而提示肠扭转的程度，多数患儿扭转程度不高，临床表现不典型。肠扭转时由于肠系膜上动脉位置异常，应首先沿上腹部横切显示脾静脉后向下移动，显示腹主动脉、下腔静脉和肠系膜上动、静脉的位置关系异常（肠系膜静脉环绕肠系膜动脉扭转；肠系膜动、静脉相互环绕扭转。声像图显示肠系膜根部呈靶环状或螺旋状中低回声。CDFI：肠系膜动、静脉血流环绕，呈红蓝相间的血流信号。

7. 肠套叠超声表现

肠套叠是指部分肠管及其系膜进入临近肠腔而造成的机械性梗阻，根据病程可分为急性和慢性。急性者多发生在2岁以下儿童，特别是2~10月婴儿，是婴儿急腹症最常见的病因，男女发病比例约为（3~4）∶1。慢性肠套叠是指病程持续2周至数月者，多见于年龄较大的儿童和成年人。

根据病因可分为原发性和继发性，其中原发性占95%，发生套叠的肠道及其临近肠道无明确引发套叠的器质性因素，继发性肠套叠常见于较大儿童，有诱发套叠的原因，如息肉、美克尔憩室、过敏性紫癜、病毒感染导致的集合淋巴结增生等。

根据发生肠套叠的部位不同，又可分为回盲型（占50%～60%，肠套叠的头部为回盲瓣）、回结型（占30%，肠套叠的头部为回肠末段）、回回结型、小肠型、结肠型、多发型、胃十二指肠型。

临床多表现为健康婴儿突然发作的阵发性哭闹，伴呕吐、腹泻，之后可出现血性黏液便，反复发作后可并发全身衰竭和发热。查体发现腹胀、腹部压痛。上腹部可触及包块，最常见于右上腹，其次为左上腹。

超声是诊断肠套叠的首选影像学方法。检查时可适当选择中高频探头，必要时可使用线阵探头。沿肠套叠的长轴切面，声像图显示为“套筒征”，横断面声像图显示为“靶环征”，斜切面显示为“假肾征”。结肠发生套叠时，包块直径约在3cm以上，小肠套叠的包块直径约在2cm以上。套叠的肠管壁水肿增厚，有时腹腔内可见游离无回声区。CDFI：套叠早期，因肠管壁充血，血流信号可有所增多；当出现肠管缺血坏死时，血流信号明显减少。因此早期明确肠套叠的诊断，可对患儿进行复位，减少肠管缺血的发生，避免严重并发症。

8. 急性阑尾炎超声表现

急性阑尾炎是7～12岁儿童急腹症最常见的病因。根据其病理表现可分为4型，①单纯型：病变主要累及黏膜层，可自愈，也可加重出现化脓，甚至穿孔；②化脓型：病变已累及浆膜层，腹腔内早期即可有渗出，出现腹膜炎症状；③坏疽型：阑尾壁广泛、迅速坏死，但是渗出较少，周围组织粘连、包裹，形成脓肿；④梗阻型：阑尾腔内粪石梗阻，引流不畅所致。

急性阑尾炎的典型症状有发热、转移性右下腹痛，伴有呕吐、腹泻等。查体发现右下腹麦氏点压痛、反跳痛，形成脓肿时，可在右下腹触及压痛性包块。血白细胞增高。

超声检查在髂血管与腰大肌前方显示肿大阑尾，直径大于6mm，横断面呈双环状，黏膜层和浆膜层为中强回声，黏膜下肌层为低回声；长轴切面呈管状。以上为单纯性阑尾炎的超声表现，阑尾化脓时，管壁明显增厚，且厚薄不均，管腔内可见脓液回声。梗阻性阑尾炎可在阑尾腔内见到粪石的强回声，坏疽性阑尾炎黏膜回声消失，阑尾回声强弱不等。CDFI：炎症早期，阑尾血流明显增加。

9. 肾母细胞瘤超声表现

肾母细胞瘤是小儿泌尿系统最常见的恶性肿瘤，2～4岁儿童多见，90%以上单侧发病。临床最早出现的症状为腹部包块。

超声表现为患侧肾脏体积增大，形态失常，肾内可见高回声包块，多为圆形，边界清晰，内部回声尚均。肿瘤可挤压残存肾脏组织，输尿管受压时出现肾积水；肿瘤体积较大时，其内部由于液化坏死形成不规则无回声区。CDFI：除液化坏死区外，肿瘤内可见较丰富血流。

10. 神经母细胞瘤超声表现

神经母细胞瘤是儿科最常见的恶性肿瘤之一，最多发生于肾上腺区，还可以发生在纵隔、盆腔等部位。该肿瘤是交感神经节的肿瘤，恶性度高，患儿儿茶酚胺代谢异常，但无内分泌紊乱。

由于无内分泌紊乱的症状，而且肿瘤生长迅速，患儿就诊时肿瘤已很大，故临床常表现为腹部包块，同时患儿有低热、贫血、食欲不振、消瘦等全身症状。全身症状往往出现于腹部包块之前，但因为不具有特异性，常被忽视或误诊。

超声检查可见肾上腺区中强回声包块，形态欠规则，内部回声不均，其内可见大小不等的团块状强回声，相互融合，并可出现无回声区。较为特异的征象为肿块内部的强回声钙化灶。肿块可挤压周边脏器，并合并腹膜后淋巴结肿大。CDFI：肿瘤内部及周边可见丰富血流。

11. 脐尿管畸形超声表现

胚胎时期膀胱从脐部沿下腹壁正中下降至盆腔，在膀胱顶部与脐部之间残留一细管状结构，即脐尿管。正常情况下，膀胱下降完成，脐尿管闭锁、退化成为脐正中韧带。如果退化不全，则导致脐尿管畸形。根据退化不全发生的部位可分为4种类型，①脐窦：为脐尿管脐端未闭，临床表现为脐部分泌物多；②脐尿管瘘：脐尿管完全未闭锁，膀胱与脐部相通，尿液从脐部流出；③膀胱脐尿管憩室：膀胱端未闭；④脐尿管囊肿：脐尿管两端闭锁，中间未闭；其中后两类畸形可无临床症状，只有发生感染时才出现脐部以下腹壁正中红肿、疼痛，触诊可及包块等症状。

选择较高频率的探头或使用线阵高频探头进行超声检查，①脐尿管囊肿：脐部以下前腹壁正中可见囊性结构，两端分别与脐部和膀胱顶部相连，合并感染时囊壁增厚，囊内出现回声，该囊性结构可压迫膀胱顶部，甚至向膀胱内突出，而被误认为是膀胱肿瘤；②脐尿管瘘：可见脐部与膀胱顶部之间有管道状低回声结构，从导尿管内向膀胱内注射生理盐水，可见气泡进入该管道内，并可从脐部流出；③膀胱脐尿管憩室。

12. 膀胱输尿管反流超声表现

膀胱输尿管反流是儿童常见的泌尿系统畸形，造成反复的泌尿系统感染，分为原发性和继发性。原发性膀胱输尿管反流的病因主要包括：输尿管膀胱壁内段肌肉发育异常，膀胱三角区发育异常，输尿管开口异位和形态失常。继发性膀胱输尿管反流的常见原因包括：下尿路梗阻，感染。

膀胱输尿管反流早期表现为反复发作的泌尿系感染，晚期可出现高血压、肾功能衰竭。临床将反流程度分为5度，Ⅰ度：反流仅达到输尿管；Ⅱ度：反流达到肾盂、肾盏，但无扩张；Ⅲ度：肾盂、输尿管轻度扩张，输尿管轻度弯曲；Ⅳ度：肾盂、肾盏、输尿管中度扩张，输尿管中度弯曲，肾盏仍然保持乳头形态；Ⅴ度：肾盂、肾盏、输尿管重度扩张，输尿管迂曲，肾盏失去乳头形态。

超声不是膀胱输尿管反流的首选影像学检查，但是对于Ⅲ度以上的反流，超声可显示扩张的肾盂、肾盏及输尿管，近年来超声造影的使用有望提高超声对膀胱输尿管反流的诊断阳性率。

13. 什么是"胡桃夹"现象?

"胡桃夹"现象就是左肾静脉压迫综合征，是腹主动脉与肠系膜上动脉之间的左肾静脉受到挤压而产生的一系列症状。腹主动脉与肠系膜动脉之间的夹角变小是造成"胡桃夹"现象的原因。常见于6~13岁儿童，特别是体形消瘦者。临床表现为无症状血尿、蛋白尿。

超声通过测量左肾静脉狭窄前及狭窄处内径可诊断本病。平卧位，左肾静脉狭窄前最宽处内径与狭窄处内径之比≥3；脊柱后伸位该比值≥5；排除其他原因导致的血尿及蛋白尿，可提示"胡桃夹"现象。

14. 隐睾超声表现

一侧或双侧睾丸停留在其下降过程中的任何位置，未降入阴囊，称为隐睾。多数隐睾位于腹股沟区或阴囊上方。如果不及时复位，可导致睾丸发育异常、不育、甚至癌变。

可选择高频线阵探头沿腹股沟区及阴囊上方进行检查，隐睾位置表浅，回声接近正常睾丸或者偏强，边界清晰。

15. 鞘膜积液超声表现

包裹睾丸和精索的鞘膜腔内液体过多，统称为鞘膜积液，包括：睾丸鞘膜积液、精索鞘膜积液、交通性鞘膜积液。临床上患侧阴囊或阴囊外上方至腹股沟区肿大，有时可触及包块，包块及肿大的阴囊有波动感，透光好，无红肿及疼痛。交通性鞘膜积液者平卧位肿物逐渐消失，站立后又慢慢出现。

睾丸鞘膜积液者超声可于睾丸周围见无回声区，睾丸回声正常，附着于鞘膜囊一侧；精索鞘膜积液的无回声区位于精索部位，上下均为盲端；当患者平卧与站立时，无回声区的大小改变较明显，且位置发生变化时考虑为交通性鞘膜积液。

16. 性早熟超声表现

正常情况下，女孩在8岁之前，男孩在9岁~9岁半之前出现第二性征，或女孩在10岁之前月经来潮均属于性早熟。性早熟可分为：①真性性早熟：下丘脑-垂体-性腺轴过早启动且功能亢进所致，发育顺序接近正常，依次出现乳房发育、外生殖器发育、阴道分泌物增多、阴毛出现、月经来潮，每一过程提前并且加速，患儿有生殖能力；②假性性早熟：下丘脑-垂体轴未启动，内源或外源性性激素异常所致，生殖器官提早发育、第二性征提早出现，患儿不具备生殖能力；③部分性性早熟：可能与下丘脑尚未建立稳定的负反馈机制，卵泡刺激素和雌二醇暂时性升高有关。表现为单纯性乳房提前发育和单纯性阴毛早现。

超声检查可见患儿子宫、卵巢均大于正常同龄儿童，子宫长径大于3.5cm，前后径大于1cm，出现内膜回声；卵巢体积增大，卵泡数增多，直径增大；中枢性性早熟患儿的卵巢平均体积大于1ml，卵泡直径达6~10mm。

17. Turner 综合征超声表现

Turner 综合征又称为先天性卵巢发育不全，属性染色体遗传性疾病。患者的典型核型为45，X0，缺少一条 X 染色体。由于 X 染色体为单体，患儿卵巢可不发育或呈条索状，无卵泡发育，患儿呈幼稚型女性外生殖器，原发闭经，乳房不发育，伴有多种身体畸形，如：身材矮小、眼距宽、颈蹼及心脏、骨骼等畸形。

超声可显示患儿子宫、卵巢明显小于同龄正常儿童，呈始基子宫；卵巢很小呈条索状实体，甚至不能显示。

18. 小儿卵巢肿瘤的分类及超声表现

小儿卵巢肿瘤常见于学龄前儿童，其中 80% 为良性，最多见的良性肿瘤是单纯囊肿，其次为畸胎瘤，最常见的恶性肿瘤是生殖细胞源性肿瘤。良性肿瘤一般无明显症状，有时可有下腹不适、隐痛，可于下腹部触及包块，不伴有腹水。恶性肿瘤常表现为腹胀、腹痛、食欲不振、消瘦，腹部可触及包块，常伴有腹水。具有内分泌功能的卵巢肿瘤可表现相应激素升高的症状。

（1）卵巢囊性肿瘤：主要包括滤泡囊肿、囊腺瘤和囊性畸胎瘤。囊腺瘤多见于育龄妇女，分为浆液性和黏液性两类，前者占良性肿瘤的25%，直径 5 ~ 10cm，其内透声较好，单纯性浆液性囊腺瘤囊壁光滑，多为单房，乳头状浆液性囊腺瘤囊壁上可见乳头状突起。黏液性囊腺瘤体积较大，直径可大于 10cm，常为单侧多房，其内透声较差。

超声表现为：卵巢内圆形、椭圆形无回声，边界清晰。滤泡囊肿为一直径小于 3cm 的单纯无回声。浆液性囊腺瘤表现为中等大小单房无回声，壁光滑或有乳头状突起，黏液性囊腺瘤为一体积较大的无回声，内有分隔，无回声区内可见细点状低回声。

（2）畸胎瘤：由多胚层组织构成，主要分为成熟畸胎瘤和未成熟畸胎瘤，前者占 95%，又称为皮样囊肿，其内可见多个胚层来源的成熟组织，如：骨骼、牙齿、毛发等；未成熟畸胎瘤又称为恶性畸胎瘤，由未成熟的胚胎组织构成。

成熟畸胎瘤超声表现为：最常见的是边界清晰的圆形无回声，其内可见强回声结节；第二类表现是无回声内可见“面团状”强回声，后方回声衰减，该强回声团块主要由包裹较紧的皮脂、毛发构成，有时该团块可充满整个无回声区；第三类表现为无回声区内见点状或细线状强回声漂浮，主要为毛发结构；第四类为“脂液分层征”，上层为脂质的点状强回声，下层为液性无回声。

未成熟畸胎瘤超声表现无特异性，内部多呈实性回声，回声杂乱，伴有弥漫性钙化灶。

（3）生殖源性肿瘤：主要包括无性细胞瘤、内胚窦瘤、胚胎性癌。无性细胞瘤占儿童卵巢恶性肿瘤的第二位，内胚窦瘤恶性度高，预后不良。以上两类肿瘤内部常有出血坏死。胚胎性癌发病年龄较大，约为 20 岁，恶性度高，预后不良。

超声表现为：盆腔内或一侧附件区实性回声，形态不规则，边界不清，内部回声不均，可见不规则无回声区，囊性者囊壁厚薄不均，分隔较厚且厚薄不均。常伴有腹腔积液。CDFI：上述肿瘤可见较丰富血流信号，血流分布紊乱，呈低阻动脉频谱。

19. 假两性畸形超声表现

分为男性和女性假两性畸形，是指男女表现性别与其染色体性别和性腺性别不符。

（1）男性假两性畸形：其染色体为46，XY。体内有睾丸，外生殖器介于两性之间，阴囊分裂，阴茎短小，或睾丸女性化。患儿外表为女性，外生殖器类似女性，乳房发育，子宫缺如，阴道为盲端，合并隐睾。

超声表现为：盆腔内无子宫和卵巢回声，腹股沟和外阴区发现隐睾。

（2）女性假两性畸形：染色体为46，XX。卵巢、子宫正常，外生殖器不同程度男性化。女性假两性畸形可由先天性肾上腺皮质增生引起，也可由于孕母摄入过多雄性激素造成。临床表现为患儿阴蒂肥大类似男孩阴茎，大阴唇融合似阴囊。

超声表现为：盆腔内可见发育不良的子宫、卵巢，较正常小，外阴区及腹股沟内无睾丸结构。

（张 璟）

第十三章 腹部及四肢血管

1. 超声检查下肢动脉时的注意事项

检查时应将灰阶超声、彩色多普勒血流显像与频谱多普勒联合起来使用。灰阶超声观察动脉内膜、斑块及血栓等情况，彩色多普勒及频谱多普勒观察管腔内血流充盈情况，并评价狭窄程度。

下肢动脉超声一般从股总动脉开始检查，若发现频谱呈狭窄下游改变，则应建议检查其近心端动脉，如髂动脉，甚至腹主动脉，检查这些动脉时应禁食 8 ~ 12 小时，以减少肠气干扰。

发现血流束变细或血流紊乱的部位，记录血流速度，与其上游或下游 2cm 以上血流正常处的流速进行比较，来判断狭窄程度。

当动脉前壁出现钙化型斑块伴后方声影时，局部管腔内探测不到血流信号及血流频谱，可调节扫查角度以避开声衰减的影响，或根据上游、下游的频谱形态间接判断局部是否存在狭窄。

有些动脉管径较小如胫、腓、足背动脉，闭塞后不易被发现，可通过伴行静脉或闭塞血管壁的钙化斑块来确诊。

2. 正常四肢动脉的超声特征有哪些

灰阶超声可观察到动脉的搏动，管径较粗的动脉可清晰显示动脉壁三层结构：内膜成线状弱回声，中层回声较低，外膜呈明亮的强回声带，管腔内血液呈无回声。

彩色多普勒超声显示管腔内充满血流信号，朝向探头为红色，背离探头为蓝色。分叉处常探及紊乱血流信号，由于舒张早期出现彩色逆转，管腔内血流信号呈“红 - 蓝 - 红”的快速转变。

多普勒频谱呈典型的三相波形，舒张早期出现短暂反向血流是四肢动脉的重要特征，提示循环阻力较高。当四肢动脉阻力减低时，最突出的改变就是反向波速度降低或消失，可见于正常动脉的反应性充血或四肢温度升高引起的血管扩张。

3. 四肢动脉硬化闭塞症的临床表现有哪些

四肢动脉的狭窄、闭塞性疾病大多数是由四肢动脉硬化闭塞症所致，其主要病理改变是动脉内膜或中层发生的退行性变和增生，导致管壁增厚硬度增加，管腔狭窄，四肢供血发生障碍。临床表现为发冷、疼痛、麻木、间歇性跛行，脚趾或足部溃疡甚至坏疽。

4. 四肢动脉硬化闭塞症的超声声像图特征

动脉内膜不规则增厚，内壁弥漫分布多个大小不等、回声各异的斑块，出现钙化者可后方伴声影，部分病例可出现管腔内低回声血栓。

彩色多普勒显示管腔内血流束不规则变细，局部呈紊乱的杂色血流，狭窄处血流速度明显增快，频带增宽。其下游动脉阻力减低，收缩期频谱上升支加速时间延长，波幅减低，频谱低平，呈特征性的“小慢波”改变。完全闭塞者则局部无血流信号，局部引不出频谱。

动脉粥样硬化范围广泛，狭窄或闭塞多为节段性，好发于动脉分叉处或弯曲受血流冲击较大的部位，周围可见侧支血管形成。

5. 四肢动脉硬化闭塞症与血栓闭塞性脉管炎的鉴别要点

血栓闭塞性脉管炎是一种缓慢发展的动脉和静脉节段性炎症病变，好发于青壮年男性，与长期吸烟有关，病情吸烟加剧而戒烟后缓解，多不伴高血脂、冠心病等。动脉、静脉均受累，常出现游走性浅静脉炎。病变累及中、小型动静脉的管壁全层，受累的浅表动脉表现为管壁全层增厚，增厚程度与病变程度有关。无明显粥样硬化斑块。病变呈节段性，与正常部分界线分明，其上游、下游血管壁可光滑、正常。

而四肢动脉硬化闭塞症以老年患者多见，常伴有高血脂、冠心病等全身动脉粥样硬化，主要影响大、中型动脉的内中膜，静脉不受累。病变范围较广泛，内中膜弥漫不规则增厚，导致节段性狭窄或闭塞。

6. 四肢动脉硬化闭塞症与多发性大动脉炎的鉴别

四肢动脉硬化闭塞症多见于老年，累及四肢大、中型动脉的中层和内膜，管壁可见多处斑块；而多发性大动脉炎为青年女性多见，主要侵犯主动脉及其分支的起始部，很少累及髂、股动脉；早期是动脉周围炎及动脉外膜炎，以后向管壁中层及内膜发展，因而疾病后期表现为管壁全层的弥漫性增厚，但很少出现斑块；另病变活动期有低热和血沉增高等表现。

7. 四肢动脉栓塞的临床表现

四肢动脉栓塞中以下肢动脉栓塞发病率更高，为上肢动脉的5倍。急性栓塞易发生于动脉分叉部，股动脉分叉最常见，腘动脉分叉处次之；上肢动脉的发病顺序为肱动脉、腋动脉和锁骨下动脉。脱落的栓子引起动脉阻塞而产生肢体急性缺血性疼痛和坏死，栓塞后引起动脉痉挛、动脉退行性病变及继发血栓形成等；急性动脉栓塞的临床表现很大程度上取决于动脉栓塞的部位、局部侧支循环的情况。典型临床表现为无脉、苍白、疼痛、肢体发冷、感觉障碍和运动障碍，正常肢端的脉搏突然消失应考虑急性动脉栓塞，而非动脉硬化基础上的急性血栓形成。

8. 四肢动脉急性栓塞的超声声像图特征

栓塞处动脉声像图表现取决于脱落栓子的回声、有无继发血栓形成以及动脉原有病变等。多数脱落的栓子呈中强回声，若合并血栓形成，则在栓子周围可探及低回声，栓塞处动脉搏动减弱或消失；若为不完全栓塞，则栓子与动脉壁之间可探及杂色血流信号，血流速度较高，距离栓子较近的远心端动脉内仍呈杂色血流信号，距离栓子较远的远心端动脉血流频谱呈狭窄下游改变，反向波消失，流速明显减低；若栓塞严重导致管腔完全闭塞时，则管腔内无血流信号，远端管腔内血流信号微弱或消失；急性栓塞的动脉周围无明显侧支血管。

9. 超声在四肢动脉急性栓塞中的临床意义

四肢动脉急性栓塞的治疗时机与肢体存活有密切关系，通常采用的有效治疗方法为取栓术；超声可以明确栓子的部位，了解栓子的形态、大小以及有无继发血栓形成，为手术取栓提供重要依据。

10. 四肢动脉瘤的临床表现、分型、发病部位的特点

四肢动脉瘤包括真性动脉瘤、假性动脉瘤和夹层动脉瘤。动脉瘤可发生于股动脉、腘动脉、髂动脉、锁骨下动脉、腋动脉等部位，其中以股动脉和腘动脉为好发部位；四肢动脉瘤常为单发性，但也可发生于双侧肢体，或呈多发性，同时伴有其他部位（如主动脉等）受累。发病原因主要为外伤性，其次为动脉粥样硬化、医源性吻合口动脉瘤及感染性等。

最常见的临床症状是进行性增大的肿块，多伴有搏动，其次是疼痛，为胀痛或跳痛，肢体远端可出现缺血症状如间歇性跛行；检查时，在四肢动脉的行经部位可扪及膨胀性搏动性肿块，有时有震颤和收缩期杂音，压迫动脉瘤近侧动脉时，肿块可缩小，搏动、震颤及杂音等均减轻或消失。

11. 四肢真性动脉瘤的超声表现

真性动脉瘤病变处动脉在二维超声上呈梭形或囊状膨大的无回声区，并与两端未扩张的管壁相连。瘤壁仍为动脉壁各层结构，伴粥样硬化时表现为内膜增厚、毛糙、内壁强回声斑块伴后方声影，有时可见附壁血栓。瘤体内探及紊乱血流信号，甚至涡流，紊乱程度与瘤体直径呈正比；压迫动脉瘤近侧动脉，瘤体可缩小，搏动性也减弱。合并血栓时，应从瘤体外壁测量尺寸，而不是测量残余瘤腔的大小。超声显示扩张的动脉内径大于近端或远端正常动脉内径1.5倍以上时，可明确诊断本病。

12. 假性动脉瘤的超声表现

外伤或感染导致动脉壁破裂，并在周围软组织内形成局限性血肿，若其内血流通过破裂口与动脉相通，即形成假性动脉瘤。

在二维超声上显示为动脉旁无回声或混合回声，瘤壁由动脉内膜或周围纤维组织构成，常见低回声附壁血栓。瘤颈长短不一，在此处可清晰显示收缩期血液由来源动脉进入瘤体，舒张期血液自瘤体返回来源动脉；瘤腔内血流呈涡流或旋转血流信号，特征表现为一半红色一半蓝色。瘤颈部特征性频谱为“双期双向”，即同一心动周期呈正、反向血流，分别持续

于整个收缩期和舒张期，收缩期流速明显高于舒张期，靠近破裂口处的供血动脉也可显示此种频谱。压迫近心端来源动脉瘤体可缩小，腔内血流速度减低，搏动性明显减弱。

彩超能很好地诊断假性动脉瘤，但有时对来源动脉的判断不甚满意，对于超声可准确判断来源动脉和观察瘤体结构的病例，术前没有必要行血管造影检查，可直接依据超声检查结果选择治疗方案。

13. 如何判断假性动脉瘤的来源动脉

多数病例彩超能正确地判断来源动脉，但瘤颈部较长者、动脉瘤位置深在或来源动脉细小者相对不易分辨来源动脉，此时可应用彩色多普勒寻找肿块内血流信号与邻近动脉有无直接交通，追踪观察肿块内高速血流信号的来源，流速越高的部位越接近瘤颈部或破裂口处，并可在该处引出“双期双向”频谱。

14. 夹层动脉瘤的超声直接征象是什么

夹层动脉瘤超声诊断的直接征象是受累动脉内膜分离，分离的内膜呈线状弱回声，将血管分隔成真、假两个腔。急性期常见分离的内膜随心动周期摆动，收缩期摆动的方向提示假腔所在位置；慢性期分离的内膜固定，仔细扫查可见分离内膜的破裂口，一般为两个。破裂口处血流紊乱，流速明显升高；上端内膜破裂口为夹层血流入口，而下端内膜破裂口为夹层血流出口。

15. 夹层动脉瘤的超声间接征象是什么

夹层动脉瘤超声诊断的间接征象包括：

（1）管腔内血流分隔现象，即彩色血流显示同一条动脉管腔（实为真腔与假腔）内血流被分离的内膜或血栓隔开。若分离的内膜无破裂口，则无此现象。

（2）病变较轻者真腔血流正常或轻度紊乱；病变严重者假腔内血流量增加、形成较大范围血栓，导致真腔狭窄甚至完全闭塞。

（3）同一条动脉在同一水平存在两种不同性质的血流，这两种不同性质的血流分别代表真、假腔内血流，可在多普勒频谱上反映出来。

（4）可见动脉壁内膜层消失。

（5）夹层段动脉扩张。

（6）假腔内血栓及真腔狭窄。

16. 超声检查四肢静脉时的注意事项

四肢深静脉与同名动脉伴行，在超声检查时，常以伴随的同名动脉作为静脉的寻找和鉴别标志。上肢、下肢静脉常发生解剖变异，以静脉成对最常见，下肢较上肢更多见，两条静脉都应检查。位置表浅的静脉以探头轻触皮肤为宜，否则影响静脉显示，可利用探头加压横切扫查来观察有无血栓。

上肢静脉中，无名静脉及上腔静脉受胸骨及肺的影响难以清晰显示；下肢静脉中，直接检查髂总或髂外静脉有一定困难时，均可根据其远心端静脉的频谱多普勒表现，间接推断这些静脉的通畅情况。股浅静脉在通过收肌管裂孔时直接显示较难，应加以注意。正常小腿胫、腓静脉的自发性血流信号可不显示，但在人工挤压远端肢体后，静脉内能显示增强的血流信号。

17. 正常四肢静脉的二维超声特征

静脉壁菲薄，在二维图像上难以显示，内膜平整，管腔内血流呈无回声，高分辨率超声仪可显示流动的红细胞。一般静脉内径大于伴行动脉的内径且随呼吸运动而变化，在深吸气或乏氏动作时，静脉内径增宽。瓣膜的数量从近端到远端逐渐增多，可显示的瓣膜多位于股总静脉及大隐静脉。正常瓣膜纤细，血液向心回流时瓣膜张开，平整贴伏于静脉壁。站立时两瓣膜关闭，游离缘相遇于管腔中线。

18. 正常四肢静脉的多普勒频谱超声特征

正常四肢静脉具有 5 个重要的多普勒特征：

（1）自发性，肢体处于休息或活动状态时，中等和大静脉内存在血流信号。形成血栓时，除了血栓段静脉内无血流信号以外，其近、远端静脉内也可无自发性血流信号。

（2）期相性，是指四肢静脉的血流速度随呼吸运动而变化。吸气时膈肌下降，腹压增高，下腔静脉受压，下肢血液回流减少，血流速度减慢；呼气时则相反，下肢静脉血流速度加快。上肢静脉的期相性变化与下肢静脉相反。频谱多普勒比彩色血流成像更直观地反映四肢静脉血流的期相性变化。

（3）乏氏反应（Valsalva response），正常四肢中等和大静脉在乏氏动作时内径明显增宽，血流信号中断或出现短暂反流。可判断检查部位至胸腔静脉系统之间的通畅情况。

（4）血流信号增强，人工挤压检查处远端肢体后，正常四肢静脉呈现血流信号增强或多普勒频移加快，从而证实检查部位与挤压处之间的静脉段是通畅的。

（5）单向回心血流，正常四肢静脉血液因瓣膜防止反流而仅回流至心脏。先天或后天因素造成瓣膜功能不全时，静脉血液即出现反流。人工挤压远端肢体放松后或做乏氏动作时，彩色多普勒超声观察到静脉反流，可诊断瓣膜功能不全。

19. 下肢静脉瓣膜功能不全的临床症状及超声表现

下肢静脉瓣膜功能不全的临床表现包括浅静脉曲张、下肢胀痛，足靴区皮肤营养性变化，色素沉着，湿疹和溃疡等。

挤压远端肢体放松后或乏氏动作时，多普勒频谱可测量静脉反流的持续时间，对瓣膜功能不全的程度进行判断。轻度反流为 1 ~2 秒，中度反流 2 ~3 秒，重度反流大于 3 秒。持续反流时间介于 0.5 ~1 秒之间为可疑下肢深静脉瓣膜功能不全。在无下肢深静脉瓣膜功能不全症状的受检者中，也可出现短暂反流，但持续时间一般在 0.5 秒以内。

20. 原发性与继发性下肢深静脉瓣膜功能不全的发病原因和超声表现有何异同

下肢深静脉瓣膜功能不全分为原发性与继发性两类：前者病因尚未完全阐明，可能与胚胎发育缺陷及瓣膜结构变性等因素有关；后者是继发于血栓形成的后遗症，故又称下肢深静脉血栓形成后综合征。两者临床表现相同，均为下肢深静脉功能不全的症状。

原发性下肢深静脉瓣膜功能不全表现为静脉内膜光滑，管腔内无实性回声，探头加压后管腔能被压瘪，瓣膜纤细、活动良好。继发者则相反，多有血栓形成病史，静脉内膜毛糙、增厚，瓣膜活动僵硬甚至固定，管腔内可有残存细小血栓，探头加压不能完全被压瘪。

21. 患者女，68 岁。因车祸引起骨折，卧床休息 10 天后发现左小腿胀痛。临床怀疑下肢静脉血栓形成，建议行超声检查。简述四肢静脉血栓形成的常见原因及临床表现

四肢浅静脉血栓常发生于静脉输液的部位，由于输入的药物或静脉腔内放置的导管本身所致，也常见于浅静脉曲张者膝以下的大隐静脉；虽然浅静脉血栓形成极少，但深静脉血栓形成经常累及浅静脉。与深静脉血栓形成不同，四肢浅静脉血栓形成具有明显的体征，可触及一条索状、硬化及有触痛的皮下静脉，可伴有局部红斑；单纯的四肢浅静脉血栓形成通常只是一种良性的自限性疾病，超声能很好地诊断本病，表现为条状的低或中强回声，但需仔细与周围肌肉、脂肪组织鉴别。

四肢深静脉血栓形成的常见病因包括静脉血流迟缓、静脉损伤以及血液高凝状态。常见的临床表现有，血栓水平以下的肢体持续肿胀，站立时加重；疼痛和压痛，皮温升高；浅静脉曲张；血栓脱落可酿成肺栓塞，约 70% ~90% 肺栓塞的栓子来源于下肢深静脉血栓，故下肢深静脉血栓形成的正确诊断非常重要。

22. 四肢静脉急性血栓的超声表现

急性血栓，指两周以内的血栓。其超声特点是：

（1）血栓形成后几小时到几天之内表现为无回声，一周后回声逐渐增强呈低回声，边界平整。

（2）血栓处静脉管径明显扩张，管腔不能被压瘪。

（3）血栓可自由飘动或随肢体挤压而飘动。

（4）血栓段静脉内完全无血流信号或探及少量血流信号，当血栓使静脉完全阻塞时，血栓近端静脉血流信号增强消失或减弱，而血栓远端静脉频谱变为连续性，失去期相性及乏氏动作反应减弱甚至消失。

23. 简述四肢静脉亚急性血栓的超声表现

亚急性血栓，指数周以后的血栓。其超声特点如下：

（1）血栓回声较急性阶段增强。

（2）血栓逐渐溶解和收缩，导致血栓变小且固定，管腔内径也恢复为正常大小。

(3) 血栓处静脉管腔不能被压瘪。

(4) 由于血栓的再通，静脉腔内血流信号逐渐增多。

24. 四肢静脉慢性血栓的超声表现

慢性血栓，指数月到数年的血栓。其超声特点如下：

(1) 血栓变为中强回声甚至为强回声，边界不规则，病程很长的血栓机化后可表现类似动脉粥样硬化的斑块回声。

(2) 血栓机化导致血栓与静脉壁混成一体，部分病例可能由于静脉结构紊乱而无法被超声辨认。

(3) 静脉内径比正常小，内壁毛糙、增厚；瓣膜增厚、扭曲，活动僵硬或固定，从而继发瓣膜功能不全。

(4) 根据静脉血栓再通程度不同，血流信号充盈程度不一。部分再通者，静脉腔内可见部分血流信号，完全再通者，静脉腔内基本充满血流信号。

(5) 形成血栓的静脉周围可见侧支血管。

25. 超声检查四肢静脉血栓时的注意事项

(1) 探头施压力度应适当，通常当动脉轻微地被压瘪时，伴随的正常静脉应完全被压瘪，静脉血栓时则不能被压瘪，因此温和地加压探头至相邻动脉轻微被压瘪即可。过度用力加压可导致血栓脱落，酿成肺栓塞。

(2) 若探头加压后管腔消失，静脉前、后壁完全相贴，则认为无静脉血栓，否则存在静脉血栓。位置深在的静脉显示不很清晰，依据上游、下游静脉充盈情况进行推测。静脉壁观察不甚满意者可于站立状态下检查，此时静脉膨胀，有利于管壁的清晰显示和识别。

(3) 压迫试验对股总静脉、股浅静脉近心段、中段和腘静脉血栓几乎可获得100%的诊断正确率，但位置较深的静脉，往往观察不甚满意，应结合其他诊断标准进一步鉴别。

(4) 短期内形成的新鲜血栓可表现为无回声，仅依据管腔内实性回声来判断血栓可导致漏诊，此时彩色血流成像有帮助。

(5) 仪器调节不当或图像质量不佳时，由于静脉血流速度较低可导致正常静脉内血流信号充盈不佳，或血流信号外溢遗漏小的静脉血栓，应注意仪器调节并结合加压试验诊断。

26. 小腿肌肉静脉丛血栓的形成原因、临床及超声表现是什么

本病大多数是原发性，多发于手术后或卧床期间，好发于腓肠肌和比目鱼肌静脉丛内。原发于小腿肌肉静脉丛的血栓，不影响血液回流，范围较小者激发的炎症反应程度较轻，临床症状可不明显。临床表现包括小腿饱满、紧韧感、压痛，踝关节肿胀，Homans 征阳性即足急剧背屈使腓肠肌和比目鱼肌迅速伸长，激发血栓所致的炎症性疼痛。多数病例血栓可自行消融或转为机化，少数血栓可不断蔓延累及静脉主干，甚至沿腘静脉一直扩展到同侧髂静脉；血栓脱落也可酿成肺栓塞。

当临床怀疑本病或具有上述症状时，应行超声检查。患者俯卧位，从小腿后方分别纵切

和横切扫查小腿肌肉，寻找有无条状或串珠样低回声。注意与胫、腓静脉血栓、外伤后血肿、贝克囊肿（膝关节积液外流入小腿组织间隙）进行鉴别。

27. 简述腹主动脉的超声检查方法

（1）探头频率：要求患者空腹，仰卧位。成年人采用2.5～3.5MHz探头，对于儿童或腹壁较薄者可采用5MHz探头。

（2）沿腹正中线偏左1～2cm横切和纵切扫查全程，探头加压以减少肠气干扰。观察腹主动脉上段时，可嘱患者深吸气后屏气利用下移的肝作透声窗，提高显示率。

（3）对于过度肥胖、大量腹水、腹胀明显的患者，可侧卧位经冠状切面扫查，分别以肝和肾或脾作透声窗。

28. 腹主动脉瘤的临床表现及超声特征

腹主动脉瘤常由腹主动脉管壁粥样硬化或感染所致。好发于肾动脉水平以下，以老年男性多见。多无明显临床症状，较瘦者可扪及腹部搏动性包块。

超声表现：当动脉管径为其正常管径的1.5倍或以上时，就考虑为动脉瘤。多为局限性，也可累及较长节段。膨大处为梭形或囊状，壁上可见回声不等的血栓突入腔内，引起管腔的狭窄。彩色多普勒血流显像，瘤体内血流为涡流，呈杂色血流信号，频谱为相应的正负双向血流。

29. 肠系膜上动脉狭窄的临床表现及超声特征

肠系膜上动脉狭窄的临床症状与肠管急慢性缺血有关。急性缺血时患者常突发腹痛、呕吐、腹胀。慢性缺血的症状常与进餐相关，表现为餐后腹痛、腹胀、体重下降、腹泻。

二维超声显示，肠系膜上动脉管壁增宽，可合并斑块或血栓等。彩色多普勒显示狭窄处血流呈花色。频谱多普勒显示狭窄处收缩期峰值流速明显增高，舒张期反向波消失，狭窄远端1～2cm处呈圆钝低速的“小慢波”。目前诊断肠系膜上动脉狭窄尚未形成公认的多普勒标准，最为广泛接受的标准为收缩期峰值流速≥275cm/s，提示直径狭窄率≥70%；舒张末期流速>45cm/s，提示直径狭窄率≥50%；肠系膜上动脉/腹主动脉流速比值>3，提示提示直径狭窄率≥50%。

30. 肾动脉超声有哪些检查方法和技巧

（1）探头频率：要求患者空腹。肾动脉主干由于位置较深，采用2.5～3.5MHz探头，肾内各级动脉采用3.5～5.0MHz探头。

（2）扫查切面：肾动脉肾外段的扫查切面主要有腹正中横切、侧腰部冠状切、前腹肋间或肋缘下横切以及经背部扫查。尽可能选择距靶器官较近、肠气干扰较少的路径进行检查，常需要多个切面联合扫查，相互补充。

（3）扫查技巧：重视探头加压，可减少肠气干扰，也可缩短探头与靶器官之间的距离。

采用交叉探测法扫查肾动脉主干，检查右肾动脉时，可将探头置于腹主动脉左前方，声束指向右后方。探测左肾动脉时方向相反。检查肾内动脉时，通常采用侧卧位冠状切面扫查，局部放大，可获得满意的肾动脉血流图像，便于多普勒取样。

31．肾动脉狭窄的病因及临床表现

肾动脉狭窄的病因：①动脉粥样硬化，一般发生于老年人，男性多于女性，狭窄多发生于起始段；②纤维肌肉增生，常见于年轻者，女性多见，病变部位多见于中远段；③多发性大动脉炎，多见于年轻女性，肾动脉起始段受累多见，主要的临床症状为高血压，尤以舒张压高多见，降压药控制效果不佳，部分患者腹部可闻及血管杂音。

32．患者男，68 岁。发现血压升高 28 年，近 5 年血压控制不满意。收缩压 160 ~ 180mmHg，舒张压 55 ~ 75 mmHg，调整降压治疗方案数次仍无明显效果，临床建议肾动脉超声检查，以排除肾动脉狭窄。

下列患者应该进行超声检查，以排除肾动脉狭窄：①患有严重高血压的年轻人；②急速进展的高血压或恶性高血压患者；③采用正规高血压治疗方案，高血压仍控制不佳者；④高血压伴有进行性肾功能不全者；⑤肾功能不全与肾脏体积不匹配者。

33．肾动脉狭窄的超声特征是什么

（1）二维超声对肾动脉狭窄的诊断价值不大，难以显示狭窄的肾动脉管腔。部分患者可出现患侧肾体积减小。

（2）彩色多普勒显像：狭窄处血流亮度明显增高，伴狭窄下游血流紊乱呈杂色信号。闭塞时肾动脉管腔内完全无血流信号。

（3）频谱多普勒：有许多诊断有血流动力学意义（直径狭窄≥50% ~60%）的肾动脉狭窄的多普勒标准，其中应用最广泛的是：①狭窄处流速明显增快，收缩期峰值流速≥180 ~200cm/s；②狭窄处收缩期峰值流速/腹主动脉收缩期峰值流速的比值（RAR）>3.3；③狭窄处收缩期峰值流速/叶间动脉收缩期峰值流速的比值（RIR）≥5.5；④叶间动脉加速时间>0.07s，频谱上升支平缓呈“小慢波”；⑤双侧叶间动脉比较，病变侧阻力指数较对侧降低幅度大于0.8。

34．患者男，19 岁。无明显不适，学校体检发现血尿来我院就诊。尿常规显示：尿蛋白（+），潜血（+）。患者体形瘦长，一般状况良好。临床建议超声检查以除外胡桃夹综合征（左肾静脉压迫综合征）。什么是胡桃夹综合征？有哪些临床表现及超声特征

左肾静脉汇入下腔静脉的行程中，走行于腹主动脉和肠系膜上动脉之间的夹角中，正常腹主动脉和肠系膜上动脉之间的夹角 40°~60°，该夹角被肠系膜脂肪、淋巴结等组织充塞，使左肾静脉不致受挤压。青春期由于身高迅速增长，椎体过度伸展，体形急剧变化等情况，

使腹主动脉和肠系膜上动脉之间的夹角变小，左肾静脉受挤压以致回流障碍，引起血流变化和相应的临床表现，称胡桃夹现象。本病多见于小儿或青少年，多发年龄为13～16岁，男性居多，多为体形偏瘦长者，成人少见。临床主要表现为：①无症状肉眼血尿；②生殖静脉综合征，即左肾静脉的属支睾丸（卵巢）静脉淤血出现腰腹痛，直立或行走时加重；③男性精索静脉曲张；④直立性蛋白尿等。

胡桃夹综合征的灰阶超声诊断标准：仰卧位左肾静脉狭窄远心端扩张部位内径是腹主动脉和肠系膜上动脉之间的狭窄部位内径的3倍以上；脊柱后伸位15～20分钟后，左肾静脉受压加剧，这个差异增大到4倍以上。

彩色多普勒表现：左侧肾静脉扩张处血流速度明显减低，彩色血流黯淡，受压段静脉血流束明显变细，血流色彩明亮。收缩期腹主动脉和肠系膜上动脉血管腔内充满彩色血流，此时两者之间的左肾静脉受压更明显，不易显示血流信号。舒张期该段左肾静脉受压减轻，较容易显示血流信号。

35．门脉高压有哪些超声特征

（1）患者仰卧位、平静呼吸时测量门静脉管腔直径>13mm。深呼吸时，门静脉及脾静脉管径增加幅度<70%。

（2）正常门静脉流速平均≥15cm/s。门脉高压时血流速度下降，随呼吸和心跳而变化的波动性消失，呈连续平坦频谱。

（3）门脉血流变为双向或出肝方向，同时脾静脉也出现血流反向。

（4）脾大。

（5）门体静脉侧支循环建立。

36．门体静脉循环有哪些交通支，如何寻找

（1）胰腺后方观察脾静脉。如果血流为入脾方向，提示可能存在脾肾或脾胃交通支。冠状切面时，脾下极与左肾上极之间血流方向向下走行的迂曲血管，即为脾肾静脉；在脾上极附近寻找迂曲的血管，为胃网膜左静脉及食管胃底静脉丛。

（2）观察门静脉左支至肝圆韧带，如内见直径2mm以上管状无回声并延伸至腹壁，且探及出肝血流，提示脐静脉交通支。

（3）胆囊壁或胆囊床寻找迂曲的血管，为胆囊静脉。

（4）在肠系膜上静脉与门脉汇合处附近纵切面寻找扩张的胃冠状静脉，起始于门静脉，走行向头侧，与肠系膜上静脉方向相反。管径≥5mm时，提示存在门体静脉分流。

37．门脉海绵样变性的超声表现

门脉海绵样变性是指门静脉主干和（或）分支完全、部分阻塞后，在其周围形成大量的网状侧支静脉，或栓塞后再通管腔内出现网状血流信号。

超声显示：门静脉正常结构消失，为多条迂曲的管状结构或蜂窝状结构所取代。部分患者门静脉内可见血栓或瘤栓。彩色多普勒显示，管状或蜂窝状结构内充满色彩黯淡的血流信

号，为门静脉样连续频谱。于栓塞的门静脉内探测不到血流信号及频谱。

38. 布－加综合征的病因、临床表现及超声特征

布－加综合征是肝与右心房之间的肝静脉或（和）下腔静脉发生阻塞而引起肝静脉回流受阻，由此产生的一系列综合征。常见病因有先天性隔膜，血液高凝状态，肿瘤侵犯，血栓性静脉炎。

该病多见于青壮年，男性较多，发病缓慢。自觉腹胀、腹痛、恶心、食欲下降、全身乏力等。临床体征包括肝脾大、腹腔积液，化验示肝功能减退。

肝静脉闭塞的直接超声表现为管腔内充满回声伴局部血流信号消失。肝内常会形成交通支血管，将病变肝静脉与另一肝静脉、门脉或体循环静脉相连，其走行与正常肝静脉不同。彩色血流显示肝静脉血流呈“双色”，其一代表正常肝静脉血流，另一为引流病变肝静脉的交通支。下腔静脉病变时，其内或者可见膜状回声，或者可见实性回声的血栓或瘤栓，远心端管腔扩张。闭塞时局部无血流信号，远心段血流反向。肝静脉或下腔静脉狭窄时局部可见血流速度增快。病变晚期可肝硬化，受累肝区萎缩，尾叶或左叶可代偿性增大。

39. 肾静脉血栓形成的临床及超声表现

肾静脉血栓形成的原因包括：高凝状态、肾静脉或下腔静脉梗阻、原发性肾病、腔静脉或卵巢静脉血栓等。急性肾静脉血栓一般表现为急性腰痛、血尿。慢性肾静脉血栓可无症状，或变现为慢性腰痛、血尿等。

急性肾静脉栓塞时，二维超声可见肾脏体积增大，肾实质回声发生改变。但上述超声表现没有特异性，直接的诊断依据是肾静脉内径增宽，内充满低回声，彩色多普勒未探测血流信号。慢性血栓时肾静脉管径可恢复正常，血栓呈中等回声，彩色多普勒可探及部分再通血流信号。

（李建初　谭　莉）

第十四章　浅表淋巴结

1. 浅表淋巴结的解剖

淋巴结一般呈长椭圆形或卵圆形，长径在 5～25mm 之间，长径和短径比值大于 2。淋巴结外形与肾脏类似，一侧隆凸，一侧凹陷。隆凸侧有数条淋巴管进入淋巴结，称为输入淋巴管；凹陷处为淋巴结门，内有输出淋巴管（多为 1～3 条）及动、静脉出入。

淋巴结的表面有一层被膜，实质分皮质和髓质两部分。皮质淋巴组织致密，位于淋巴结的周边；髓质位于中央，淋巴组织疏松。淋巴液由输入淋巴管从皮质进入淋巴结内，经淋巴窦由淋巴输出管从淋巴门处流出。淋巴结是重要免疫器官，是机体产生免疫反应的重要场所，由淋巴结产生的各种免疫细胞通过细胞免疫、体液免疫、吞噬细胞等作用，杀伤病原微生物，清除异物，消灭抗原或抑制抗原。

2. 浅表淋巴结在全身如何分布

浅表淋巴结主要分布于人体头颈、腋下、腹股沟及其他浅表部位。浅表淋巴结的大小、个数、位置因个体、年龄、营养状况、机体免疫状态、发育异常等因素影响而有很大差异，出现率不恒定。

头颈部约有 300 个淋巴结，包括头部、颈前、颈外侧及咽后区。颈前淋巴结包括喉前、甲状腺、气管周围淋巴结，收纳喉、甲状腺、甲状旁腺、气管颈部、食管颈部的淋巴；颈外侧淋巴结，包括颈内静脉、锁骨上淋巴结；咽后淋巴结包括咽后内侧和外侧的淋巴结，收纳鼻腔后部、鼓室、咽鼓管、鼻咽部及口咽部淋巴。腋淋巴结位于腋窝内，沿血管和神经排列，分为前群、后群、外侧群、中央群、尖群，收纳乳腺、胸壁、腹壁上部和上肢的淋巴。腹股沟淋巴结分腹股沟浅淋巴结和腹股沟深淋巴结两群，腹股沟浅淋巴结收纳下肢浅层、腹壁下部、臀部、外阴部及会阴浅层、肛门与肛管下部的集合淋巴管。腹股沟深淋巴结收纳下肢深部和外阴深层的淋巴。

3. 正常浅表淋巴结的声像图特点

浅表淋巴结多能为超声显示，由于淋巴结长径变化较大，因此多以长径/短径≥2 及短径≤0.5cm 作为诊断正常大小的指标。正常者表面光滑，包膜清晰，周边的皮质为均匀低回声，皮质厚径均匀一致；中央的髓质呈条状高回声。淋巴门处可见一小凹陷，也有相当一部分淋巴结门部无明显凹陷。彩超可见血流信号自淋巴门出入，并可取得低速低阻的动脉频谱及连续性低阻静脉频谱。

4. 非特异性淋巴结炎和淋巴结反应性增生的超声表现

非特异性淋巴结炎即化脓性淋巴结炎，多见于学龄前儿童，常伴明确的原发感染病灶。早期淋巴结增大，有压痛，严重者出现红、肿、热、痛甚至形成脓肿。淋巴结反应性增生见于急慢性炎症。病原体刺激淋巴结免疫活性细胞，使之产生不同程度的细胞增生、充血、肿大。

超声表现：淋巴结增大时，呈长椭圆形，表面光滑完整，皮髓质结构清晰，周边皮质低回声厚径均匀，中央髓质高回声增宽。彩超血流丰富，由门部呈放射状伸入淋巴结内。

5. 结核性淋巴结炎的临床及超声表现

结核性淋巴结炎好发于20～40岁，可以是原发性结核的一部分，也可以是局部感染的结果。临床表现为淋巴结肿大，质硬，可彼此粘连。合并坏死液化形成脓肿时，可引起皮肤破溃。

超声表现：淋巴结多呈圆形，长径/短径≤2，包膜完整，髓质结构不清或受压。结节内回声强弱不等，可有坏死、钙化，结节还可呈串珠样融合。CDFI：血流信号仅见于结节周边，或见无回声区的分隔上，为低速低阻血流频谱。

6. 坏死性淋巴结炎的临床及超声表现

本病病因不明，多见于中国、日本等东方国家。以青壮年多见，女性多于男性。临床表现为持续高热，抗生素无效，数月后自愈。

超声表现：淋巴结呈卵圆形或圆形，包膜完整，皮髓质结构紊乱，为不均匀中等回声。CDFI：血流紊乱，频谱为高速低阻或高速高阻。仅凭声像图难以与恶性淋巴结相鉴别，需结合临床资料。

7. 恶性淋巴瘤的临床及超声表现

恶性淋巴瘤是原发于淋巴网状系统常见的恶性肿瘤，分为非霍奇金淋巴瘤（NHL）和霍奇金淋巴瘤（HD）。恶性淋巴瘤主要侵犯淋巴结和结外网状组织，以颈淋巴结最多见，其次在纵隔、腹腔、腋下、腹股沟等处的淋巴结。我国以NHL多见，国外HD多见。

超声表现：淋巴结明显肿大，多数为多发，形态呈卵圆形或圆形。长径/短径<2。皮质不均匀增厚，中央髓质强回声消失或呈细线状，髓质及门部偏向一侧。淋巴结内回声均匀减低，当仪器分辨率不够高时，近于无回声。部分淋巴结有融合。CDFI：淋巴结内血流丰富，门部血管发出许多分支分布于整个淋巴结，非淋巴结处可见穿支血管。有学者认为，血流形态及分布越不规则，恶性程度越高。频谱呈高速低阻型。

8. 淋巴结转移癌的临床及超声表现

淋巴结转移是恶性肿瘤转移的主要途径之一。浅表淋巴结由于位置表浅易于被发现，患者可能无明显症状，而临床触诊发现淋巴结增大，质硬，固定，正确判断淋巴结病变性质，确定有无淋巴结转移具有重要临床意义。颈部淋巴结转移癌多源于头颈部肿瘤，以甲状腺癌和鼻咽癌常见。锁骨上淋巴结转移癌多源于胸腹部肿瘤。肿瘤细胞浸润、破坏淋巴结内结构，并有肿瘤新生血管形成。

超声表现：淋巴结肿大，长径/短径<1.5。形态呈圆形、类圆形、或分叶状。包膜不清晰，皮质不均匀增厚，为不均匀低回声或回声增强，中央髓质强回声消失或变窄呈细线状，门部偏心，淋巴结融合，可有坏死或钙化。CDFI：淋巴结转移癌有多血供和少血供，多血供者居多。结内血管失去正常分布形态，血管移位，走行紊乱，有的沿周边走行，非淋巴门处可见穿支血管。少血供者，结内仅1~2条血流信号。

9. 良、恶性浅表淋巴结疾病的超声鉴别点（表3）

表3　良、恶性浅表淋巴结疾病的超声鉴别点

	良性	恶性
形态	椭圆形	圆形或类圆形
长径/短径	≥2	<2
皮质	均匀增厚	不均匀增厚
淋巴门	居中	消失或偏心
血流信号	放射状分布，无淋巴门处穿支血管	分布不规则，有淋巴门处穿支血管
淋巴结融合	少见	多见

10. 结核性淋巴结炎和恶性淋巴瘤的超声鉴别点（表4）

表4　结核性淋巴结炎和恶性淋巴瘤的超声鉴别点

	结核性淋巴结炎	恶性淋巴瘤
发病年龄	青少年	中老年
临床症状	低热、盗汗	发热、衰弱
皮质	不均匀低回声，可有钙化	回声均匀减低，无钙化
结内无回声区	多见	可见
血流信号	周边包绕	树枝状分布

（刘　赫）

第十五章 骨关节、肌肉、皮肤

一、正常肌腱及肌腱损伤

1. 正常肌腱声像图及检查方法

肌腱由平行排列的纵行胶原纤维和致密结缔组织构成。其主要功能是将肌肉收缩产生的应力通过止点传递到骨骼，从而产生运动，同时对关节和骨骼的牵拉应力起到缓冲作用，以避免受伤或减低损伤程度。

肌腱检查通常选用 7～10MHz 高频线阵探头，腕部、踝部等浅表部位可选用 12MHz 或更高频率，特殊情况下，如体形肥胖者或某些深部肌腱（如髂腰肌腱）可以选用较低频率以提高穿透力。要常规采用纵断面和横断面两个切面扫查。注意观察肌腱的纤维结构的清晰度，连续性，内部回声等。超宽视野成像是近来超声显示肌腱解剖的最好方法，可以显示较长的肌腱的完整结构，并有助于准确测量肌腱长度。

纵断面扫查，肌腱呈均匀的长条带状结构，双侧对称，内可见平行排列的线样强回声，之间间隔有纤细的低回声区，外层包有两条光滑的强回声线。肌腱的末端附着于骨骼处常呈尖锐的鸟嘴样或笔尖样。横断面扫查，正常的肌腱形状多样，可以表现为圆形（肱二头肌长头腱），椭圆形（跟腱），扁平形（髌腱），弧形（如冈上肌腱）等。当上述肌腱在横断面上形态有改变时，常提示异常。如冈上肌腱横断面由弧形变为凹陷时，常提示其深部肌腱部分撕裂。

人体肌腱数量众多，限于篇幅，本书只介绍临床最常见的几种肌腱损伤。

2. 跟腱损伤的类型及超声表现

跟腱是人体最长最强大的肌腱，由小腿三头肌 3 块肌肉的肌腱合并形成，一般厚度小于 6mm。跟腱损伤在外伤的患者中占很大比例，尤其在运动中的损伤居多。跟腱损伤的原因一般有两种：急性损伤和慢性劳损。

急性跟腱炎表现为跟腱局限性或弥漫性肿胀，回声不均匀减低，有时可见局灶性无回声区。彩色多普勒扫查显示病变内血流信号增加。慢性跟腱炎多继发于慢性劳损，声像图表现为跟腱增粗，其内回声不均匀，可伴有强回声钙化灶。

跟腱撕裂是跟腱损伤的常见类型，分为完全撕裂和部分撕裂。跟腱中部三分之一部分血供相对缺乏，极易发生断裂。急性撕裂表现为纤维连续性部分或完全中断，其内可见不规则无回声区，断端清晰可见，超声抽屉试验：可见裂口增宽，裂口处可见脂肪填充；陈旧性跟腱撕裂内可见低回声或无回声区，可伴有强回声钙化及后方声影，彩色多普勒有利于评价跟腱周围组织的血供情况。

3. 髌腱损伤的超声表现

髌腱在跳跃运动中收到的牵拉力非常大，易于损伤，多见于跳跃、篮球及排球运动员。髌腱及其髌骨附着处长期受到反复牵拉引起的反应增生性炎症又称“跳跃膝”。超声扫查可见髌腱近端肿胀增粗，其内可见散在的低回声区。慢性病例髌腱内可见强回声钙化灶。彩色多普勒检查显示内部血流信号增加。

4. 肘伸肌总腱损伤（网球肘）的超声表现

网球肘又称肱骨外上髁炎。多为手部使用工具不当或球拍反复震动导致肱骨外上髁伸肌总腱的慢性劳损及牵拉引起的。多见于网球运动员，还可以发生于乒乓球及击剑运动员。Mill 试验是该病的特异性检查方法，患者肘部屈曲，手握拳，然后旋前，同时伸肘时肘外侧出现疼痛即为阳性。

超声对诊断网球肘的敏感性和特异性都很理想。有下列表现之一即可诊断：①伸肌总腱于外上髁附着处肿胀增厚（双侧对比）；②伸肌总腱纤维部分缺损，常表现为肌腱内局部的纤维被无回声的积血取代，是为伸肌总腱的撕裂；③伸肌总腱纤维纹理紊乱不清晰，回声增强，或有钙化灶，是为慢性退行性变；④肱骨外上髁表面不光滑，或有骨刺隆起。彩色多普勒检查发现病变处血流信号增加，常提示肌腱处于急性充血期，超声复查可判断治疗的效果。

5. 髂胫束摩擦综合征（阔筋膜张肌腱）超声表现

髂胫束摩擦综合征是膝关节伸曲时髂胫束与股骨外侧髁之间前后来回滑动摩擦引起的无菌性炎症或滑囊炎。最常见于中长跑及竞走运动员。声像图表现为：股骨外侧髁附近髂胫束肿胀，增粗，内部可见不规则的低至无回声区。滑囊炎时表现为髂胫束深方滑囊积液，壁增厚。另外，若髂胫束末端胫骨附着部肿胀或回声减低，临床称末端病。

二、肌肉损伤

6. 正常肌肉声像图

运动系统中所涉及的肌肉均为骨骼肌，由中间的肌性成分和两端的腱性成分组成。肌肉借肌腱附着于骨骼。肌肉收缩使两骨相互靠近而产生运动。

检查肌肉时需选用较高频率的线阵探头，上肢肌肉可使用 7～10MHz，下肢肌肉一般选用 5～7MHz。由于肌肉的厚度个体差异很大，检查时需双侧对比观察。扫查时应了解所要检查肌肉的功能，采用正确的体位以清晰显示内部结构。肌肉和肌腱的连接处易发生肌肉撕裂，检查时应注意观察该处的回声和纤维纹理有无异常改变。

正常情况下，肌纤维在声像图上为低回声结构，肌束膜、肌外膜和肌间隔呈高回声。不同类型的肌肉声像图表现有所不同。肌肉内肌束走行与肌肉长轴平行时，纵断面上，肌束膜表现为均匀分布的平行线状高回声，横断面时肌束膜及肌外膜则呈均匀分布的点状高回声。肌束走行与肌肉呈一定角度时，肌肉内部高回声则成羽毛状，或树叶状。纵断面扫查时，平行排列的强回声的肌束膜与外围的肌外膜之间有一定的角度，而排列成类似羽毛或树叶样的纹理，横断面扫查则呈短棒状回声。

7. 网球腿（小腿三头肌损伤）的超声表现

网球腿是指运动损伤导致跖肌腱断裂，多见于网球运动员而得名。近年来有学者发现腓肠肌及比目鱼肌损伤也类似网球腿，因此将小腿三头肌损伤通称“网球腿”。腓肠肌内侧头远端撕裂是小腿三头肌损伤的最好发部位，表现为病变局部肌纤维纹理消失紊乱，纵断面和横断面扫查均可见裂隙样无回声区（积血）。肌肉完全断裂时，肌纤维连续性中断，动态扫查可以见到肌肉分离的两个断端，其间常伴有不均匀中强及低水平回声（血肿）。损伤较轻时，可能仅表现为腓肠肌与比目鱼肌之间积液伴有肌肉－肌腱连接部肿胀，或者只是小腿三头肌的局部肿胀。超声检查可以判断小腿三头肌损伤的范围、程度，可以作为首选的检查方法之一。

8. 股四头肌损伤的超声表现

股四头肌撕裂是最常见的运动性膝部肌肉损伤之一，多见于股直肌。根据撕裂程度分为部分撕裂和完全撕裂。部分撕裂的超声表现为肌肉内局部肌纤维结构消失，可见不同程度的裂隙甚至裂口，其间可见不同范围的血肿。完全撕裂时肌纤维连续性中断，断端分离，回缩呈团块状，中间可见较大范围的血肿回声。动态扫查及双侧对比观察有助于诊断。

三、周围神经

9. 正常神经声像图

周围神经主要由神经纤维构成。每条神经纤维外围有神经内膜，数条神经纤维束经神经外膜包裹后形成神经。神经往往走行于相应部位的血管神经束内，与动、静脉伴行。且其与相应部位的骨骼平行走行。

周围神经的超声检查需选用7～10MHz频率的线阵探头。常常需要纵断面和横断面两个断面扫查。双侧对比观察有助于判断神经的正常与否。有时需要借助彩色多普勒技术来鉴别细小的血管和神经。

正常周围神经的声像图表现为：纵断面扫查，呈条形低回声结构，其内部为数条相互平行的线样强回声。横断面上，则为数个小的圆形低回声束，包有线样强回声，而成网状结构。

10．腕管综合征（正中神经卡压）超声表现

腕管在腕部的掌侧，包括有9条屈肌腱和一条正中神经。各种原因导致管内压力增高都可以引起正中神经卡压，为最常见的一种外周神经卡压综合征。病因主要有①局部压迫，例如腱鞘囊肿、脂肪瘤等新生物，肌肉血管走行异常或腕骨脱位压迫等；②局部炎症：腱鞘炎等。超声检查不但可以发现病因，还可以显示典型的“三联征”：腕管远端正中神经变扁平，桡骨远端或腕管近端正中神经肿胀，屈肌支持带呈弧形，凸向掌面。也有研究认为腕管近端正中神经横截面积大于0.09cm^2可以作为可靠的诊断标准。

11．踝管综合征（胫后神经卡压）的超声表现

踝管内有3条屈肌腱、胫后神经及胫后动静脉，表面有屈肌支持带覆盖，踝管综合征是由于胫后神经在内踝后下方受压所致。外来压迫是常见原因，如鞋或固定石膏过紧等。管内任何占位性病变或炎症也都可以导致此症。超声除了可以找到致病原因外，还可以显示踝管处胫后神经局部肿胀、增粗，横断面扫查可见其典型的网状结构消失。有时位于踝管远端的内外侧足底神经分支可以出现明显的粗细不均匀。

四、滑囊病变

12．正常滑囊超声检查

滑囊为封闭的结缔组织组织小囊，囊壁很薄，内有少量滑液。多位于肌腱与骨面相接触处，起到润滑的作用。有的位于关节附近的滑囊可与关节腔相通。

位于皮下表浅位置的滑囊，如髌骨前滑囊，鹰嘴滑囊等，一般需要10MHz以上的高频线阵探头。而位置较深的滑囊一般选用7~10MHz即可显示。许多滑囊在生理状态下仅是一个潜在的腔隙，正常情况下超声不能显示，如果超声检查发现滑囊液体时，多数为异常。正常情况下可以显示的滑囊内液体一般深度小于2mm，超过2mm时则可视为病理情况。

检查者应该熟悉滑囊的解剖位置，并了解滑囊是否与关节腔相通。同时还要求检查掌握检查不同的滑囊所需的不同体位。判断滑囊积液量时应该双侧对比。

13．腘窝囊肿的超声表现

腘窝囊肿又称Baker囊肿，多发生于腘窝内侧，由腓肠肌内侧头与半膜肌之间的滑囊积液而成，常与关节腔相通，并向后膨出。病因目前尚不明确，分为两类：一类为原发性或特发性囊肿，多发生于儿童或青年人；另一类为继发性囊肿，多为成人发病，常合并于膝关节骨关节炎。

腘窝囊肿的颈部自腓肠肌内侧头与半膜肌之间突出是超声诊断依据，声像图表现为腘窝内侧可见囊性无回声区，边界较清，形态欠规则，常与关节腔相通。囊肿合并出血则囊内出

现细点状或絮状回声。较大的囊肿发生破裂时，囊肿张力减低，外形局部凹陷，追踪探查可见液体常外渗至腓肠肌与比目鱼肌之间。囊液外渗导致周围组织肿胀、疼痛，较大的囊肿还可以压迫周围血管导致血栓形成，故而超声检查常规应该扫查小腿深静脉。

14．三角肌下－肩峰下滑囊炎的超声表现

三角肌下－肩峰下滑囊位于三角肌深面与喙肩弓和肩肱韧带之间。正常滑囊厚度不大于2mm，包括两层滑囊壁和其间的少量液体。三角肌下－肩峰下滑囊炎多为肩袖肌腱原发性损伤后继发性改变。

声像图表现为滑囊内液体增加，滑囊滑膜增生。彩色多普勒检查显示增生滑膜内血流信号增加。慢性病例以滑膜增生为主，可以伴有或不伴有滑囊积液。继发其他病变时，滑囊可以出现钙化。

15．髌上囊积液的超声表现

髌上囊位于髌骨上缘上方，股骨下端的前面与股四头肌腱的深面之间，与关节腔相通。正常情况下囊内可以有少量滑液，超声检查可以见到线样无回声区。液深大于3cm则视为异常，多与关节病变有关，例如滑囊炎时，髌上囊可以出现积液。

五、韧带

16．正常韧带声像图

韧带为连接相邻两骨之间的致密纤维结缔组织束，可以加强关节的稳固性。位于关节囊外的称为囊外韧带，位于关节囊内的称为囊内韧带。

超声检查韧带时需选用7MHz以上的高频线阵探头。双侧对比观察有助于判断韧带有无肿胀增厚。同时需要患者摆放适当的体位以清晰显示韧带。

正常情况下，韧带的长轴声像图表现为均匀一致的条索样高回声，两端与骨相连，表面光滑。韧带内部的纤维纹理呈平行线状结构。

17．膝内侧副韧带损伤的超声表现

超声检查膝内侧副韧带需让患者膝关节屈曲20°～30°，轻度外翻时动态扫查。较高频率的探头可以显示内侧副韧带的三层结构，浅层为高回声的致密结缔组织，深层与半月板融为一体，为高回声，中间为低回声的疏松结缔组织。

膝关节屈曲时，小腿突然外展外旋或大腿内收肌突然内收内旋时（如足球运动的阻截性动作）常造成内侧副韧带断裂，主要分为两种：不完全断裂和完全断裂。前者的损伤部位多为韧带深层，有时合并半月板的损伤，声像图表现为内侧副韧带肿胀增厚，深层内可见不规则低回声区。完全断裂最常见于韧带的浅层前部，大都合并关节积血和半月板撕裂，声

像图表现为韧带连续性中断，裂口处断端之间可见无回声积液或血肿回声。慢性损伤或退行性变可见韧带回声增强、纤维纹理不清，发现钙化灶是诊断韧带慢性退变的可靠依据。

18. 距腓前韧带损伤

检查距腓前韧带时需嘱患者距小腿关节轻度内旋，足趾内收，使韧带处于紧张状态以利于显示。探头摆放于外踝水平，自外上斜向内下。踝关节旋后损伤最常累及的是距腓前韧带。距腓前韧带损伤的声像图表现为韧带肿胀增厚，回声减低，损伤区有压痛。韧带断裂时内部可见裂口或者连续性中断。有时损伤可以合并小的撕脱骨折，在韧带一端的附着处可以看到骨皮质与骨面分离。慢性损伤时韧带内还可以看到强回声的钙化灶。

19. 正常关节软骨声像图

关节软骨覆盖于关节面上，多由透明软骨构成，表面光滑，厚度约为 2 ~ 7mm，在运动中可以承受负荷和吸收震荡，减轻运动时的震荡和冲击，对关节有保护作用。

软骨的透声性良好，声像图表现为关节表面均匀一致的低回声，表面光滑。检查不同部位的关节软骨，需要患者摆放不同的体位以清晰显示所要检查的软骨组织。许多骨关节病、类风湿性关节炎、痛风、糖尿病及其他许多代谢性疾病的早期即可以出现关节软骨的破坏，而超声检查优于 X 线可以早期发现关节软骨的改变，故而对临床具有重要的提示作用。

20. 膝关节髁间软骨损伤的超声表现

检查时，患者的膝关节取最大屈曲位，超声探头横向放置于膝关节前方正中部位可以显示股骨内外髁间的软骨。正常关节软骨呈均匀的低水平回声，厚度均匀一致，表面光滑。注意与关节积液相鉴别。化脓性关节炎、创伤性关节炎、退行性骨关节病等关节病变时，常常导致膝关节软骨损伤，表现为软骨厚薄不均匀，局部可以凹陷变薄；双侧关节软骨厚度不对称；内部回声不均匀，或回声弥漫性或局灶性增强；慢性损伤时关节软骨内可以见到强回声钙化灶。

六、常见的软组织病变

21. 血管瘤的超声表现

血管瘤多为先天性发生，常见于儿童，可以发生于任何部位，以皮肤多见。组织学上分为毛细血管瘤、海绵状血管瘤和混合型血管瘤 3 种。血管瘤没有包膜，边界不清，病变局部皮肤颜色可呈暗红或紫红色，加压后颜色可以消失。

发生于肌肉内的血管瘤声像图表现为低回声肿物，边界不清，回声不均匀，其内可见不规则无回声区，呈网状结构，部分瘤体内可见强回声钙化灶。探头加压时，瘤体缩小。位于不同部位的血管瘤在改变重力方向时瘤体体积会发生变化。彩色多普勒检查将探头加压后抬起时瘤体内血流信号突然明显增多。超声造影显示瘤体内造影剂廓清时间明显延长。

22. 脂肪瘤的超声表现

脂肪瘤最常发生于背、肩、颈及四肢近端的皮下软组织，瘤内脂肪成分与正常脂肪组织相同，间隔有不均等的纤维组织，外被包膜，外形呈扁圆形或分叶状，质地软，常单发，亦可多发。一般没有明显症状，偶有疼痛者。声像图表现为高回声、等回声或中低水平回声肿物，边界清楚，呈椭圆形或分叶状，部分可见包膜。彩色多普勒检查常常看不到血流信号。

23. 纤维瘤的超声表现

纤维瘤是一种常见的良性肿瘤，多见于四肢及躯干的皮下，主要由胶原纤维和纤维细胞组成，有包膜，与周围组织分界清晰，生长缓慢，手术切除后不易复发。患者一般偶然发现，没有明显的症状和体征。声像图表现为单发或多发的低回声结节，边界清楚，有包膜，外形呈椭圆形或分叶状，彩色多普勒检查瘤体内可以见到少量血流信号。

24. 皮脂腺囊肿的超声表现

皮脂腺囊肿为发生于皮肤真皮层的皮脂腺导管堵塞，分泌物排出受阻潴留而成。多见于头面部、背部及臀部等皮脂腺丰富的部位，可单发或多发。皮脂腺囊肿位置表浅，常致局部皮肤隆起，中央区可见导管开口。继发感染形成脓肿，局部皮肤可以破溃。声像图表现为皮下椭圆形低回声结节，边界清楚，有包膜，其内回声有时不均匀，挤压可见液性回声流动，彩色多普勒超声检查囊肿内没有血流信号。

（蒋　洁　傅先水）

第十六章　介入超声

1. 什么是介入超声

20 世纪 70 年代，超声应用十分广泛。带有中心孔的探头出现，在超声引导下，细针穿刺细胞学检查，粗针穿刺组织学检查，腔内超声，羊水穿刺等，广泛的应用于临床，这就是介入超声。

2. 介入超声探头的选择及用途

介入超声首先应使用带有穿刺线的高分辨力超声仪，介入超声探头一般分两类：①专用的介入超声探头，探头的价格昂贵；②普通探头配有穿刺架，由于应用灵活、方便，目前应用比较广泛。

3. 介入超声的优点及缺点

介入超声的优点是：应用灵活、方便，实时监测，价格便宜，对实质性脏器，胸腹腔积液，介入超声穿刺，疗效满意；缺点是：对含气性脏器，如胸腔，胃肠道，介入超声穿刺效果较差。

4. 介入超声穿刺针的种类及用途

介入超声穿刺针根据临床用途，可以分为：①普通穿刺针（PTC 针），使用广泛；②导管穿刺针，带有塑料管，可以抽吸引流；③多孔穿刺针，穿刺针旁带有 2 ~ 4 个小孔，用于抽吸液体；④组织活检穿刺针，穿刺做病理活检用。

5. 介入超声穿刺针的型号与穿刺针的粗细是什么关系

介入超声穿刺针的型号国产针是：型号越大外径越粗，例如 9 号、12 号、14 号，外径分别是 0.9mm，1.2mm，1.4mm。国际通常用 G（Gauge）来表示的穿刺针，号码越大，外径越细。

6. 介入超声的器械如何消毒

不同的器械，消毒方法亦不同。常用的消毒法有：①高温消毒，适用金属器械；②液体浸泡，如酒精、新洁尔明等；③气体熏蒸，如甲醛熏蒸；④消毒薄膜或手套隔离探头法。

7. 超声引导下介入超声穿刺的适应证

超声引导下介入超声穿刺细胞学检查，组织活检，穿刺抽液引流，均为超声引导下介入超声穿刺的适应证。因为是在超声引导下介入超声穿刺，是在超声直接显示下进行，一般没有禁忌证。

8. 介入超声易发生的并发症，如何避免

超声引导下介入超声穿刺，常见的并发症有：①出血，介入超声穿刺最常发生的并发症，但是发生率很低，仅占 0.04% ~ 0.05%；②感染，细针穿刺的感染率很低，仅占 0.033%；③其他有：局部疼痛、胆汁漏等。

9. 什么是细针穿刺细胞学检查

细针穿刺细胞学检查，是超声引导下介入超声穿刺摄取人体病变的液体、细胞，根据细胞形态进行诊断。

10. 什么是粗针穿刺组织学检查

粗针穿刺组织学检查的适应证是：为了获得组织形态，确定最后的病理诊断用之。如肿瘤，肝硬化，肾炎，或临床不能确定的疾病。

11. 介入超声经皮胸腔穿刺引流的适应证

超声经皮胸腔穿刺引流的适应证有：①包裹性积液，盲穿不易成功；②胸腔积液穿刺确定诊断；③肺内肿瘤穿刺组织学检查确定诊断；④血气胸穿刺，避免粘连，使肺扩张。

12. 什么是肿瘤介入超声治疗

肿瘤直径小于 3cm 时，可以应用超声引导下介入性治疗。目前应用的方法有：①无水酒精注射治疗；①射频消融治疗；③高强度聚焦超声（HIFU）治疗等。根据需要选择应用。

13. 什么是射频治疗肿瘤的原理

通过射频电场能量，产生高速振动及磨擦，在肿瘤局部产生高温、干燥、凝固，最后灭活肿瘤。射频治疗肿瘤的适应证是：①单发肿瘤小于 5cm；②部位特殊，手术不能完全切除者。

14. 什么是高强度聚焦超声（HIFU）治疗肿瘤的原理

高强度聚焦超声（high - intensity focused ultrasound 简称 HIFU），是在体外发射高强度超声，通过聚焦方式，将高强度聚焦超声（HIFU）聚焦于肿瘤或病变处，由于产生高热效

应，达到肿瘤（靶区），产生灭活效应，使肿瘤坏死。

15．什么是高强度聚焦超声（HIFU）治疗肿瘤的适应证

高强度聚焦超声（HIFU）治疗肿瘤的适应证，与其他射频治疗肿瘤的适应证相同，凡是手术不能切除的肿瘤，超声定位可以显示肿瘤者，均可应用。但是，患者应该能耐受麻醉，并能合作的患者。

16．什么是高强度聚焦超声（HIFU）治疗肿瘤常见的并发症

由于高强度聚焦超声（HIFU）治疗肿瘤，产生高热效应。一般患者的局部皮肤有轻微疼痛，但可自行缓解。各别患者有局部皮肤烧伤，或神经损伤者。

（杨素国　张缙熙）

参考文献

1. 简文豪，杨浣宜主编．心血管超声诊断学．科学技术文献出版社，2006，9
2. 张缙熙，简文豪主编．临床实用超声问答．科学技术文献出版社，2006，5
3. 周永昌，郭万学主编．超声医学（第五版）．科学技术文献出版社，2006，6
4. 叶任高，陆再英主编．内科学（第6版）．人民卫生出版社，2004，5
5. 王新房，张青萍主编．中华影像医学　超声诊断学卷，人民卫生出版社，2002，6
6. 张运主编．多普勒超声心动图学．青岛出版社．1988
7. 陈国伟，郑宗锷主编．现代心脏内科学．湖南科学技术出版社，1994，4
8. 陈灏珠主编．内科学（第四版）．人民卫生出版社，1996，9
9. 李德旺，王志刚主编．实用M型．二维超声心动图．重庆出版社．1986
10. 于伟奇，袁建军主编．超声心动图诊断与临床．学苑出版社，1989，8
11. 武忠弼主编．病理学（第三版）．人民卫生出版社，1989，5
12. Julio E Perez 著．简文豪，高雪英译．多普勒超声心动图病例研究．电子出版社，1989，10
13. 朱晓东主编．心脏外科基础图解．人民卫生出版社，1988，12
14. 张青萍，李泉水主编．现代超声显像鉴别诊断学．江西科学技术出版社，1999，9
15. 张树彬主编．临床适用超声心动图学．北京医科大学中国协和医科大学联合出版社，1996，2
16. David J. Sahn Fred Anderson 著．王志刚，李增高编译．超声心动图基础临床解剖学．四川科学技术出版社，1989，8
17. 贾译清主编．临床超声鉴别诊断学．江苏科学技术出版社，1996，1
18. 辛朝晖，赵淑芝，等．超声心动图鉴别诊断扩张型心肌病和缺血型心肌病．中国超声医学杂志，2005，21（8）:587－589
19. 张缙熙主编．新编超声诊断问答．北京：科学技术文献出版社，2002，112－125
20. 张缙熙主编．彩色多普勒技术（CDFI）考试大纲辅导教材．北京：科学技术文献出版社，1999，81－96
21. R. A. l. Bisset，A. N. Khan. Differential diagnosis in abdominal ultrasound. London：W. B. SAUNDERS，2002，27－231
22. 张武主编．现代超声诊断学手册．北京：北京医科大学中国协和医科大学联合出版社，1996，204－233
23. Goldberg B B. Textbook of abdominal ultrasound. Williams Wilkins，1993，81－173
24. Goldberg B B，Holger Pettersson. The nicer Yearbook 1996 Ultrasonography. America，ISIS M M，1996，55－111
25. 姜玉新主编．超声医学科诊疗常规．北京：人民卫生出版社，2003，121－134
26. 周永昌，郭万学主编．超声医学（第三版）．北京：科学技术文献出版社，1998，878－978